医院药师基本技能与实践引导式教学手册

主 编

王育琴　李玉珍　张牧寒

U0300429

人民卫生出版社

·北京·

图书在版编目（CIP）数据

医院药师基本技能与实践引导式教学手册 / 王育琴，李玉珍，张牧寒主编. — 北京：人民卫生出版社，2022.3

ISBN 978-7-117-32211-9

Ⅰ.①医…　Ⅱ.①王…　②李…　③张…　Ⅲ.①药物学－教学参考资料②药剂师－工作人员－教学参考资料　Ⅳ.①R9

中国版本图书馆 CIP 数据核字（2021）第 204594 号

人卫智网	www.ipmph.com	医学教育、学术、考试、健康，购书智慧智能综合服务平台
人卫官网	www.pmph.com	人卫官方资讯发布平台

医院药师基本技能与实践引导式教学手册

Yiyuan Yaoshi Jibenjineng yu Shijian Yindaoshi Jiaoxue Shouce

主　　编：王育琴　李玉珍　张牧寒
出版发行：人民卫生出版社（中继线 010-59780011）
地　　址：北京市朝阳区潘家园南里 19 号
邮　　编：100021
E - mail：pmph @ pmph.com
购书热线：010-59787592　010-59787584　010-65264830
印　　刷：北京汇林印务有限公司
经　　销：新华书店
开　　本：787×1092　1/16　印张：21
字　　数：419 千字
版　　次：2022 年 3 月第 1 版
印　　次：2022 年 3 月第 1 次印刷
标准书号：ISBN 978-7-117-32211-9
定　　价：69.00 元

打击盗版举报电话：010-59787491　E-mail：WQ @ pmph.com
质量问题联系电话：010-59787234　E-mail：zhiliang @ pmph.com
数字融合服务电话：4001118166　E-mail：zengzhi @ pmph.com

医院药师基本技能与实践引导式教学手册

主　编　王育琴　李玉珍　张牧寒

副主编　（按姓氏笔画排序）
王淑洁　张　弨　陈世财　温爱萍　褚燕琦

编　者　（按姓氏笔画排序）

干小红　成都市第五人民医院

王育琴　首都医科大学宣武医院

王春祥　北京市怀柔区妇幼保健院

王淑洁　首都医科大学宣武医院

李　荔　首都医科大学附属北京同仁医院

李　根　成都市妇女儿童中心医院

李玉珍　北京大学人民医院

李澎灏　深圳市第二人民医院

杨　莉　首都医科大学附属北京天坛医院

杨远荣　湖北省荆州市中心医院

杨毅恒　北京大学第三医院

沈江华　首都医科大学宣武医院

宋智慧　首都医科大学附属北京同仁医院

张　弨　首都医科大学附属北京同仁医院

张牧寒　清华大学继续教育学院

张治然　中国人民解放军 210 医院

陈　宁　北京积水潭医院

陈世财　首都医科大学附属北京潞河医院

胡　杨　北京协和医院

顾红燕　首都医科大学附属北京世纪坛医院

徐小薇　北京协和医院

徐传新　湖北省荆州市第一人民医院

温爱萍　首都医科大学附属北京友谊医院

褚燕琦　首都医科大学宣武医院

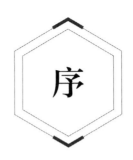

序

  习近平总书记指出，没有全民健康，就没有全面小康。培养一批能看病、会看病的医师是实现全民健康的关键和基础。顺应人才培养规律，进行规范的住院医师毕业后教育是培养能看病、会看病的医师的根本途径。合格的医院药师的培养同样离不开规范的毕业后教育阶段。我国住院医师的规范化培训已开展了多年，并成为了常态化的日常工作。难能可贵地是，北京市住院药师规范化培训始终与住院医师规范化培训同行，积累了20余年的经验。北京市住院医师规范化培训医院药学专业委员会在2013年完成《医院药师基本技能与实践》后，依然没有停下探索的脚步，今年又完成了《医院药师基本技能与实践引导式教学手册》的撰写，值得祝贺！这一面向规范化师资培训的带教手册，不仅适用于住院药师带教师资，同样适用于住院医师带教师资作为教学方法和新教学理念的学习参考书。

  该书的出版必将对北京市的住院药师规范化培训起到推动作用，对全国医院药学部门工作的发展也必将产生积极的影响。

  预祝《医院药师基本技能与实践引导式教学手册》发行成功，获得广大同行欢迎和喜爱！

北京市卫生健康委员会科教处　宋　玫

2021 年 10 月

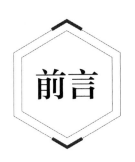

前言

近20年来，随着我国医疗体制改革的开展，医院药学和药师服务转型不断深入，药师逐渐被赋予更多的临床专业要求。为了培养具有岗位胜任力的药学人才，药学毕业后教育成为了医院药学界共同关心的问题。为此，北京、上海、四川、江苏等地均在积极探索。

北京市住院药师规范化培训项目（以下简称规培）是由北京市卫生行政部门负责统筹管理，实行全行业属地化管理的一部分。自1998年开始，我们借鉴我国住院医师规培和美国药师毕业后教育（PGY1～3，即PGY1通科临床药师培训，PGY2专科临床药师培训，PGY3专病临床药师培训）的经验，边学习、边探索、边创新，建立了一整套住院药师的规培标准、考核标准和基地评审标准。

随着实践的深入，我们越来越清醒地认识到住院药师规培的价值就在于培养一大批临床急需的应用型药学人才，而且是同质化人才，以促进临床药学的学科建设。我们明确了规培的目标是使临床药师具备岗位胜任力并得到提升，而以胜任力为导向的住院医师培训是一种以结果为导向的，有设计、有实施、有评估和考核医学教育培训的方法。借鉴住院医师培训的方法，我们制订了以岗位胜任力为导向的规培内容，培养"厚德载物"和"术有专攻"的应用型药学人才。培养他们成为有爱心、有热情、能担当、乐协作、善沟通、有温度的药师，同时具备良好的临床药学的基本知识、基本理论和基本技能，尤其是具备审方、调配与发药的能力，成为熟练掌握患者教育、用药咨询、文献检索、药品不良事件监测与防范、药品质量管理和人文沟通等基本技能的临床药学人才。

目前，北京市的规培对象为药学本科或研究生毕业生，培训周期为3年（2+1模式）。培训方法为药学部各部门轮转实践，即前2年，在调剂（门、急诊药房和住院药房）、药库、药检、制剂等部门轮转，完成通科药师培训；最后一年在临床药学室完成通科/专科临床药师培训。培训地点为经过国家统一认证和评估的北京的17家住院药师培训基地，包括市属医院8家——首都医科大学宣武医院、北京积水潭医院、首都医科大学附属北京世纪坛医院、首都医科大学附属北京友谊医院、首都医科大学附属北京天坛医院、首都医科大学附属北京安贞医院、首都医科大学附属北京同仁医院、首都医科大学附属北京朝阳医院；北医系统 3 家——北京大学第一医院、北京大学人民医院、北京大学第三医院；部属医院 3 家——北京协和医院、北京医院、中日友好医院；军队医院 3 家——中国人民解放军总医院、中国人民解放军总医院第六医学中心（海军总医院）、中国人民解放军空军特色医学中心（空军总医院）。从 2004 年起至 2019 年，参加结业考试的规培生人数从最初的每年 11 人增加到 118 人，总计有 598 名规培生参加过考试，通过率为 85.64%。这些经过严格毕业后教育的规培生返回各自医院后，成为各单位的骨干力量，其中 50% 成为临床药师。经过多年的历练后，还有 5 名规培生担任了药学部主任职务，用人单位对规培必要性的认同率达到 94.66%。

值得欣喜的是，2019 年 8 月国家卫生健康委员会科教司将临床药师培养纳入国家紧缺人才项目，即纳入了国家人才培养计划，这是对北京市和全国多地陆续开展药师毕业后教育工作，尤其是自 2006 年开始的临床药师培训试点工作的 15 年成果的肯定和支持。现在，全国临床药师培训基地数量达到 264 家，覆盖全国 31 个省、自治区、直辖市，涵盖 16 个专业，包括通科培训专业、抗感染药物专业、心血管内科专业、呼吸内科专业、消化内科专业、抗肿瘤药物专业、免疫系统药物专业、肾内科专业、ICU 专业、内分泌专业、神经内科专业、肠外肠内营养专业、抗凝治疗专业、疼痛药物治疗专业、小儿用药专业、妇产科用药专业。截至 2019 年春季，共计毕业 13 830 名临床药师，在培 2 133 名临床药师；师资培训基地 17 家，目前已培训出 2 071 名临床药师师资。大部分临床药师培训基地除了常规临床药师工作之外，还开展了药师咨询门诊、患者用药指导、精准药学门诊等服务，先期毕业的临床药师学员已成为这些药学服务的中坚力量，在促进医院药学转型方面起到了引领性作用。部分医院还开设了在线咨询平台和微信公众号，创新了药学服务的载体。

在规培实践中，我们发现能否落实规培计划、达到培训目标，取决于各基地带教师资的临床带教能力，因此，提升师资的以岗位胜任力为导向的教学能力成为关键。为此，我们专门与清华大学继续教育学院张牧寒院长助理团队等合作举办了 5 期"中国药师师资卓越培训班"，学习、借鉴并引入"引导式教学法"。这是一种全新的基于建构主义学习理论的教学方法，与以往的"熟能生巧""百炼成钢"的行为主义学习理论不同；与注重解释学习行为的中间过程，认为学习在于主动地形成认知结构的认知主义学习理论也不同。建构主义学习理论认为，学习是获取知识的过程，知识不是通过教师传授得到的，而是学习者在一定的情境即社会文化背景下，借助其他人（包括教师和学习伙伴）的帮助，利用必要的学习资料，通过意义建构的方式而获得。这种教学方法倡导教师把倒背如流的内容变成问题，把课堂讲授的过程变成研讨，把问题的答案变成共识。我们通过学习和实践这种全新的引导式培训教学方法，将"教育的艺术体现在鼓舞与唤醒，在于把火点燃"这一理念贯穿师资培训的始终。大力推行"三个一"的理念，倡导师资要成为一棵能摇动学员的树，一朵能推动学员的云，一个能唤醒学员的灵魂。

我们基于这种理念实施教学，把药师岗位胜任力五大基本技能培训作为引导式培训的试验田，每期学员都会被随机分配到五个小组，分别是：处方审核、发药和患者教育、用药咨询与信息检索、药品不良事件管理以及药学沟通技巧与人文礼仪。通过课上教学，更重要的是一次次的演练、评估与被评估，到结业的时候，学员们欣喜地看到自己和其他同学发生的由内到外的变化，被学员们称为"颠覆性变化"，被颠覆的不仅仅是教学能力，甚至是价值观和行为方式。为了让更多的师资获益，我们专门组织参与清华培训项目的老师们和100余位来自全国各地的五期同学们共同参与编写了这本《医院药师基本技能与实践引导式教学手册》的师资教材，以期授人以渔而不是授人以鱼。

本书从临床药学的教学实践出发，以我国第一部医院药师规培教材《医院药师基本技能与实践》的相关内容为基础，以案例教学的方式精心编写了处方审核、发药和患者教育、用药咨询与信息检索、药品不良事件管理以及药学沟通技巧与人文礼仪五大基本技能教学方法。从教案、教案解析和课堂呈现三个方面完整地介绍了引导式教学法在具体技能教学案例中的应用。除了文字版教学素材之外，本书最大的亮点在于我们引入了历经五期清华班学员精心打造的PPT讲义。每张幻灯片讲义都精心准备了引导式教学法的具体教法的备注，包括老师对本张幻灯片教学使用的陈述、本片教学的目的、甚至此时建议使用的教学教具都一一呈现给读者，希望一步一步地教会未曾接受过引导式教学培训的师资们在此种情境教学中能够慢慢体会其中的精髓，并能举一反三掌握为其所用，享受此种教学方法带来的效果。

鉴于这种引导式教学方法带来的教学创新实践带给我们的显著变化和丰硕成果，我相信这本书提供的引导式教学方法，不仅可以用于药师的毕业后教育，同样可以用于临床药学在校生、临床药师专科培训等教学实践活动。但是，限于对这种新型教学法的学习水平和理解能力，本书难免存在疏漏与不足，诚望读者不吝赐教。

本书能够出版，特别要感谢参与五期培训班的老师们和同学们，是大家的激情、执着和坚持成就了本书！尤其是清华大学继续教育学院张牧寒院长助理、张敏老师和刘艳萍老师，没有他们倾情的指导和帮助就没有学员的成长和进步，就没有这本手册的顺利付梓！

特别致谢《医院药师基本技能与实践》的主编之一甄健存、副主编陈孝、赵志刚、郭代红和梅丹五位教授。

北京市住院药师规培工作更是得到了北京市卫生健康委员会科教处宋玫处长、北京市医学教育协会贾明艳会长、住培办公室李大蓉主任、首都医科大学宣武医院贾建国副院长和教育处王亚军处长等的大力支持和帮助！

关于教育是什么这个命题，不同学者、专家有诸多论述，我非常欣赏以下两位先贤的名句，一位是爱尔兰诗人叶芝的诗："教育不是注满一桶水，而是点燃一把火"。另一位是德国哲学家雅斯贝尔斯的名句："教育的本质意味着，一棵树摇动另一棵树，一朵云推动另一朵云，一个灵魂唤醒另一个灵魂"。

谨以此书与全国药学师资同道共勉！

王育琴

首都医科大学宣武医院药学部主任药师、教授

北京市住院医师规范化培训医院药学专业委员会前主委

中华医学会《药物不良反应杂志》总编辑兼社长

中国药理学会药源性疾病学专业委员会主任委员

中国老年保健医学研究会老年合理用药分会主任委员

2021 年 10 月 2 日

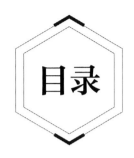

目录

第一章 | 引导式教学

一、教学理论概述 002

二、教学目标分类 002

三、教学设计与教学目标分类对当今成人继续教育的指导作用 004

四、引导式教学的模式 005

第二章 | 处方审核技能与教学实践

第一节　处方审核技能 018

一、处方审核的职责与流程 018

二、处方审核内容 021

三、处方审核实践 023

四、药师在处方审核中需要注意的问题 039

第二节　处方审核教学实践 046

一、教案 046

二、教案解析 048

三、课堂呈现 049

第三章 | 发药和患者教育技能与教学实践

第一节　发药和患者教育技能 ……………………………………………………… 070

　一、发药 ………………………………………………………………………………… 070

　二、患者教育 …………………………………………………………………………… 083

第二节　发药和患者教育技能教学实践 …………………………………………… 094

　一、教案 ………………………………………………………………………………… 094

　二、教案解析 …………………………………………………………………………… 095

　三、课堂呈现 …………………………………………………………………………… 100

第四章 | 用药咨询与信息检索技能与教学实践

第一节　用药咨询技能 ……………………………………………………………… 128

　一、概述 ………………………………………………………………………………… 128

　二、用药咨询的内容 …………………………………………………………………… 128

　三、用药咨询的流程 …………………………………………………………………… 129

　四、用药咨询的软硬件条件 …………………………………………………………… 130

　五、用药咨询的影响因素及对策 ……………………………………………………… 130

　六、不同给药途径的咨询要点 ………………………………………………………… 130

　七、特殊剂型的使用方法及注意事项 ………………………………………………… 133

　八、特殊人群的咨询要点 ……………………………………………………………… 141

　九、咨询技巧 …………………………………………………………………………… 141

　十、用药咨询与用药教育的区别 ……………………………………………………… 141

　十一、用药咨询的发展动态 …………………………………………………………… 142

第二节　信息检索技能 ……………………………………………………………… 148

　一、概述 ………………………………………………………………………………… 148

　二、药学信息检索 ……………………………………………………………………… 150

第三节　用药咨询与信息检索教学实践 ……………………………………… 156
　　一、概述 ……………………………………………………………………… 156
　　二、教案 ……………………………………………………………………… 156
　　三、教案解析 ………………………………………………………………… 158
　　四、课堂呈现 ………………………………………………………………… 158

第五章｜药品不良事件管理技能与教学实践

第一节　药品不良事件管理技能 …………………………………………………… 188
　　一、药品质量风险管理 ……………………………………………………… 188
　　二、用药差错识别与防范 …………………………………………………… 191
　　三、药品不良反应 …………………………………………………………… 209
　　四、案例实践 ………………………………………………………………… 221
　　附：药品不良反应/事件报告表（2017 版） …………………………… 225
第二节　用药差错识别与防范的教学实践 ……………………………………… 226
　　一、教案 ……………………………………………………………………… 226
　　二、教案解析 ………………………………………………………………… 227
　　三、课堂呈现 ………………………………………………………………… 228

第六章｜药学沟通技巧与人文礼仪

第一节　药学沟通技巧 ……………………………………………………………… 246
　　一、概述 ……………………………………………………………………… 246
　　二、药师沟通技巧 …………………………………………………………… 253
　　三、用药教育 ………………………………………………………………… 277

第二节　药学人文和礼仪 282

一、药师职业礼仪规范 282

二、药师与不同交往对象之间的礼仪 285

三、与药师职业相关的常见公务礼仪 287

第三节　药学沟通技巧与人文礼仪教学实践 292

一、教案 292

二、教案解析 294

三、课堂呈现 295

后记 318

第一章

引导式教学

本章要求

1. 理解多种教学方法的理论基础。

2. 能够运用行为主义理论、认知主义理论和建构主义学习理论解释教学现象。

3. 理解教学目标的设立与教学内容及教学方法的相互关系，能够为自己所教授的课程，设立合理的教学目标。

4. 理解引导式教学的基本特征，能够判定适宜运用的情境；熟练应用"三阶段—八要素"来设计所授课程。

一、教学理论概述

先有教学理论还是先有学习方式？相信大家都同意如下观点：人类初期一定是先有学习行为（方式）的，从"具体行为"到"一般规律"，就是从实践到理论的过程，也就是逻辑学里所说的，理论化就是缩小"内涵"的过程。

为什么要理论化？因为人类在认知世界过程中，逐渐明白一个规律，一套行之有效的知识技能，体现其规律的要素越多（内涵丰富），其适应面就越小（外延应用面小）。举例说明，传统的"跟师学徒"与现代"学校教育"的对比，前者适合长久而精细化的小众打造，后者更适合工业化大批量生产。

人们认识到，只有将具体经验上升成理论才能够把一套知识/技能更好、更多、更快地传播和掌握。这就是我们工作中并不满足于通过他人的"先进事迹报告"提高工作能力，而是需要及时将经验提升、总结成理论的原因。

一个多世纪前，人们认为训练人和训练动物一样，只要不断地刺激强化，就能固化其某种反应模式。这就是"刺激—反应"的**行为主义教学理论**。这种教育方式直到今天还在用，而且也非常有效，比如背单词，学开车等。

通过反复强刺激，学习者对相关技能形成隐形记忆，操作时通过潜意识就能完成（熟能生巧）。这是我们进行在职继续教育时，需要学生对所学知识、技能不断练习的理论基础。

20 世纪 50 年代，**认知主义教学理论**盛行。该理论认为大脑对外来信息的加工是有详细分工和内在规律的，不同知识在大脑中的加工方式是不同的，其教学的方法也不尽相同。所以我们要对态度、技能、知识、人际关系等学习内容进行分类，匹配相适应的教学方法。这就是我们面对不同教学内容、不同程度/风格的学习者，需要选取不同的教学方式才能达成学习目标的理论基础。

20 世纪 80 年代以来，德国的职业教育率先采用了**建构主义教学理论**，并在国际上形成了新潮流。该理论认为，人人都有自己的独立意识和价值观，教师只是给了学习者相关的学习信息、情境，让学习者结合自身的经验、知识，通过彼此之间的对话与协作，对所给出的信息和情境进行意义建构，从而形成新的认知。这就是探索式学习、引导式教学的理论基础。

从行为主义到建构主义，人类对学习、对教学的认识，在一步步扩展和深化。从偏重强调以教师、教学为中心，逐步向以学习者、学习为中心，教师为主导的过渡，不仅是理论的发展，更是教学理念和教学方法的变革。

二、教学目标分类

经过大半个世纪教育学家的研究与实践，教学活动实现的总体目标逐步形成了认知、心智运动、情感三大类别。明确识别这些不同类别的教学目标分类，不仅对深入理解教育教学理论有着重要作用，还可以指导教师进行具体课程教学设计，更重要的是用于指导学习者采取不同的学习行为与模式，增强学习效果。

（一）认知学习目标分类

认知学习是对我们经常遇到的概念、原理、名称、流程、特征等陈述性知识的学习。它分为六个层次，后面一个层次都是对前一层次的递进；也可以说，前一学习层次是进行下一层次学习的基础。

1. **记忆** 指对先前学习内容的记忆，如准确回忆/背诵出具体事件、原理、方法、过程、名称、概念等。

2. **理解** 指初步领会所学内容，用自己的话来表述所学的内容；或是对其加以说明或概述；亦或是预测其发展趋势。

3. **运用** 指在教师指导下，能初步把学到的知识应用于实际。运用的能力是以记忆和理解为基础的，是较高水平的理解。

4. **分析** 指把所学整体分解成部分，并理解各部分之间的联系。分析既要理解所学内容，又要理解其结构，区分主次，它是比运用更高的认知水平。

5. **综合** 指将所学内容的重新组合，形成一个新的整体。它所强调的是创造能力，即形成新的模式或结构的能力。

6. **评价** 指对观点、标准、结论作价值判断的能力。这是最高水平的认知学习结构，因为它要求超越原先的学习内容，综合多方面的知识并要基于明确的标准。

（二）心智运动学习目标分类

20世纪80年代，人们将最初的运动技能学习目标，发展成为既包含动作技能，又包含心智技能的二元层次。

1. **认知与观察** 指运用感官获得信息，如某动作技能的有关知识、性质、功用等，并对即将进行的动作做好身体、心理和意愿上的准备。

2. **机械模仿** 指复杂动作技能学习的早期阶段，包括模仿和尝试错误。该阶段的目标特点是需要教师指导、评价或一套适当的标准，才可判断其操作是否得当。

3. **熟练动作** 指学习者能以某种熟练和自信的水平完成动作。该阶段的目标特点是能够遵守既定操作要求，熟练完成。

4. **应变与交流** 指通过总结反思，在熟练动作基础上，逐步形成的习惯性思维与行为模式（心智模式）。学习者能够随时应变处理，而不再依赖动作流程，同时还可以与他人/外界进行交流分享。

5. **创新** 指创造新的动作和心智模式以适应具体情境，这是心智运动学习目标的最高阶段。

（三）情感学习目标分类

情感学习对于形成或改变评价标准、更新价值观念、培养高尚情操等有着重要作用，但由于人的情感既受后天教育教化影响，又受先天遗传影响，而且情感相对有着隐蔽性、内生性的特点，所以学习目标达成难度比较大。

1. **注意**　指学习者愿意注意某特定的现象或刺激。例如静听讲解、参加班级活动、意识到某问题。

2. **参与**　学习者主动参与，积极反应，表示出较高的兴趣。学习的结果包括默认、愿意反应和满意的反应。

3. **评价**　指学习者用一定的价值标准对特定的现象、行为或事物进行评判。它包括形成某一具体评价的过程，也包含经过多次/多种评价后，逐步形成的一系列价值标准体系，即价值观，这一阶段学习者的情感表现出一致性和稳定性。

4. **品格**　指学习者通过对价值观体系的组织，逐渐形成个人品格。个人品格的形成，可使其行为符合社会/公众的一致性认同，也使得个人行为可预测。

三、教学设计与教学目标分类对当今成人继续教育的指导作用

任何负责任的教学，在它行为产生之前都应有专业性的设计，所谓教学设计，就是为了达成教学目标和学习目标（双标），根据不同的学习内容和学习对象，所采取的各种教学呈现与学习体验形式。它是"目标""内容""对象""环境""方法"等诸多要素的有机结合。

前面谈到，不同的内容和目标，要求学习者（对象）掌握的程度有所不同，如知识类学习内容，记忆、理解和应用是一个掌握的基本层面；操作行为训练的学习内容，观察、模仿、熟练也是一个掌握的基本层面，它们既可以采取传统的行为主义、认知主义教学方法，要求学习者通过给出的标准，系统化学习，反复练习（刺激—反应），以期达到掌握的目标，也可以通过建构主义学习模式，学习者自主、协助学习，同样达到掌握的目标。而教学目标的高级层面，则需要认知主义方法和建构主义方法的综合应用。

教学实践证明，一位掌握现代教学理念的教师，在实施教学中会根据不同的学习内容和学习对象，灵活、有效地应用这三种学习理论。就一般规律而言，教学中的理论、概念、规定与要求、流程、说明等学习内容，主要以认知主义方法为主；与技能相关的学习内容，主要以行为主义方法；而以建构主义方法开展的教学，常应用在目前尚未有唯一答案（标准），或需要学习者主动参与（预习、随堂练习、应用），或学习者虽然是内容专家但需要通过研讨达成共识等教学情境中。

四、引导式教学的模式

"引导式教学"就是要在教师与学习者、学习者自身以及学习者与学习者之间，建立信任与积极的氛围，教师提供相应资源和方法，激励学习者积极参与、相互学习、自我创新，主动达成个人 / 团队的学习目标。

图 1-1 所示是一套"教学设计—学习体验"相结合的引导式教学的课堂呈现模式。

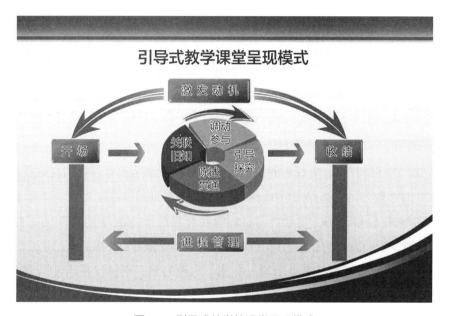

图 1-1　引导式教学的课堂呈现模式

它由"三阶段—八要素"构成，基本体现了建构主义学习理论的教学观和学习观。"三阶段"是指课程开始、课程过程和课程结尾；"八要素"分别是激发动机、开场、陈述贯通、关联旧知、调动参与、引导探究、进程管理和课程收结。

（一）激发动机

什么是人的内在动机？动机就是引起个体行为，维持并促使该行为朝向某一目标进行的内部动力（努力程度）。所有人做事情都有动机，它来自自身对行为 / 目标的价值判断。明确了"与我利益有关"，人的内在动机就会产生。

动机受到影响的三个主要因素是价值利益、信心和情绪。

这三个主要影响因素如何正向体现在成人继续教育课堂上？教师首先要明确"学习目标"，这里不是"教学目标"，而是要明确告知学习者，在学习过程中以及学习结束后能够"得到"什么，同时还要让学习者感受到个人价值的体现。

教师还要在课堂上下，时时处处鼓励学习者，帮助学习者建立成功的信心，适度设置一些团队的、个人的竞赛项目。

最后教师还要创造积极、开放、乐观的学习氛围，让学习者彼此感受到正向的情绪渲染。

可以说，激发动机是引导式教学的基础，是其后调动学习者主动参与、自主学习的保证。常用的语言有"考虑一下，在自身工作中如何有效地运用这一要点？""谢谢您的分享/观点""这是一个很有趣/很有见地的说法"等。

而教师的不当行为，会抑制学习者的学习动机，比如，①教师很少与学习者个人接触，往往是最后一个进课堂，第一个离开课堂；②教师让学习者处在被动消极情绪中，比如不许提问、被动接受一切教学活动、教室环境恶劣（设备模糊不洁、室温太高或太低）；③教师自以为学习者会应用所教内容，授课中缺少案例、分析和讨论；④教师过早对学习者做出批评；⑤把知识性问题做提问或讨论，等。

（二）开场

众所周知，良好的开始，是成功的一半。什么是成人继续教育课堂的良好开场？

成人学习的课程开场，就是要在理性与情感两个方面，尽可能激发出学习者的关注和兴趣，进而引导其进入良性的学习状态。教师在开场时要把教学内容和学习收益紧密结合，从而达成教与学的高度共识。教师在课程开场具体要做好以下几件事：

1. 亲切自然的问候 这是教师的第一亮相，这种问候，不仅仅是语言语调上的，也包括了表情、眼神、衣着和体态。

2. 自我简介，建立信任 在"我是谁"的介绍中，常见的误区有二，一是大篇幅在PPT上罗列"耀眼的头衔"，或口中大篇幅的"炫耀"培训过×××（往往是有名的机构或名人）；二是不恰当的谦虚，一再表示，自己水平有限，难以胜任，或一家之言很不成熟，请大家多多包涵等。

恰当的自我介绍应该用简单明了的语言，介绍自己与此次讲课主题相关的学习、工作背景，尤其能够体现出自身专业度的任职资格，这是在学习者中建立信任的起步点。比如，在面向全市各大医院"住院医师规范化培训"带教师资的教学班上，主讲教师除了简要介绍自己学历、专业背景外，应重点介绍以下内容（以下名称仅表示举例，非真实）：自己是"全国住院医师规范化培训师资研修班"首期毕业生，考取了市级规范化培训高级培训师资格证书，具有临床医师规范化培训五年教学经验，连续三年获得全市"最佳规培师资培训师"称号。这种简介会让学习者感受到讲者的专业度和权威性，解决了学习者潜意识里的一个"疑问"——为什么要听你讲课，你真的够专业吗？

3. 主题 简要背景下，明确此次课程的主题。包括主要专业内容，涉及的教学方法。

4. 意义 明确告知学习者，本课程的专业意义，重点明确学习者的学习收益。

5. 达成共识 这是开场的目的，教师在开始正式课程之前，就本课程的师生定位、主题意义和学习收益，甚至包括对学习者的要求等，彼此达成一致，为课程开始，构建一个良好的学习生态环境。

6. 导入 教师开场通常利用导入的方式，既新颖地呈现上面 2～5 项内容，又引导学习者思考的方向／维度，形式多样活泼，最大限度地引发学习者的关注与思考。特别说明，实际应用的导入有可能插入在 1～5 项的某个环节中，并不是按此排序放在第六点。

常用的导入方式：①提问法；②新闻事件法；③引经据典法（包括名人名言、法律法规等）；④视频法；⑤案例法；⑥数据法；⑦（实物）展示法；⑧活动体验法。

所有导入方式，对教师而言，最关键的设计点在于"导入行为"发生后的"设问"。通过一系列的设问（多以开放式问题提出），起到激发学习者兴趣、引导思考方向或关注角度等重要作用。

（三）陈述贯通

这个要素是指课程内容和展现形式。教师对专业内容的陈述讲授需按专业性、逻辑性进行编排，如图 1-2 所示。每个子主题或内容要点之间的过渡要自然，不能突兀，还要符合上下逻辑。这部分与主讲的专业内容高度相关，应根据听者的专业水平，决定详略。对于专业的临床药师的师资来说，不需要过多赘述。

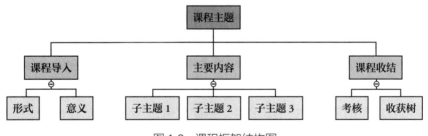

图 1-2　课程框架结构图

除了专业性、逻辑性外，教师在这个要素环节特别需要关注时间轴，将讲课内容按时段（如 9：00—9：40）、用时（指某主题／内容的使用时间）明确划定。一些不注重教学方法的讲者，在规定的讲课／报告时段内，没有时间轴的概念，往往是前松后紧，比如 1 小时的课程，开场就用去了 15 分钟大谈特谈主题的重要性，甚至是自己的"光辉业绩"，课程的第一部分概念／原理／规范等又用去 30 分钟，而原定后面还需要讲授的第二、第三部分应用与问题的分析解决（往往也是最应该体现"干货"的那些部分），只能在 15 分钟内匆匆过了一遍 PPT，根本无法展开，从而影响学习者把握学习重点和难度。

为使课程的教学系统完整，陈述贯通要素常结合"课程进程设计模板"使用。除了"内容与层次"自身纵向逻辑关系外，还要与横向的时间、教学策略、学习活动、所需资料等相结合，在专业性、逻辑性、教学法的统合下，进行合理设计。如表 1-1 所示。

表 1-1　课程进程设计模板

课程进程设计模板							
时间轴		内容与层次		教法学法		资源材料	其他
时段	时长	主题	内容要点	教学策略	学习活动		

陈述贯通还表现在课堂展示环节上，教师讲台上的站姿、行走、手势、语速及表情都要经过有目的的设计，并需要大量训练，成为自己的习惯（下意识动作）。

教师的站姿挺拔，不佝偻、不摇摆晃动（如，不自觉的抖腿）；表情自然，目光多用环视全场，不过多在某些 / 某位学习者面上停留，这样既照顾到全场听众，又可以缓解经验不足的教师登台的紧张情绪。

教师在课堂上的行走路线是有讲究的。一般而言，当需要学习者自我思考、相互讨论，提出自己的观点时，教师可以一边提出要求，一边走入学习者中间（理想的课堂是分组岛式布局）；当需要归纳整合学习者的各种观点，提炼升华时，教师可以一边归纳、提炼，一边面向学习者退回到讲台。特别注意，这里是"退回"，而不是背转身走回。总结一句话，"进为发散，退为收敛"。

教师讲授时的手势按部位对应的含义，可以分为三个部位。"上位手势"指手臂在胸以上区域的活动，常用来表示愿景、理想、激情、希望等；"中位手势"指手臂在胸腰间的活动，常用来表示说明原理、记叙事件，提出要求等；"下位手势"指手臂在腰以下的活动，常用来表示不赞同、摒弃、不悦情绪等。

语速的快慢一定要结合讲授内容，结合现场情绪，结合教师有意识营造的情绪环境而定。快与慢都可以用来表示强调，起到引发关注的作用，所以对教师讲授才有抑扬顿挫的要求。

（四）关联旧知

建构主义学习理论认为，人对新知的学习一定是建立在已有的旧知基础上的，这里所说的"已有旧知"，既可能是学习者本人的，也可能是人类社会已具备的（只是学习者本人未曾了解掌握）。曾经有过这么一句话，"世上不存在与已有认知绝对无关联的新知"。所以教师在引入新的知识时，需要经常引导学习者调动已有的认知或经验（旧知）与之关联。

1. 调动学习者相关旧知 ①回忆学过、已掌握的知识、技能。不仅仅是调动学习者过去记忆中的内容，与本次学习、教师授课前后内容的关联，也是关联旧知，是循序渐进、温故知新的很有效的教学方法；②分享解决问题的整体经验。包括概念、规则、程序、策略等；③分享过往成功所带来的信心等。

2. 补充所缺旧知 有些学习者通过关联旧知，会发现自身在旧知的认知上，尚有欠缺，此时教师需要查缺补漏，及时夯实相关基础。必要时还需安排课外的补课。

3. 梳理旧知结构 学习中的关联旧知，不是要学习者以旧知为标准来"评判"新知，而是梳理、把握旧知中解决问题的路径结构。这种梳理可以更好地学习新知。

（五）调动参与

调动参与并不是指教师在课堂上调动学习者的"手段"或"技巧"，而是指在教学全程做到对学习者"提升自信""维护自尊"。

"提升自信"是当学习者初步尝试，取得成绩时，教师要及时关注、肯定；"维护自尊"是当学习者遇到困难，学习进程并不顺利时，教师要及时正向鼓励，维护学习者的自尊心，保护他们的学习热情。需要注意的是提升自信时的赞许，切忌"空洞的表扬"，换句话说就是表扬要具体，不能笼统。

请尝试回答表 1-2 所列练习，十二个师生对话情境，根据每个情境中教师对话的文字内容，大致判断教师的表达是"提升自信""维护自尊""降低自信自尊"，抑或是"空洞表扬"。

表 1-2　师生对话情境判断练习

陈述	类型
1. "你根本没有理解这个概念,我们昨天已经用了 30 分钟进行了讨论。"	
2. "这个概念本来就不容易理解。哪些部分你觉得比较清楚了,哪些部分还比较模糊?"	
3. "到目前为止,你做得很好。"	
4. "你们对这个案例的研讨非常全面,不仅找出了设计上的错误,还分析了导致错误的原因。"	
5. "你说得不对! 我们来看看谁能给这位学员一个正确的答案。"	

续表

陈述	类型
6. "做得好,继续努力!"	
7. "你的评论非常透彻,看得出来你已经充分理解了这些概念。"	
8. "这是上节课学过的概念,相隔时间有点长,你尽可能回忆一下,能想到多少就说多少。"	
9. "你没有做作业,这是事实!不用再解释了。"	
10. "你这次演练和第一次相比,有了很大进步。你的引导吸引了每一位学习者的参与,让他们的注意力保持了高度集中。"	
11. "我知道你一定行,我对你很有信心。"	
12. "我很高兴你付出了努力,尽管遇到了一些问题。我们来看看还可以怎样做得更好。"	

总之,先从情感方面建立联系,是教师与学习者之间建立促进学习氛围的重要手段。这种维护或提升,其背后的原理都来自心理学的同理心——尽可能站在学习者角度,客观地理解其心理和情感,并把这种关注表达给学习者,以期快速拉近师生间心理距离,建立信任。在引导式教学课堂上,这一要素通常与第一要素激发动机结合运用。

自检:作为教师的您,在课堂上真的做到了这样表扬和鼓励学习者了吗?

(六)引导探究

如果说前面是强调了"先处理心情",那么此处就是体现了"后处理事情"的原则。引导探究更多地体现在处理具体教学过程的方式上,即运用怎样的方式,引领学习者主动思考与探索,结合经验(关联旧知),内化新知,自主建构意义,从而达成学习目标。

1. 讲授式教学模式和引导式教学模式

(1)讲授式教学模式(简称 AGE 模式)由三部分组成:

1)论点(Argument):提出你的观点、原理、概念、要求等,需要学习者认同、理解、接受。

2)论据(Grounds):论据就是用来论证论点的根据,是论证的基础,解决的是"用什么证明"的问题。论据有事实论据和事理论据两种。事理论据除一般原则外,还包括那些从长期生活实践中概括出来的、被公认为符合事理的谚语、俗语、典故等。常用案例、数据、图表、故事、推理等来作为"论点"的依据。

3)论证(Expound):论证就是用论据来证明论点的过程和方法,它解决的是"怎样证明"的问题。要想学习者接受某个原理、观点,除了教师提出的"论点"有理外,还取决于教师是否会"说理"。只有说理充分,分析透彻,论证周密,才会有说服力。

所以，讲授式教学模式（AGE 模式）常用在需要明确定义，解析原理，强调观念等教学过程中。它是逻辑基本功和教学基本功。

（2）引导式教学模式（简称 DATE 模式）由四部分组成：

1）设计（Design）。教师根据学习目标就某一学习内容，设置适宜学习的情境、问题、案例、要求等。

2）探讨（Action）。引导学习者自身思考、行动，促进学习者之间交流，师生之间交流。此时教师不是"负责提供答案的那个人"，而是引导目标/方向、鼓励前行、提供支撑资源的"促动师"。

3）展示（Take-on）。让学习者将学习所得呈现出来，突出意义建构的形象化，不但能够促进学习内化，还因为要对外展示，而加强学习者主动负责的意识。

4）点评（Evaluation）。先由学习者自我点评、再由学习者之间点评，最后由教师点评。最大限度调动学习者的参与，体现互动与协作的学习。

临床教学中 DATE 最常见于两种类型，即问题/案例讨论型和技能演练型。其每部分设计要点如表 1-3 所示。

表 1-3　DATE 模式设计要点

类型	D 设计	A 探讨	T 展示	E 点评
问题/案例讨论型	提出问题描述案例	讨论问题分析案例	提供解决方案归纳结论观点	注重相互点评
技能演练型	设定要求和标准	按标准学习和演练	展示演练成果	根据标准评价和引导

2. 学习能量的"双鱼模型"

学习者存在着一条"学习关注度曲线"（如图 1-3 浅灰色曲线所示）。教学实验证明，成人学习关注度具有"开始高，中间低，结尾再高"的 U 字形特点，而且持续关注的时长，最长不超过 90 分钟。

这就要求教师在设计 DATE 模式时，要充分结合"学习关注度曲线"，在关注度高时，只要低度教学刺激，起到

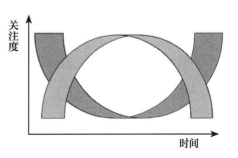

∪ 学习关注度曲线

∩ 教学刺激度曲线

图 1-3　学习能量的双鱼模型

及时有效引导，取得预期学习成效即可；而在课程中间时段要重视学习者学习关注度降低，需要高强度教学刺激，及时强化引导，加强学习者自主与协助式学习。

与"学习关注度曲线"对应的是教师的"教学刺激度曲线"（如图1-3深灰色曲线所示），实践证明以下不同的教学方式所具备的刺激度强弱，可以适度运用在课堂的不同阶段，或者也可视课堂学习者状态，灵活及时采用（图1-4、图1-5纵轴由低到高表示教学方式刺激度"由低到高"）。

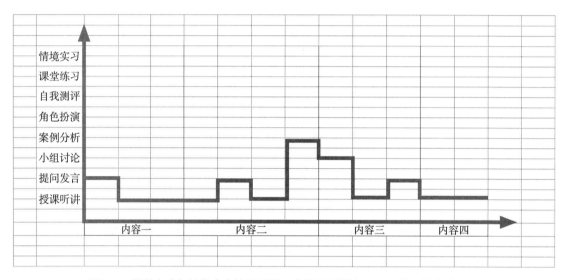

图1-4　教学方式与教学内容的匹配图：全程低刺激度，匹配学习关注度不足

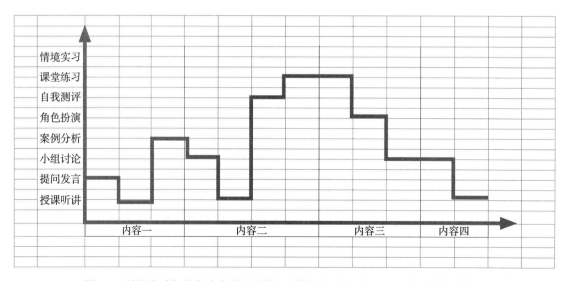

图1-5　教学方式与教学内容的匹配图：刺激度有高有低，匹配学习关注度较好

3. 课堂提问的学问

提问是引导式教学中最常用的方法。教师在课堂上的提问需遵循以下六大原则：

（1）课程开始阶段应面向整个课堂提问。不要针对个人，以免引起紧张、对立和忽视整体。

（2）确认学习者正确理解了教师的提问。此时常需要教师确认学习者的理解，而不是反复报出自己的问题。

（3）有时会遭遇无人回答的状态，此时需要教师注意学习者的肢体语言，邀请那些微笑着与教师目光交流的、坐姿前倾的学习者，他们往往都会很好地"配合"教师来回答问题。

（4）避免有倾向性提问。比如教师先否定一个观点，然后再问学习者谁同意那个被刚刚否定的观点，必然会造成学习者困扰。

（5）避免问题使学习者产生防御或对立情绪。让学习者感受到被愚弄或被轻视的提问均应避免。

（6）避免"惩罚式点名提问""个别式夸赞"。"惩罚式点名回答问题"在传统教学模式的课堂上，常见于教师对那些不注意听讲、交头接耳的同学的"惩罚"。"个别式夸赞"往往是教师"无意"造成的，比如课堂上，就教师的提问，有好几位学习者都表达了自己观点，但教师只对其中某一位学习者给予了肯定或赞扬，从而无意间造成对其他回答者的"忽视"。

引导式教学提倡教师多做"探询式提问"，它能够激发学习者的潜能，进行深度思考，调动积极性。常用探询式提问有两种：

（1）描述性问题：

1）发生了什么？

2）如何清晰定义问题？

3）现在情况如何？

4）你是如何处理的？

5）能谈谈感受吗？

（2）引导性问题：

1）你觉得产生它的原因是……？

2）你解决问题的目的是……？

3）有哪些办法可以解决……？

4）各种办法的结果预估？

5）你决定怎么做？

6）结果与期望的符合度？

4. 及时有效的反馈

教学反馈是对学习者的学习行为做出描述与评价的过程，及时有效的教学反馈是建构学习成果的必要环节。反馈应遵循"四步反馈法则"：

（1）情境：客观描述学习者当时所处的教学/学习情境。

（2）行为：客观描述学习者当时的所言所行，不做评价，更不要做"动机推断"（即为什么会出现这种言行）。

（3）感受：学习者在这一特定情境下的言行，给现场其他人带来的主观感受。注意这里强调的是他人感受，不一定是学习者本意。

（4）建议：可以表达同意、支持、赞赏……也可以提出改进建议。记住，不做空洞的评价。

引导式教学的反馈分三个层次。首先是学习者自我反馈，其二是学习者之间的反馈，最后是主讲教师的反馈。所有反馈都要先说做得好的地方，再说可以提升的地方。（为什么用这种语术？请关联一下前面讲过的旧知。）

（七）进程管理

课堂的进程管理，不但是确保教学过程的合理完整，更是达成学习目标的重要保障。合理安排教学内容的时长，既涉及专业内容难易程度，也涉及学习对象经验成熟度，还涉及教学方法的适宜组合。成人继续教育课堂，以 90 分钟为例，仅考虑教学方法的时长安排，可以参考以下分时安排（图 1-6）。

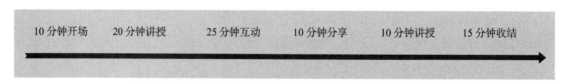

图 1-6　基于教学方法的 90 分钟课堂安排

在引导式教学中，常有三种处理学习者学习疑问的方法，处理得当既能解决学习者的学习困惑，又能关注课堂其他学习者，并可掌控整体学习进程。如图 1-7 所示。

"回应一"是传统的课堂问答模式，教师直接回答学习者的问题，这是引导式教学不提倡的。

当个别学习者提出问题/疑问，在教师确认理解无误后，引导式教学提倡将此个别学习者的问题/疑问，"传球"给其他学习者，这样既能了解其他学习者对此知识点/疑问点的学习掌握情况，也可调动学习者之间的互动交流，并由他们自己解决问题，即图中"回应二"的方式。

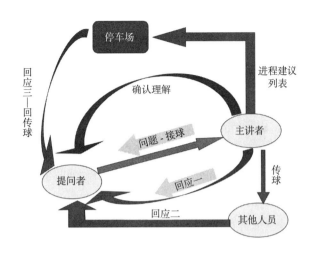

图 1-7　处理问题 / 异议的三种方式

若出现大多数学习者都有此问题 / 疑问时，教师再使用图中"回应一"的方式。

若出现时间不足，甚至是有争议的话题，教师可以采用图中"回应三"的方式，在课堂设置"停车场"看板，把学习者的问题 / 争议点记录下来，告知大家课下另行讨论，从而将课程进程引回。

（八）课程收结

善始善终是一堂好课程的标志之一。课堂的结尾不仅仅是要对一堂课的学习内容进行总结，还需要强调重点，归纳升华学习者的收获，最后还要号召行动——学以致用。

引导式教学提倡课程收结先由学习者开展，这既能调动参与、主动学习，又能检验掌握的水平。通常我们在教学中会让学习者，以组为单位，画一幅"4F（Future 目标，Find 转变，Feeling 感受，Fact 知识点）学习收获树"作为对本次学习的回顾与总结（图 1-8）。

引导式教学是当今世界上多种教学方法中的一种，其本质是强调了学习者的主观能动性，这种能动性不仅仅体现在积极跟随教师的思路、节奏，积极配合教师教学要求，它更加突出在学习者主动建构知识——在教师的引导 / 辅导下，学习者自主探究事物的本质规律，以及事物与事物间的相互关系，从而找出解决问题或创新发展的具

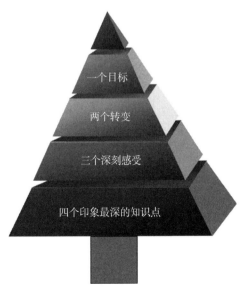

图 1-8　4F 学习收获树

体路径。

它符合成人学习的特点与规律。它的教学模式需要突显学习者的"经验""对话""协作"和教学的适宜"情境",而不是单纯强调教学内容的权威,更不能单纯强调教学的单向传输。

从以上探讨可以看出,引导式教学最适合面向有一定经验的学习者,比如面向临床药师设计开发的学习项目,他们不再是专业知识的"完全小白",在学习过程中可以调动已有的知识与经验,通过教师与学习者之间、学习者与学习者之间的协作和对话,达成共同的学习目标——解决问题或创新发展。

这就是我们需要了解、掌握引导式教学法,在临床药师的人才培养、继续教育中灵活、有效地加以运用的意义所在。

（张牧寒）

第二章

处方审核
技能与教学实践

本章要求

一、药学专业

1. **掌握** 处方审核的基本内容，重点是高危药品和毒麻药品、特殊人群、特殊剂型。
2. **熟悉** 处方审核的操作流程，易混淆药品和细胞毒性药品处方的审核。
3. **了解** 处方审核的岗位职责。

二、教学方法

1. **掌握** 处方审核的引导式教学中的讨论、举例等方法。
2. **熟悉** 处方审核的引导式课堂呈现模式。
3. **了解** 处方审核的行为主义、认知主义和建构主义教学方法。

第一节　处方审核技能

一、处方审核的职责与流程

1. 处方审核相关术语和定义

（1）处方审核（prescription review）：指药学专业技术人员运用专业知识与实践技能，根据相关法律法规、规章制度与技术规范等，对医师在诊疗活动中为患者开具的处方，进行合法性、规范性和适宜性审核，并作出是否同意调配发药决定的药学技术服务。

审核的处方包括电子处方、纸质处方和医疗机构病区用药医嘱单。

（2）电子处方（electronic prescription）：医师采用信息技术，在诊疗活动中开具的处方，并通过网络传输至药品调配服务机构，经药师审核、调配、核对，并作为药品调剂服务机构发药和医疗用药的电子文书。

（3）纸质处方（prescription）：医疗机构的医师在诊疗活动中，按规定要求在统一印制的处方笺上手工开具的处方，作为药品调剂服务机构发药和医疗用药的纸质文书；或医师利用计算机开具处方并同时进行打印的纸质处方，其格式与手写处方一致。

2. 处方审核的职责

（1）从事处方审核的药学专业技术人员（以下简称药师）应当满足以下条件：

取得药师及以上药学专业技术职务任职资格，具有3年及以上门急诊或病区处方调剂工作经验，接受过处方审核相应岗位的专业知识培训并考核合格。

（2）所有处方均应经审核通过后方可进入划价收费和调配环节，未经审核通过的处方不得收费和调配。树立"以患者为中心"的药学服务理念，坚持文明礼貌服务，遵守药师职业道德。

（3）严格执行《中华人民共和国药品管理法》《处方管理办法》《麻醉药品和精神药品管理条例》等，依法审核处方。

（4）药师要利用药品说明书、药学参考书或用药咨询软件提高处方审核的准确性和科学性。

（5）药师应对处方的合法性进行审核，包括医师签名和处方权限。

（6）药师应对处方的完整性进行审核，包括处方前记、正文和后记要填写完全。

（7）药师应对处方的安全性和有效性进行审核，发现处方有用药不适宜的情况要进行干预，并认真记录总结，及时反馈临床，保证患者用药安全。

3. 处方审核方式 通常采取以下两种处方审核方式：

（1）人工审核：审方药师对纸质处方各项内容进行逐一审核；

（2）电脑与人工联合审核：审方药师对电脑筛选的警示信息进行判断和确认，并对未审核的部分辅以人工审核。

4. 处方审核的流程

药师接收待审核处方后，对处方进行合法性、规范性、适宜性审核。若经审核判定为合理处方，药师在纸质处方上手写签名（或加盖专用印章）、在电子处方上进行电子签名，处方经药师签名后进入收费和调配环节。若经审核判定为不合理处方，由药师负责联系处方医师，请其确认或重新开具处方，并再次进入处方审核流程。

（1）电子处方审核流程：电子处方审核按图 2-1 的流程进行。

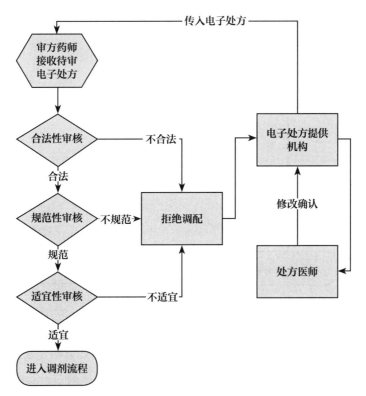

图 2-1　电子处方审核流程

审方药师通过网络接收来自电子处方提供机构的电子待审处方。审方药师对处方的合法性、规范性及适宜性进行审核，并进行判断，若未发现问题，则判断该处方审核通过；若任何一个方面发现问题，则判断该处方审核未通过。审核完成后流程如下：①审核通过的处方，审方药师在电子处方上进行电子签名（不同机构间）或输入工号（同一机构内），处方进入调剂流程；②审核未通过的处方，审方药师将电子处方退给电子处方提供机构，告知存在的问题，电子处方提供机构将处方退给处方医师，请医师修改处方，修改的处方再次传入时按待审处方处理，审方药师重新审核。

（2）纸质处方审核：纸质处方审核工作按图 2-2 的流程进行。

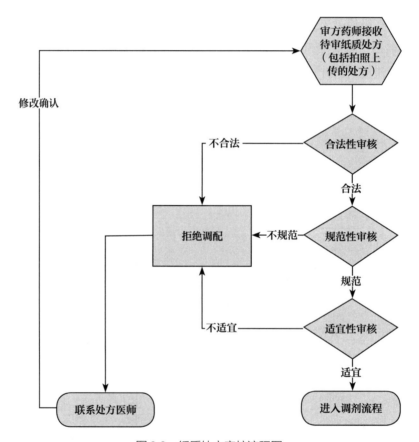

图 2-2　纸质处方审核流程图

审方药师接收待审纸质处方（含拍照上传的处方），并对处方的合法性、规范性及适宜性进行审核，并进行判断。若未发现问题，则判断该处方审核通过；若任何一个方面发现问题，则判断该处方审核未通过。处方审核完，审方药师在纸质处方上进行手写签名或加盖专用印章，进入调剂流程。审核未通过，审方药师联系医师修改处方，经修改后再次进入审核流程。

（3）处方信息化审核（处方审核）：处方信息化审核，是基于国际经验、顺应医改需求，落实国家《医疗机构处方审核规范》的必由之路。通过信息化手段实现全处方实时审核，真正实现所有患者的处方（医嘱）由药师审核合格后才用药，是促进临床合理用药，保障患者用药安全的重要举措。在处方信息化审核过程中，医师开出处方后，系统会自动拦截不合理处方，这些不合理处方均需经审核岗位药师进行人工审核判断，合理的手工通过，不合理的在线上与处方医师沟通，医师修订合格后方可生成处方、打印、缴费取药，患者不用再为修改处方来回奔波，就医体验大大提升。

处方信息化审核系统能够综合考虑医院各个专科的用药规则与患者精准用药的需求，与用药管理系统深度集成，结合患者的疾病诊断、患者体重、体表面积、药物过敏史、检验指标等各项信息，"瞬间"对处方及医嘱进行全方位评判。然后，系统对常规审核项如适应证、用药剂量、禁忌证、药物相互作用等进行合理性审核，实现了处方个性化安全风险提示与合理用药的自动审核。

二、处方审核内容

（一）审核处方（医嘱）的合法性和规范性

1. 审核处方的合法性 处方必须符合《中华人民共和国药品管理法》《处方管理办法》《麻醉药品和精神药品管理条例》及公费医疗、医疗保险的有关规定；审核处方医师的签名样式，应该与医院药学部门保留的样式一致，防止代签或漏签。

（1）电子处方审核发现不符合电子认证或点对点认证的标准，则判断为处方不合法。

（2）医疗机构的纸质处方，如出现下列情况之一则判断为处方不合法：

①处方医师与"医师执业注册信息查询"系统中的信息不一致；

②处方中麻醉药品、第一类精神药品、第二类精神药品、医疗用毒性药品等使用方法，违反国家相关规定。

2. 审核处方的规范性 审核处方前记、正文和后记是否填写清晰、正确、完整。

处方前记包括医疗单位名称、患者姓名、性别、年龄、门诊号或住院病历号、科别或病区和床位号、临床诊断、处方日期；麻醉药品和一类精神药品处方还包括患者身份证编号或代办人姓名、身份证编号。正文和后记应当满足以下要求：

（1）处方正文包括药品名称、剂型、数量和用法用量。

（2）处方后记要有医师手写签名或专用签章。

（3）药品名称书写应符合下列要求：①使用经药品监督管理部门批准并公布的药品通用名称、新活性化合物的专利药品名称和复方制剂药品名称；②使用由原中华人民共和国卫生部（以下简称原卫生部）公布的药品习惯名称；③医院制剂应使用正式批准的名称。

（4）药品剂量、规格、用法、用量要准确清楚，普通、麻醉、精神和医疗用毒性药品处方量及处方效期以及纸质处方类型均符合《处方管理办法》规定。

（5）如果是儿童处方，年龄要写实际年龄，婴幼儿写日、月龄或注明体重。

（6）处方用法用量要表述清楚，不得用"遵医嘱"或"自用"等含糊字句。

（7）处方用法用量要符合药品说明书规定，如果超量使用要注明原因或再次签字。

（8）如果是手写处方，字迹要清楚，涂改处医师要签字确认。

（9）如出现下列情况之一则判断为处方不完整、不清晰：项目有遗漏；有涂改，但涂改处无医师签名和日期；书写不清楚。

（10）书写规范性不符合下列任意一项则判断为该处方书写不规范：①年龄应写实足年龄，新生儿、婴幼儿应写日、月龄；②开具西药、中成药的处方，每一种药品应当另起一行，每张处方不得超过5种药品。

3. 住院医嘱 住院医嘱存在下列任意一项遗漏则判断为医嘱不规范：①姓名、住院号、科别、床号、性别、年龄；②临床诊断（中医诊断包括病名和证型）、开具日期；③妊娠（孕周）、哺乳；④体重或体表面积、身高、过敏史；⑤患者用药信息，包括药品名称[通用名或通用名（商品名）]、剂型、规格、数量、用法用量；⑥医师姓名。

（二）审核处方（医嘱）的适宜性

1. 规定必须做皮试的药品，处方医师是否注明过敏试验及结果的判定。

2. 处方用药与临床诊断的相符性。

3. 剂量、用法的正确性。

4. 选用剂型与给药途径的合理性。

5. 是否有重复给药现象。

6. 是否有潜在的药物相互作用和配伍禁忌。

7. 其他用药不适宜情况。

8. 中成药处方审核发现以下任意一项有问题，则判断为处方不适宜：

①用药不符合辨证施治的原则；②存在配伍禁忌；③用法用量不适宜；④存在重复用药；⑤特殊人群用药不合理；⑥其他用药不适宜情况。

（三）特殊管理药品和管制药品处方的审核

审核毒性药品、麻醉药品、精神药品处方和权限管制的抗感染药等处方是否超过该医师处方权限。注意审核麻醉药品、精神药品是否使用专用手写处方：麻醉药品处方纸为红色，右上角标注"麻"；第一类精神药品为红色，右上角标注"精一"；第二类精神药品为白色，右上角标注"精二"。

1. 门（急）诊一般患者 麻醉药品注射剂每张处方为一次常用量，控缓释制剂不得超过7日量，其他剂型不得超过3日量。第一类精神药品，同麻醉药品（盐酸哌甲酯用于治疗儿童多动症不得超过30日常用量）；第二类精神药品，一般不超过7日常用量，延长需要注明理由。

2. 门（急）诊癌症疼痛和中、重度慢性疼痛患者 麻醉药品和第一类精神药品注射剂，每张处方不超过 3 日常用量；控缓释制剂不得超过 15 日常用量；其他剂型不得超过 7 日常用量。

3. 住院患者 麻醉药品和第一类精神药品处方逐日开具，为 1 日常用量。

4. 特别需要加强管制的麻醉药品 盐酸哌替啶为一次常用量，限医疗机构内使用。

5. 权限管制的抗感染药是否超过该医师处方权限。

（四）处方（医嘱）干预原则及分析总结与反馈

处方审核质量管理以自我监测评价为主，以行政部门干预评价为辅。

医疗机构应当在医院药事管理与药物治疗学委员会（组）和医疗质量管理委员会领导下设立处方审核质量管理小组或指定专（兼）职人员，定期对机构内处方审核质量开展监测与评价，包括对信息系统审核的处方进行抽查，发现问题及时改进。

县级以上卫生健康行政部门（含中医药主管部门）可以组织或委托第三方对其核发《医疗机构执业许可证》的医疗机构处方审核质量进行检查评价。

（五）建立并实施处方审核全过程质量管理机制

（1）审核过程追溯机制：医疗机构应当保证处方审核的全过程可以追溯，特别是针对关键流程的处理应当保存相应的记录。

（2）审核反馈机制：建立不合理处方的反馈机制，并有相应的记录。

（3）审核质量改进机制：针对处方审核，建立质量改进机制，并有相应的措施与记录。

三、处方审核实践

（一）处方审核的内容

1. 处方种类及处方集

《处方管理办法》第五条规定：处方由卫生部统一规定，处方格式由省、自治区、直辖市卫生行政部门统一制定，处方由医疗机构按照规定的标准和格式印制。

（1）普通处方：印刷用纸为白色，供门诊患者使用（图2-3）。

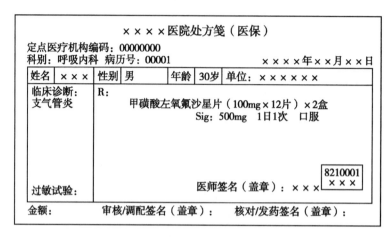

图 2-3　普通处方

（2）急诊处方：印刷用纸为淡黄色，右上角标注"急诊"，供急诊患者使用（图2-4）。

×××医院处方笺（医保）　　　　　　　急诊	

图 2-4　急诊处方

（3）儿科处方：印刷用纸为淡绿色，右上角标注"儿童"，供门诊、急诊患儿使用（图2-5）。

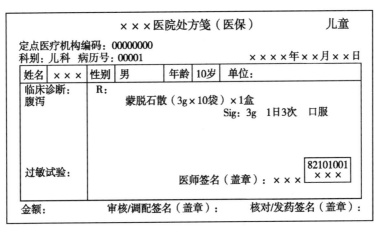

图2-5 儿科处方

（4）第一类精神药品处方：印刷用纸为淡红色，右上角标注"精一"，供患者购买第一类精神药品使用（图2-6）。

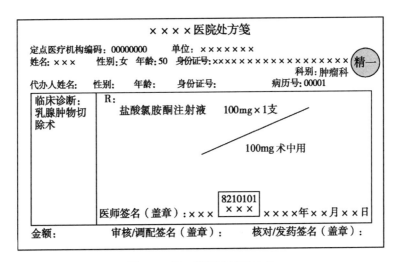

图2-6 第一类精神药品处方

（5）第二类精神药品处方：印刷用纸为白色，右上角标注"精二"，供患者购买第二类精神药品使用（图2-7）。

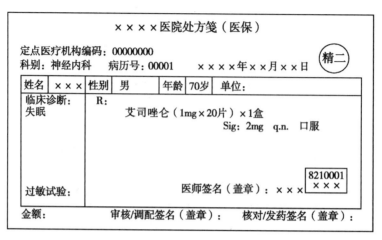

图2-7　第二类精神药品处方

（6）麻醉药品处方：印刷用纸为粉色，右上角标注"麻"，供患者购买麻醉药品使用（图2-8）。

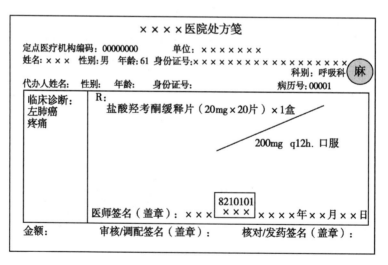

图2-8　麻醉药品处方

（7）处方集：世界卫生组织（World Health Organization，WHO）将处方集定义为一本手册，它包含所选药物的重要临床应用信息，亦可以包含为开处方者和药品调配人员提供的有关药品管理信息。国家处方集（national formulary，NF）是指导医师遵从国家药物政策的规定，对患者合理、安全、有效地进行药物治疗的专业文件，也是医院药事管理的重要文件。医疗机构处方集是简化的药物手册，供医师在开具处方和药师调配药品时参考有关药品名称、规格、剂量和相关药品管理信息时使用。

《处方管理办法》第十五条规定：医疗机构应当根据本机构性质、功能、任务，制定药品处方集。处方集是一部不断修订的药品集，它反映了医院有诊断和治疗经验的医学和药学专家对药品的临床判断，对医院的临床用药起到普遍的指导性和一定的约束作用，为医师合理用药提供依据。

处方集的编纂可以依据WHO的处方集模板进行。其基本组成为：前记部分，正文部分，附录。前记部分包括目录、致谢、缩略语、前言、变更信息、对处方者的建议；正文部分包括药品信息（适应证、禁忌、警示、用法、不良反应）；附录包括药物相互作用，妊娠期、哺乳期妇女用药，肝肾功能不全患者的用药。如卫生部于2010年颁布的《中国国家处方集》，其中收录药品1 336种，对以药物治疗为主的199种疾病提出了用药原则和具体治疗方案，以达到合理使用药物的目的。可借鉴的例子有《英国国家处方集》（British national formulary，BNF）等。

2. 处方审核内容

（1）四查十对：查处方，对科别、姓名、年龄；查药品，对药名、剂型、规格、数量；查配伍禁忌，对药品性状、用法用量；查用药合理性，对临床诊断。

（2）皮试：规定必须做皮试的药品，处方医师需注明过敏试验及结果的判定。例如，凡是药品说明书中规定需做皮试的药品，药师在调配处方时必须确认处方上标注有不过敏的皮试结果，如处方1（图2-9）。

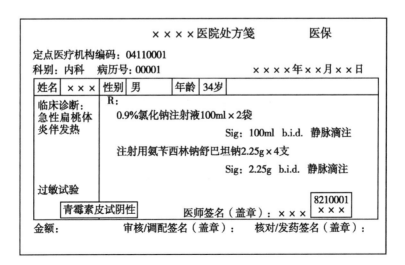

图2-9　处方1

（3）处方用药与临床诊断的相符性：处方应写明临床诊断。如果发现诊断与用药不符，药师审核处方时应进行干预，如处方2（图2-10）。

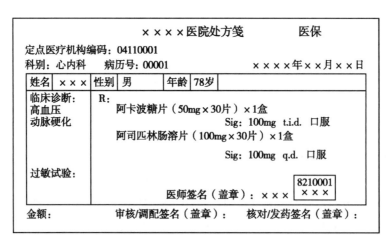

图 2-10　处方 2

注：处方分析，阿卡波糖为治疗糖尿病的药物，相关诊断缺失。处理方法：告知医师将临床诊断填写完全。

（4）剂量、用法的正确性：医师应按照诊疗规范和药品说明书中规定的用法用量开具处方，同时药师也应掌握药品正确的用法用量，逐一审核。如处方3（图2-11）。

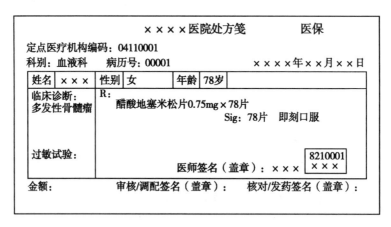

图 2-11　处方 3

注：处方分析，多发性骨髓瘤化疗前需要常规使用激素，一般为连续使用3天，每日26片，3日共78片。此处方误写成一次的用量。处理方法为嘱医师更改用量。

（5）剂型与给药途径的合理性：依据患者病情，根据药品说明书选择合适的药物剂型，适宜的给药途径才能保证药物的疗效和用药安全。如处方4（图2-12）和处方5（图2-13）。

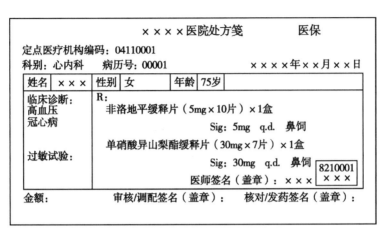

图2-12　处方4

注：处方分析，缓释制剂通过捣碎进行鼻饲，失去使用缓释制剂的意义，使大量的药物迅速释放，血药浓度有很大的波动，不易使需要的药物浓度维持在安全有效范围内，甚至引起严重的后果。处理方法为提示医师更换为普通剂型

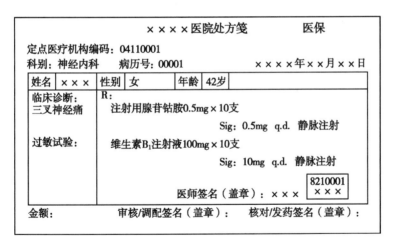

图2-13　处方5

注：处方分析，给药途径不正确，注射用腺苷钴胺和维生素 B_1 注射液用于治疗三叉神经痛，只能肌内注射，不能静脉注射。处理方法为提示医师更改处方用法。

（6）重复给药问题：如处方 6（图 2-14）。

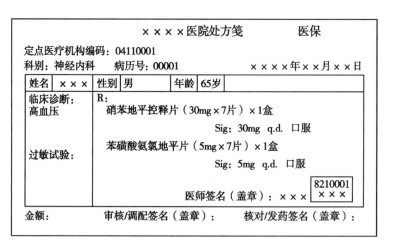

图 2-14　处方 6

注：处方分析，硝苯地平和氨氯地平均为钙离子拮抗剂，重复用药。处理方法为告知医师更改处方。选用
　　一种，或再加另一类抗高血压药。

（7）不良相互作用和配伍禁忌：如处方 7（图 2-15）。

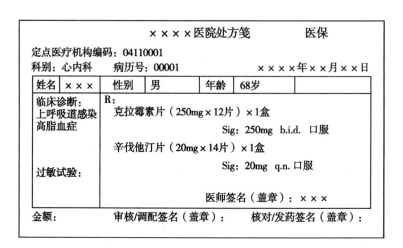

图 2-15　处方 7

注：处方分析，克拉霉素为 CYP3A4 强抑制剂，可抑制辛伐他汀的代谢，增加其血药浓度，有可能增加横
　　纹肌溶解风险。处理方法为与医师沟通，调整处方。换用阿托伐他汀和阿奇霉素。

（8）其他用药不适宜情况：如处方8（图2-16）、处方9（图2-17）和处方10（图2-18）。

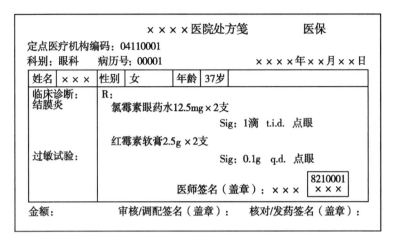

图2-16　处方8

注：处方分析，红霉素软膏为外用药，不适合滴眼用。处理方法为告知医师，调整处方。

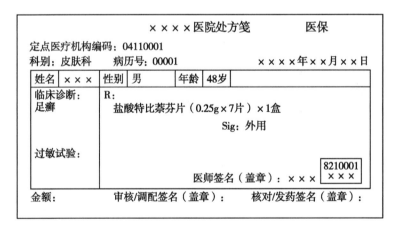

图2-17　处方9

注：处方分析，同一种药有不同制剂，盐酸特比萘芬有口服和外用两种。处理方法为反馈医师，改用盐酸
　　特比萘芬乳膏，外用。

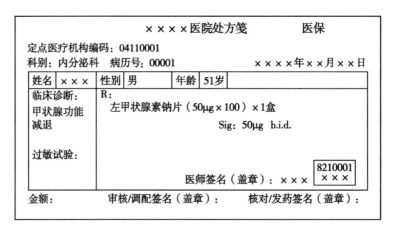

图 2-18　处方 10

注：处方分析，左甲状腺素钠说明书要求将每日需要量早晨一次顿服，可增加疗效，减少不良反应。处理方法为处方改为 100mg 早晨空腹顿服。

（9）高危药品及重点审核药品：如处方 11（图 2-19）和处方 12（图 2-20）。

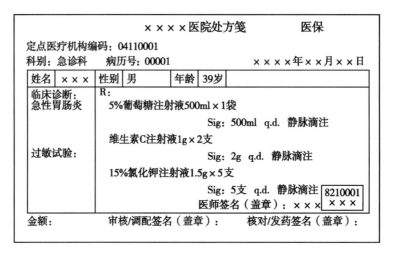

图 2-19　处方 11

注：处方分析，钾浓度不超过 3.4g/L（45mmol/L），15% 10ml 氯化钾含氯化钾量为：10×15%=1.5g，即含钾 20.1mmol（每克氯化钾含钾 13.4mmol），故一袋 500ml 液体中最高溶解 1 支 15% 氯化钾（10ml），该处方 5 支严重超量，拒绝调配。会导致肾衰竭等症状的高钾血症，危及生命。处理方法为告知医师，更改处方，改为 1 支（10ml）。

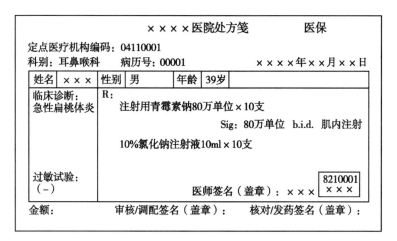

图 2-20　处方 12

注：处方分析，青霉素钠溶媒选择错误。处理方法为嘱医师更改医嘱，换成 0.9% 氯化钠注射液 10ml/ 支。

（10）毒、麻、精、放处方的审核

《中华人民共和国药品管理法》规定：国务院对麻醉药品、精神药品、医疗用毒性药品、放射性药品、药品类易制毒化学品等有其他特殊管理规定。管理办法由国务院制定。对毒、麻、精、放处方审核意义重大。

（1）毒药处方审核：严格执行处方常用剂量，计量准确。毒药总量不得超过一日极量。如超量用药，应由医师双行签字。毒药、化学药仅指原料药，不包括制剂。配方用药由医疗单位负责，任何个人均不得从事毒性药品的收购、经营及调配。

（2）麻醉药品处方审核：第一，审核处方形式，必须是手写处方；第二，审核处方前记、正文、后记，处方各项填写完全，字迹清晰，涂改须复核签字；第三，审核处方适宜性，临床诊断与用药相符，处方用法用量正确。

（3）精神类药品处方审核：一类精神药品处方审核同麻醉药品处方审核。二类精神药品处方审核同普通处方，但不得超过 7 日用量，依情况可发最小包装。

（4）放射性药品处方审核：放射性药品是指用于临床诊断或者治疗的放射性核素制剂或者其标记化合物。放射性药品须由专业人员在特定的区域（如医疗单位设置的核医学科、同位素室）内使用，技术人员必须经过核医学技术培训考核。

3. 处方（医嘱）审核的实践

（1）医疗机构应当组织对从事处方审核的药师进行定期培训和考核。培训内容应当包括如下内容：

1）相关法律法规、政策，职业道德，工作制度和岗位职责，本岗位的特殊要求及操作规程等；

2）药学基本理论、基本知识和基本技能；从事中药处方审核的药师，还应当培训中医药基本理论、基本知识和基本技能；

3）其他培训，如参与临床药物治疗、查房、会诊，疑难危重病例、死亡病例讨论以及临床疾病诊疗知识培训，参加院内外举办的相关会议、学术论坛及培训班等。

（2）门（急）诊处方审核：首先，审核处方的合法性。合法性包括医师具有处方权，开具的处方符合国家的法律法规及相关规定；开具麻醉药品和精神药品处方的医师必须经过培训考核获得麻醉药品和精神药品的处方权；开具抗菌药物处方的医师必须符合相应资质要求并经过培训考核获得处方权；医师签字盖章必须与在医务部门和药学部门备案一致。

其次，逐项检查处方前记是否填写完整，特别是年龄是否按要求填写，处方后记中医师签章是否合规，处方是否已收费。

第三，根据《处方管理办法》中第三十五条和第三十七条的要求审核处方的适宜性。在审核中要特别注意理解医师处方的治疗目的，结合药品说明书和临床诊疗指南审核用药合理性。

门急诊药房常见问题处方，如处方 13-18（图 2-21 至图 2-26）。

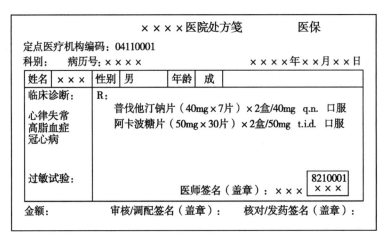

图 2-21　处方 13

注：处方分析，1. 不规范处方，科别未写，年龄写成"成"

　　　　2. 适应证不适宜，无阿卡波糖片适应证。

处理方法，1. 告知医师将处方缺项填全，将年龄写成具体岁数。

　　　　2. 增加糖尿病诊断。

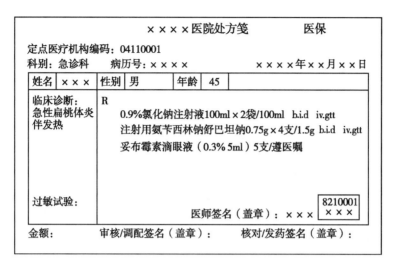

图 2-22　处方 14

注：处方分析，①氨苄西林舒巴坦钠是青霉素类药物，需先做皮试，处方未注明青霉素皮试结果。处理方法为告知医师更改医嘱，青霉素作为皮试用药，并注明皮试结果。②妥布霉素滴眼液无适应证。③急诊处方一般不得超过 3 日量，妥布霉素滴眼液 1 支即可，处方开了 5 支，超量。④妥布霉素滴眼液的用法用量写成"遵医嘱"，未注明具体用法。

处理方法，1. 告知医师先做皮试并将阴性结果写在处方上。

2. 补充妥布霉素滴眼液适应证。

3. 将妥布霉素滴眼液的数量改为 1 支。

4. 妥布霉素滴眼液写具体的用法用量，如每日几次，每次几滴。

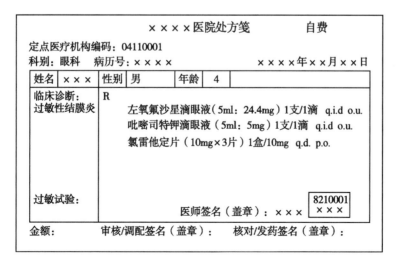

图 2-23　处方 15

注：处方分析，1. 适应证不适宜　无使用左氧氟沙星滴眼液的诊断。

2. 用法用量不适宜　4 岁儿童使用氯雷他定片 10mg 量过大，应改成半片。

处理方法，1. 告知医师增加感染性诊断。

2. 将氯雷他定用量改为 5mg。

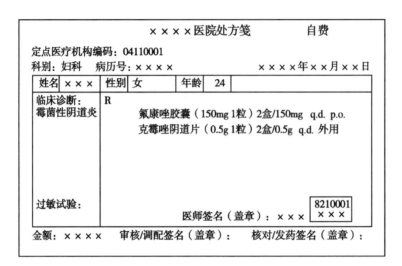

图 2-24　处方 16

注：处方分析，1. 给药途径不适用　克霉唑阴道片写成"外用"是不正确的。

2. 给药频次不适宜　克霉唑阴道片一般用药一次即可，必要时可在 4 天后进行第二次治疗。处方中开具 2 粒，给药频次为 q.d. 不适宜，应注明第 2 粒 4 天后使用。

处理方法，1. 克霉唑阴道片的给药途径应为"阴道内给药"。

2. 克霉唑阴道片的数量改为 1 盒；或让医师将用法改为第 2 粒 4 天后使用。

　　重点审核老年人和儿童用药：老年人随着年龄的增长肝肾功能逐渐下降，儿童因未发育完全，其肝肾功能也与成年人不同，因此在用药剂量时需考虑到患者的肝肾功能，调整用量。

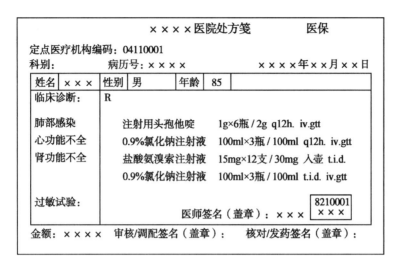

图 2-25 处方 17

注：处方分析，根据头孢他啶说明书提示，老年人的头孢他啶的清除率有所减低，尤其在年龄大于 80 岁的

患者。其每日的剂量一般不能超过 3g。本患者为 85 岁肾功能不全的患者，处方用量为 4g/d。

处理方法为建议医师减少每次给药量。

（3）住院医嘱审核：住院医嘱是住院患者的药物治疗方案，具有随时更改性。审核医嘱要以临床诊断为依据，重点查看开医嘱时医师的病程记录，结合之前的诊断判断是否适宜。住院医嘱药品品种较多，输液较多。

教学重点：如何查看医嘱和病程记录，掌握住院药房药品的知识点。

教学难点：审核配伍禁忌、溶媒选择，提示护士输液速度，口服给药的时间、药物相互作用。

1）审核注射剂时注意溶媒选用、溶媒用量和输液滴速：药品说明书中对注射用药品的溶媒、溶媒用量都有说明，部分药品对滴速也有明确要求，在工作中要善于总结相关知识点，便于在审核医嘱时发现问题。

○ 医嘱案例 1

患者李某，男，50 岁，因肺部感染入住急诊科，3 天后痰培养为 MRSA，医师给予下列药物：注射液用万古霉素 1g +5% 葡萄糖注射液 100ml q12h. iv.gtt，请分析审核用药医嘱。

医嘱分析 溶媒用量不适宜，万古霉素的浓度应为 5mg/ml，处方中为 10mg/ml，且输注时间应在 60 分钟以上。快速推注或短时内静脉滴注万古霉素可使组胺释放出现红人综合征（面部、颈躯干红斑性充血、瘙痒等）、低血压等副作用，所以每次静脉滴注应在 60 分钟以上。

处理方法 告知医师更改溶媒用量为大于 200ml，并在医嘱中填写输注时间。

2）抗菌药物的使用频次：抗菌药物的使用频次是根据药物半衰期确定的，有些抗菌药物如青霉素类、头孢菌素类是时间依赖性的，使用频次较高；有些抗菌药物如氟喹诺酮类药物是浓度依赖性的，一般每日 1 次给药即可。

◎ 医嘱案例 2

患者张某，男，40 岁，因受凉后发烧，以支气管炎收入呼吸科，入院血常规示白细胞计数 12.6×10^9/L。开具以下医嘱，注射用头孢呋辛钠 3g+ 生理盐水 100ml q.d. iv.gtt，请评价给药方案。

医嘱分析 给药频次不适宜：头孢呋辛钠为时间依赖性抗生素，至少应 q12h. 给药。

处理方法 告知医师更改处方给药频次。

3）审核是否重复给药：需要让学员知晓什么情况是重复用药①同一种药物重复使用，如成分相同但商品名或剂型不同的药物合用，单一成分及含有该成分的复方制剂合用；②药理作用相同的药物重复使用，如非甾体抗炎药的联合使用；③同类药物，相同作用机制（或功能主治）的药物合用。

◎ 医嘱案例 3

高血压患者在住院时医嘱如下：

缬沙坦胶囊 80mg q.d. p.o.

氯沙坦氢氯噻嗪片 50mg/12.5mg q.d. p.o.

美托洛尔片 25mg b.i.d. p.o.

请评价给药方案。

医嘱分析 重复用药：缬沙坦胶囊和氯沙坦氢氯噻嗪片均含有 ARB 类药物，二者联合用药属重复用药。

处理方法 提示医师调整处方用药。

4）药物与药物的相互作用：在审核医嘱时，应考虑药物之间相互作用。

◎ 医嘱案例 4

中年癫痫患者发生了肺部感染，医嘱如下：

注射用美罗培南 1g + 生理盐水 200ml q8h. iv.gtt

丙戊酸缓释片 0.5g q12h. p.o.

医嘱分析 美罗培南与丙戊酸合用，可导致丙戊酸血药浓度降低，诱使癫痫复发。

处理方法 告知医师更换美罗培南，美罗培南不宜与丙戊酸类制剂合用。

（4）特殊药品处方包括麻醉药品处方和精神药品处方：审核处方时首先要注意处方合法、安全、合理使用。在审核处方时应首先查看医师资质，核对患者姓名、性别、年龄及身份证号码填写是否正确，如是代办人还应核对代办人姓名、性别、年龄及身份证号码。检查病情及临床诊断书写是否完整，与所开麻醉药品的适应证是否匹配。检查麻醉药品的用法用量是否正确。如处方 18（图 2-26）所示。

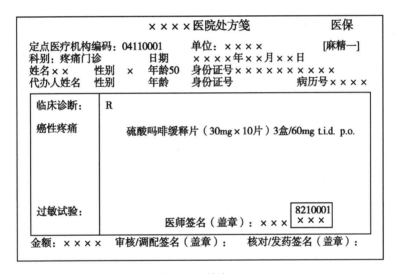

图 2-26　处方 18

注：处方分析，首先审核处方医师资质是否有麻醉药品处方权，核对患者姓名身份证。适宜性审核：适应证相符，用药频次不适宜，处方 t.i.d. 给药，应为 q12h.。

处理方法，告知医师更改用药频次。

四、药师在处方审核中需要注意的问题

（一）高警示药品

对处方中开有下列高警示药品时应重点审核其适应证、用法用量、用药途径等是否正确合理：秋水仙碱注射液、各种胰岛素注射液、硫酸镁注射剂、甲氨蝶呤片（口服，非肿瘤用途）、茶碱类药物（静脉给药）、缩宫素注射液、注射用硝普钠、10% 或 15% 氯化钾注射

液、磷酸钾注射液、异丙嗪注射剂、氯化钠注射液（高渗，浓度＞0.9%）、高渗葡萄糖注射液（20%或以上）、100ml或更大体积的灭菌注射用水（供注射、吸入或冲洗用）、阿片类和镇痛药、静脉用抗凝药（肝素）、阿维A胶囊、异维A酸片、阿托品注射液、凝血酶冻干粉、注射用三氧化二砷。

（二）危及生命的药物相互作用

临床常联合应用两种或两种以上药物，可同时达到多种治疗目的，另外是有意识地利用药物间的协同作用以增加疗效或利用拮抗作用以减少不良反应。但不合理的多药联合也常导致药物间不良的相互作用而降低疗效、加重不良反应，甚至产生药源性疾病，危及生命。对于可能危及生命的相互作用，审方时应进行有效的干预，防止其发生。

1. 影响药物相互作用的因素 血浆蛋白结合率、肝药酶、肾脏排泄、治疗窗窄以及药物本身会引起危险的临床症状（如胰岛素、美托洛尔、降压药等）。

2. 常见的肝药酶抑制剂 胺碘酮、氯霉素、氯丙嗪、西咪替丁、环丙沙星、地尔硫䓬、乙醇（急性中毒时）、红霉素、丙米嗪、异烟肼、美托洛尔、甲硝唑、咪康唑、去甲替林、口服避孕药、羟基保泰松、奋乃静、保泰松、伯氨喹、普萘洛尔、奎尼丁、丙戊酸钠、磺吡酮、磺胺药、硫利达嗪、甲氧苄啶、维拉帕米等。

3. 常见的肝药酶诱导剂 巴比妥类、卡马西平、乙醇、氨鲁米特、灰黄霉素、氨甲丙酯、苯妥英钠、格鲁米特、利福平、磺吡酮（某些情况下起肝药酶抑制作用）等。

4. 典型示例 （临床常见的示例）

（1）地高辛＋胺碘酮：胺碘酮可增加血清地高辛浓度，亦可能增高其他洋地黄类药物的浓度，使之达中毒水平，当开始用本品时洋地黄类药物应停药或减少50%，如合用应仔细监测其血清中药物浓度。本品有加强洋地黄类药物对窦房结及房室结的抑制作用。

（2）地高辛＋阿普唑仑：阿普唑仑与地高辛合用，可增加地高辛血药浓度而致中毒。

（3）地高辛＋伊曲康唑：当地高辛与伊曲康唑合用，必要时应当减量。伊曲康唑通过抑制P-糖蛋白，减少地高辛的肾清除率。地高辛主要以原型从肾排泄，其机制包括肾小球滤过及通过肾小管细胞P-糖蛋白药物溢出泵（P-glycoprotein drug efflux pump）的主动分泌。伊曲康唑能抑制P-糖蛋白介导的地高辛主动分泌，使地高辛肾清除率降低，血药浓度增加。提示临床谨慎合用，并调整地高辛的用量。

（4）地高辛＋红霉素：红霉素与地高辛合用会增加后者的血药浓度，甚至达到中毒水平。建议进行临床与心电图监测，必要时要调整地高辛的用量。

（5）茶碱＋环丙沙星：环丙沙星与茶碱类合用时可能由于与细胞色素P450结合部位的竞争性抑制，导致茶碱类的肝消除明显减少，血消除半衰期（terminal elimination rate，$t_{1/2\beta}$）延长，血药浓度升高，出现茶碱中毒症状，如恶心、呕吐、震颤、不安、激动、抽搐、心悸等，故合用时应测定茶碱类血药浓度，并调整剂量。

（6）卡马西平＋地尔硫䓬：地尔硫䓬缓释片说明书中提到"本品与卡马西平合用后，一些病例中可使卡马西平的血药浓度增高40%～72%而导致毒性"，提示临床谨慎合用。

（7）美托洛尔＋胺碘酮：两者联用有影响心肌细胞自律性和心脏传导障碍伴严重心动过缓的危险。需调整美托洛尔剂量。胺碘酮半衰期（$t_{1/2}$）约50天，胺碘酮停止使用较长时间内使用美托洛尔仍要注意相互作用。体内美托洛尔主要经CYP2D6代谢，胺碘酮是CYP2D6弱抑制剂，其代谢物去乙胺碘酮是CYP2D6强抑制剂，可减慢美托洛尔的代谢。提示临床需谨慎合用。

（8）地尔硫䓬＋胺碘酮：胺碘酮说明书记载仅在预防具有生命威胁性室性心律失常的情况下，才考虑与地尔硫䓬联合。

（9）美托洛尔＋氟西汀：氟西汀可引起美托洛尔的血药浓度升高，毒性增大，故应注意监测，必要时减少美托洛尔的用量。美托洛尔是CYP2D6的底物，氟西汀是抑制CYP2D6的药物，合用可影响美托洛尔的代谢。

（10）舍曲林＋利奈唑胺：利奈唑胺是弱单胺氧化酶抑制剂。两药合用可能出现5-羟色胺综合征，是一种危及生命的不良反应。

如果患者在服用了选择性5-羟色胺再吸收抑制剂时必须使用利奈唑胺，那么利奈唑胺与其要间隔14天，并且要监测用药。

（11）对乙酰氨基酚＋华法林：对乙酰氨基酚与华法林连续合用1至2周后会显示抗凝增强的作用。

华法林个体差异较大，治疗期间应严密观察病情，并依据凝血酶原时间 - 国际标准化比值（PT-INR）值调整用量。增强华法林抗凝作用的药物还有：阿司匹林、吲哚美辛、曲马多、可待因、胺碘酮、西咪替丁、奥美拉唑、水合氯醛、大环内酯类、头孢菌素类、喹诺酮类、磺胺类、甲硝唑、异烟肼、环磷酰胺、异环磷酰胺、氨甲喋呤、氟尿嘧啶、替加氟、氟他胺、卡培他滨、三苯氧胺、甲状腺素、地高辛、他汀类、吉非贝齐、流感疫苗、氟康唑、伊曲康唑、咪康唑（及其口服凝胶剂）、甾体类激素、干扰素、曲妥珠单抗、曲格列酮、维生素A、维生素E。（文献依据：华法林药品说明书）

（12）华法林＋胺碘酮：胺碘酮通过抑制细胞色素CYP2C9酶而升高华法林的血药浓度，引起抗凝作用和出血风险的增加。

提示：在胺碘酮治疗时和治疗结束后，根据INR调整华法林的用量。

（13）咪达唑仑＋舒芬太尼：咪达唑仑与芬太尼或舒芬太尼同用，可引起严重呼吸抑制及血压突然降低，因而这些药合用时应严密监测血药浓度，并且适当减少剂量。

（14）硝苯地平＋镁剂：镁剂用于早产治疗时，如与硝苯地平合用可引起显著的低血压和神经肌肉阻滞。合用时应密切监测血压。

（15）布洛芬 + 锂盐：锂盐的治疗指数低，治疗量和中毒量较接近。碳酸锂与非甾体抗炎药（如布洛芬、吲哚美辛）、乙醇或大多数抗精神病药合用，可使血锂浓度升高，增加锂的毒性。

（16）依那普利 + 别嘌醇：别嘌醇与卡托普利、依那普利、氨氯地平等合用，可引起史 - 约综合征（Stevens-Johnson syndrome，SJS）和皮疹等过敏反应。

（17）氟喹诺酮类 + 胺碘酮：氟喹诺酮类可能引起 Q-T 间期延长，胺碘酮是延长 Q-T 间期的常用抗心律失常药，两者合用发生致死性室性心律失常的风险更高。因此，在患者服用胺碘酮期间应避免使用氟喹诺酮类。

（18）辛伐他汀 + 胺碘酮：合用时随着辛伐他汀剂量增加，肌病风险也增加。作用机制是胺碘酮经 CYP3A4 代谢产生去乙基胺碘酮，后者与 CYP3A4 结合形成中间代谢产物从而导致 CYP3A4 失活，减弱了 CYP3A4 对辛伐他汀的代谢活性，使辛伐他汀血药浓度升高。提示临床应用胺碘酮时，可减少辛伐他汀用量或使用不通过 CYP3A4 代谢的他汀类。

（19）辛伐他汀 + 伊曲康唑：辛伐他汀在体内主要通过 CYP3A4 代谢，伊曲康唑是 CYP3A4 的有效抑制剂，在体内通过减少辛伐他汀的代谢而增加肌病发生的危险。说明书中严格规定使用伊曲康唑治疗期间不应使用经 CYP3A4 代谢的他汀类。

（三）药物极量

极量是安全用药的极限，比治疗量大，但比最小中毒量要小。极量对于大多数人并不引起毒性反应，但由于个体差异对药物的敏感性不同，对个别患者有引起毒性反应的可能。因此，除非在必要情况下，一般不采用极量，更不应该超过极量，超过极量用药就有发生中毒的危险。规定了极量的药物通常是对机体作用强烈、毒性较大的药物。极量通常是在限定单位时间内可使用的最大剂量范围，如对药物每次、每日或一个疗程可使用的剂量作出严格规定。

（四）特殊剂型审方需注意的问题

在审核有特殊剂型药品的处方时，应特别注意给药途径和给药剂量是否正确。缓控释制剂和肠溶制剂是不能掰开或碾碎服用的。有些缓释片上有刻痕，可以沿刻痕掰开，但不能咀嚼或咀嚼服用。

对于昏迷或者不能自己进食的患者通常采取鼻饲的给药方法，大部分口服药品可以通过捣碎成细粉进行鼻饲，但缓控释制剂和肠溶制剂不能研碎后采取鼻饲的给药方法。

临床常用的缓控释制剂有单硝酸异山梨酯缓释胶囊、单硝酸异山梨酯缓释片、盐酸维拉帕米缓释片、甲磺酸多沙唑嗪缓释片、格列吡嗪控释片、盐酸坦索罗辛缓释胶囊、茶碱缓释片、氯化钾缓释片、甲磺酸二氢麦角碱缓释片、丙戊酸钠缓释片、盐酸羟考酮控释片、盐酸曲马多缓释片、硫酸吗啡缓释片、布洛芬缓释胶囊、对乙酰氨基酚缓释片、盐酸地尔硫草缓释胶囊、非洛地平缓释片、硝苯地平控释片、硝苯地平缓释片（Ⅰ）和硝苯地平缓释片（Ⅱ）等。

临床常用的肠溶制剂有阿司匹林肠溶片、双氯芬酸钠肠溶片、氨糖美辛肠溶片、奥美拉唑肠溶胶囊、奥美拉唑肠溶片、雷贝拉唑钠肠溶片、艾司奥美拉唑镁肠溶片、胰激肽原酶肠溶片、美沙拉嗪肠溶片、复方阿嗪米特肠溶片、胰酶肠溶胶囊、硫普罗宁肠溶片、盐酸二甲双胍肠溶片、蚓激酶肠溶胶囊、柳氮磺吡啶肠溶片、红霉素肠溶胶囊、甘草酸二铵肠溶胶囊和大蒜肠溶片等。

（五）特殊人群的处方审核需要注意的问题

特殊人群主要包括儿童、老年人、妊娠及哺乳期妇女、肝肾功能不全者、运动员、癌症疼痛患者和中、重度慢性疼痛患者。

1. **儿童**　儿童处在不断生长发育过程中，对药物的耐受性、反应性与成人不同，主要表现在对药物的吸收、分布、代谢和排泄上。药师在审方时要注意药物对儿童各器官的影响。如氟喹诺酮类对儿童骨骼发育有影响，原则上不用于儿童；氨基糖苷类使用时要注意耳毒性。要根据药动学的特点来掌握用药指征和药物剂量。

儿童用量需根据年龄和体重进行计算，尤其是高警示药品。

2. **老年人**　老年人胃酸分泌降低，胃排空和肠道蠕动速度减慢，如老年人服用铁剂时，胃酸分泌减少，吸收量不足，影响疗效；老年人血浆蛋白含量随年龄增长而有所降低，当单独应用血浆蛋白结合率高的药物时，血浆中游离药物浓度并不明显增加，而同时应用几种药物时，由于竞争性结合，则对游离药物的血浆浓度影响较大。用药时应加注意，老年人肾功能减退，表现在肾血流量、肾小球滤过率、肾小管分泌功能均减退，影响药物自肾脏排泄，使药物的血浆浓度升高或延缓药物自机体排泄的速度，$t_{1/2}$ 延长，所以要根据肾功能调整用药量和给药间隔。老年人肝血流量减少是药物代谢速率降低的主要原因，需要个体化给药。

使用大剂量青霉素时，因为肾脏分泌功能减退，排泄减慢，血药浓度升高，易出现中枢神经的毒性反应，如诱发癫痫或昏迷。

3. **妊娠期、哺乳期妇女**　孕妇胃肠道运动减退，胃内 pH 升高，会影响药物吸收；血清白蛋白结合能力下降，导致游离药物浓度升高，大多数药物通过被动扩散的形式穿过胎盘屏障，从母体到达胎儿体内。母亲服药剂量、给药途径、母体血浆蛋白结合率及药动学因素都会影响到达胎儿体内的药物剂量。有利方面是母亲使用药物可以治疗胎儿疾病；不利方面是母亲使用的药物对胎儿有可能存在致畸作用。药师审核处方的依据是药品说明书中"妊娠及哺乳期妇女"用药项下的信息。如果说明书中严格规定禁止使用，要及时与处方医师沟通，避免孕妇或哺乳期妇女服用禁用药品，如孕妇禁用血管紧张素转换酶抑制剂

（ACEI）、血管紧张素受体拮抗药（ARB）等抗高血压药物，可选用有内在拟交感活性的β受体拮抗剂氧烯洛尔、拉贝洛尔。

哺乳期妇女慎用的药物如细胞毒性药品、地塞米松（口服和外用）、地西泮（全身给药）、卡马西平（全身给药）、肝素（全身给药）等。

1979 年美国食品药品管理局（FDA）根据药物对胎儿的危险性而进行了危害等级（即 A、B、C、D、X 级）的分类，这一分类便于用药者给妊娠期妇女用药时迅速查阅。大部分药物的危害性级别均由制药厂按上述标准拟定，某些药物标有两个不同的危害性级别，是因为其危害性可因其用药持续时间不同所致。分级标准如下：

A 级：在设对照组的药物研究中，在妊娠 3 个月的妇女未见到药物对胎儿危害的迹象（并且也没有在对其后 6 个月具有危害性的证据），可能对胎儿的影响甚微。如口服小剂量的叶酸、口服左甲状腺素、口服氯化钾等。

B 级：在动物繁殖研究中（并未进行孕妇的对照研究），未见到对胎儿的不良影响。或在动物繁殖性研究中发现有药品不良反应，这些不良反应并未在妊娠 3 个月的妇女中得到证实（也没有在其后 6 个月具有危害性的证据）。如口服头孢呋辛、胰岛素、妥布霉素滴眼液等。

C 级：在动物的研究证明它有对胎儿的不良反应（致畸或杀死胚胎等），但并未在对照组的妇女进行研究，或没有在妇女和幼儿进行研究。本类药物只有在权衡对孕妇的好处大于对胎儿的危害之后，方可使用。如口服碳酸钙、口服硝酸异山梨酯、右旋糖酐铁肠道外给药等。

D 级：有对胎儿危害性的明确证据，尽管有危害性，但孕妇用药后有绝对的好处（例如妊娠期妇女受到死亡的威胁或有严重的疾病，因此需用它，如应用其他药物虽然安全但无效）。如细胞毒性药物、甲巯咪唑、劳拉西泮等。

X 级：在动物或人类的研究表明它可使胎儿异常，或根据经验认为在人及动物是有危害性的。对孕妇应用这类药物是无益的，本类药物禁用于妊娠或将妊娠的患者。如辛伐他汀、异维 A 酸、司坦唑醇等。

按照该分级标准，A、B 级药物妊娠期使用较为安全，证据充分是 A 级，不充分为 B 级；D、X 级是证据确认有伤害，获益可能大于伤害，其中权衡利弊可以选择使用的是 D 级，完全不推荐使用的是 X 级。以上 4 个分级表述较明确，临床可以依据药品所属分级做出判断。C 级"没有妇女和幼儿研究的资料"，也就是说，药品如未经严格临床对照试验就上市，自动被划为 C 级，而当前被分为 C 级的药物实际上可能是 A、B、D、X 级中的任何一种。近 65% ~ 70% 的药物处于指导意义不明的 C 级，分类不清致使该分级对于临床决策的可参考性大大降低。在陆续收到各方对妊娠期药物安全性分级标准的反馈后，美国 FDA 着手制订了新的方案，于 2008 年提出了新规则的第 1 版草案，最终版方案（以下简称"新方案"）于 2015 年 6 月 30 日正式实行。新方案主要是依据现有的动物实验 / 临床试验数据，从"风险概述""临床考量"和"支持数据"等 3 个方面详细且个性化地描述了各个药品在妊娠期及围产期、哺乳期妇女及潜在生育人群中的风险。

4. 肝肾功能不全患者　肝功能不全时，肝脏制造白蛋白能力降低，严重时发生低蛋白血症，导致游离药物浓度升高；肝药酶活性下降，药物代谢减慢，清除率下降，$t_{1/2}$ 延长。患者服药时要注意药物相互作用，必要时进行剂量调整和监测药品不良反应，如 CYP3A4 底物硝苯地平、非洛地平、辛伐他汀等与 CYP3A4 诱导剂利福平、圣约翰草合用，或与 CYP3A4 抑制剂克拉霉素、胺碘酮、葡萄柚汁合用；当肝脏疾病导致胆汁淤积时，经胆汁排泄的药物消除率降低，如头孢哌酮、利福平；肝功能不全时患者通常存在凝血障碍，应谨慎使用含有 N- 甲基四氮唑侧链（MTT 侧链）的头孢菌素如头孢孟多、头孢哌酮等，和含 N- 甲基硫二唑侧链（MDT 侧链）的化合物如头孢唑林，因为其干扰维生素 K 或维生素 B 循环，阻碍凝血酶原合成，导致较明显的出血倾向。肾功能不全时，主要经肾排泄的药物消除减慢，血浆 $t_{1/2}$ 延长，需要根据肾功能来调整药物治疗方案。氨基糖苷类抗生素、万古霉素主要通过肾脏排泄，肾脏毒性较大，需要调整剂量或监测血药浓度或选择其他药品替代，青霉素、头孢菌素、林可霉素虽然通过肾脏排泄，但毒性较小，可酌情调整剂量。

5. 运动员　国际上对运动员禁用药物称为兴奋剂。国际奥林匹克委员会（以下简称国际奥委会）规定的兴奋剂药物包括蛋白同化制剂品种、肽类激素品种、麻醉药品品种、刺激剂（含精神药品）、药物类易制毒化学品品种、医疗用毒性药物品种等。参照国际奥委会规定的兴奋剂分类，我国 2020 年的《兴奋剂目录》禁用物质分为 7 类 349 种。药师应掌握禁用清单的分类和物质成分，要了解常用药物中哪些药物含有兴奋剂成分，在处方审核时才能甄别出禁用药物。常见品种：蛋白同化制剂（如替勃龙、睾酮）、肽类激素（如促红素类、生长激素）、麻醉药品（如吗啡、羟考酮）、刺激剂（含精神药品，如哌甲酯、尼可刹米）、药品类易制毒化学品（如麻黄碱）、医疗用毒性药品（如士的宁）、其他品种（如乙酰唑胺、沙丁胺醇）等。

6. 癌症疼痛患者和中、重度慢性疼痛患者　此类患者需长期使用麻醉药品，其处方审核、发药流程及注意事项如下：

（1）审核：专用病历、专用处方、处方限量

1）专用病历（癌症、多动症、发作性睡病和中、重度疼痛长期用药者），内附诊断证明（有效期 3 个月，过期须在门诊办公室续办）、知情同意书、患者及代取药人的身份证复印件、患者户口本复印件、病历用药记录和医师签字盖章。

2）专用处方，做到"四查十对"，开处方的医师须取得麻醉药处方权（注：用通用名。

处方更改处，须医师双签字并盖章）。处方各项必须填写完整，复核患者或代办人的姓名、年龄和身份证号。

3）处方限量

a.非癌性疼痛处方，注射剂处方为1次用量，控缓释制剂处方不得超过7日用量，其他剂型处方不得超过3日用量。哌甲酯片用于小儿多动症不得超过30日用量，其他（发作性睡病、顽固性呃逆）不得超过7日用量。

b.癌痛，慢性中、重度非癌痛患者，注射剂处方为3日用量，控缓释制剂每张处方不得超过15日用量，其他剂型处方不得超过7日用量。

（2）登记：麻醉药登记本上记录，包括取药日期、患者姓名、药品名称、数量、用法用量、处方医师、审核人；病历登记本上记录，包括日期、患者姓名、患者病历号、收取病历的药师姓名。

（3）签字盖章：审查无误后，在处方审核处签字并盖章。签字后，将患者专用病历收回，处方交给患者，并告知患者去收费处交费。

（陈宁，甄健存，张威，鲁镜，宋菲，李荔）

第二节　处方审核教学实践

一、教案

时间轴		内容与层次			教学方法		资料材料	其他
时段/min	时长/min	模块	主题	主要内容	教学策略	学习活动		
90	10	导入	审核处方	开场：介绍自己，建立相互的信任。通过"致命处方"的分享，完成意义建构过程，让药师意识到处方审核的重要意义所在	DATE	提问方式（可以请知道这个"致命处方"的学员讲述这个事件）	幻灯	可以提问请学员回答

续表

时间轴		内容与层次			教学方法		资料材料	其他
时段 / min	时长 / min	模块	主题	主要内容	教学策略	学习活动		
90	15	处方审核概述	"4W"讲述	WHAT：什么是处方；WHO：谁来进行处方审核；WHEN：什么时间进行处方审核；WHY：为什么进行处方审核	AGE DATE	什么是处方可以采用陈述的方式；后面的三个 W 采用提问的方式	幻灯	
	5		岗位职责	开展处方审核工作的法律依据	DATE	陈述	幻灯	处方审核是法律法规、行业职责的要求
	10	处方审核流程	具体流程	无问题处方与有问题需要修改的处方	DATE	观看视频,评价讨论,小组汇总审核流程（包括问候语、与患者的解释交流是否合适等）	视频、可粘贴便签纸、白板	
	3	处方审核内容和实践	操作规范（各种审核的依据）及实践	处方的合法性（包括有效性）	DATE	举例、讨论电子处方及打印处方（留个作业）	幻灯、处方	
	10			审核处方的规范及"四查十对"内容	DATE	举例	幻灯	
	10			适宜性及特殊药品处方的审核	DATE	举例	幻灯	
	15		实践	典型处方	AGE	举例、讨论	幻灯、处方	
	5		需注意的问题	审核处方时需要掌握的与药物治疗相关的医学知识	DATE	举例、讨论	幻灯	
	7	分析总结		回顾课程内容	DATE	关联旧知	幻灯	

二、教案解析

1. 教学方法的运用

（1）开场：在理性与情感两个方面，尽可能激发出学习者的关注和兴趣，进而引导其进入良性的学习状态。教师在开场时要把教学内容和学习收益紧密结合，从而达成教与学的高度共识。教师在开场时要有亲切自然的问候，通过仪表、仪态和生动的语言引起学习者的注意；自我介绍简明扼要，包括教育工作背景和师资背景；明确此次课程的主题，包括专业内容和教学方法；明确告知学习者本次课程的意义；最后跟学习者达成共识。

开场时通常利用导入的方式，具体导入方式有很多，在本书第一章已详细叙述，此处不再赘述。

本章采用 DATE 法讨论的形式，使学习者意识到处方审核的重要意义并达成共识，使得药师意识到处方审核的重要意义。在处方审核的实践环节，采用分组讨论、总结后代表发言的形式，从而提高处方审核的能力。

（2）采用 AGE 模式介绍处方审核的概念，处方审核的法律依据及岗位职责。可以对简单问题进行提问，以集中大家的注意力，调动参与。

（3）通过让学习者观看视频并结合自身工作实践，归纳总结出处方审核的流程和在审核中发现问题的解决方法。

（4）采用提问、讨论、实际操作等多种形式将处方审核的内容和重点注意事项清晰地呈现给大家。

（5）最后将本次课程所授内容由学习者和老师进行归纳总结，明确重点、难点。

2. 教学技巧的运用

（1）分组讨论：主要是在处方审核环节，就每个案例提出的问题，大家分组讨论，各自表达自己的感想，最后由主讲人归纳总结。

（2）采取开放式提问：提问方法以开放式提问为主，发挥听者的主动性，把自己真实的想法表达出来，从而获得一种更大的进步。

3. 教学素材

（1）视频：在 PPT 中插入引入处方审核主题的视频，除了在特定的环节引出主题，同时可以活跃课堂氛围，提高学员的参与性。

（2）图片：借助图片，反映部分讲解主题，主要目的是对 PPT 进行修饰，让学员在观看时不会觉得枯燥。

（3）案例：多数来源于实际工作中，这种案例为药学人所熟悉，分析起来也会更能领会主讲人的意图。

（4）教学活动：以分组讨论和提问发言等形式为主，以发挥听者的主动性，提高参与感。

三、课堂呈现

安全用药与处方审核

授课对象：住院药师

授课人：大家好，我是×××，是一名临床药师，每天都要对病区患者的用药医嘱进行审核，今天和大家一起分享这部分内容，有问题我们可以随时讨论。

开场：介绍自己，恰当的自我介绍应该用简单明了的语言，介绍自己与此次讲课主题相关的学习、工作背景，尤其能够体现出自身在本领域的权威性，这是在学习者中建立信任的起步点。本节课可以从介绍自己与处方审核工作的关系或经历开始。

目的：建立自信，同时使学员相信自己在这方面的工作能力，并且建立可以轻松参与的课堂氛围。

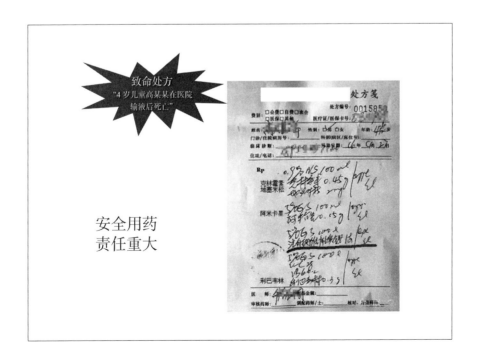

授课人：大家看这张处方，这是一张致命的处方，由于给孩子误用了肌松药而导致呼吸抑制，孩子最终死亡。大家想一想，如果有药师的审核，这个事件是不是有可能避免？（停留片刻，关注大家的反馈）因此，我们药师做的处方审核工作是十分重要的。

目的：通过对这张致命处方的提问分享，使学员认识到药师审方的重要性，就是保证患者的安全（关联第一章"认知主义学习理论"中提到的"教育培训要有激发学习者动机的教学设计"），这里一定要强调药师身兼安全用药的重大责任。使学员们达成在日后的处方审核工作中需要投入更多精力的共识。

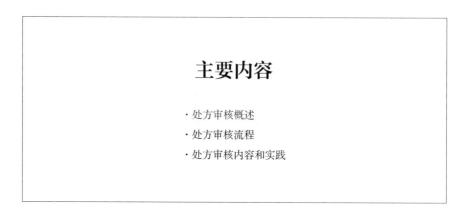

授课人：今天主要和大家分享下面三个方面的内容，首先来看第一部分——处方审核概述。

目的：在前面的阐述之后，进入本次培训的主要内容介绍。陈述主要内容的三个方面，以期让学员在一开始就知道所讲的内容构架。

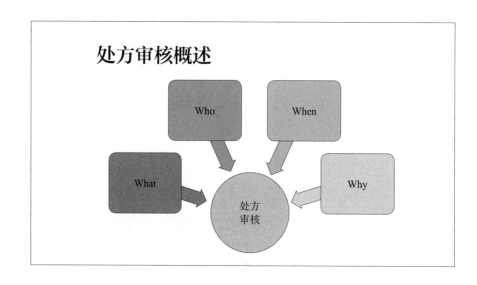

授课人：我们将从这4个"W"进行学习和讨论。

目的：用首字母都是W的4个单词，更容易记忆，同时说明这部分的重点是以4个"W"来分别介绍处方审核的各项知识。

处方的定义—What

· 第二条 处方是指由注册的执业医师和执业助理医师（以下简称医师）在诊疗活动中为患者开具的、由取得药学专业技术职任职资格的药学专业技术人员（以下简称药师）审核、调配、核对，并作为患者用药凭证的医疗文书。

· 处方包括医疗机构病区用药医嘱单。

《处方管理办法》2007年5月

授课人：首先大家看看什么是处方。处方就是……

教学方法：可用两种方式介绍处方的定义。

1. 用陈述的方式介绍处方的概念。

2. 引导式的方式介绍处方概念，由于大多数药师都知道处方的定义，所以，可以做成动画，在开始以提问的方式来询问大家是否还记得处方是什么？等待回答后再播放这个概念。通过提问调动大家的参与性，并且加深记忆。将PPT做成动画，在最后"处方包括医疗机构病区用药医嘱单。"放映之前要进行现场提问，处方是否包括医嘱单？让学员回答。

目的：通过调动参与，明确不仅进行处方审核，还要进行住院患者的医嘱审核。

处方审核人员的资质—Who

《处方管理办法》第三十一条（2007年）

具有药师以上专业技术职务任职资格的人员负责处方审核、评估、核对、发药以及安全用药指导；药士从事处方调配工作。

《医疗机构处方审核规范》第五条（2018年）

从事处方审核的药学专业技术人员（以下简称药师）应当满足以下条件：

（一）取得药师及以上药学专业技术职务任职资格。

（二）具有3年及以上门急诊或病区处方调剂工作经验，接受过处方审核相应岗位的专业知识培训并考核合格。

授课人：首先看看处方应该由什么样资质的人员来审核呢？

方法：可以讲述，也可以提问。

目的：通过提问可以调动学员参与。通过讲述强调处方审核人员的资质——陈述处方审核是由药师或者药师以上专业技术职称人员来做。

处方审核的时机—When

《医疗机构处方审核规范》第四条

所有处方均应当经审核通过后方可进入划价收费和调配环节，未经审核通过的处方不得收费和调配。

授课人：接下来，我们一起看一看处方审核的时机，想一想我们日常工作中处方审核都是在什么阶段做的呢？

目的：对于学员很熟悉的内容可以通过提问，调动学员参与，讨论处方审核的时机，更加明确处方审核的流程中的关键点。如果学员很清楚，就可以忽略不讲，如果有遗漏，就可以补充讲解。

为什么要做处方审核
以及处方审核药师岗位职责—Why

· 法律依据
· 审核依据

授课人：前面提到的致命处方让我们已经达成了一致——药师要做处方审核，这是我们的岗位职责所在。下面我们具体的讨论一下，这些职责的依据。大家思考一下，每个小组选择 1 人回答处方审核药师岗位职责的法律依据和审核依据。

目的：运用第一章关联旧知的方法，引导学员回忆学过的、已掌握的知识、技能。这不仅仅是调动学习者过去记忆中的内容，也是本次培训前后内容的关联，更是关联旧知、循序渐进、温故而知新的很有效的教学方法。

法律依据

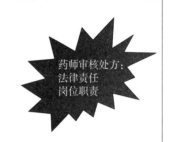

药师审核处方：
法律责任
岗位职责

依法审核处方

✓《中华人民共和国药品管理法》

✓《处方管理办法》

✓《麻醉药品和精神药品管理规定》

✓《医疗机构药事管理规定》

✓《关于加强药事管理转变药学服务模式的通知》国卫办医发〔2017〕26号

✓《优良药房工作规范（2005版）》（简称规范）

说明：采用AGE方式简单陈述法律法规赋予药师进行处方审核的职责。

审核依据

药品 说明书	国家药品监督管理局审批通过的可在市面流通的药物说明书，具备法律效应
权威 药学资料	包括《国家处方集》、《陈新谦新编药物学》（第18版）、《中国药典》（2020年版）及各类用药指南等
专家 知识库	主要来源于北京市处方点评项目的专家共识

说明：运用陈述的方式，针对处方中的适应证不适宜、用法用量不适宜、存在不良药品相互作用、重复用药等多种不适宜情况的审核进行讲解。

注意：只重点讲述前面学员没有回答上来的知识点。

主要内容

· 处方审核概述
· 处方审核流程
· 处方审核内容和实践

授课人：前面讲述了处方审核的概述，下面我们来看一看处方审核的详细流程。

目的：承上启下，使学员在脑海中建立课程结构，并且了解课程进程。

现场调研（讨论3分钟）

每家医院处方审核的流程？

授课人：下面给大家3分钟，分组交流一下自己医院的处方审核流程。最后每个组把流程写在白板上。

目的：通过讨论引出处方审核流程，分组讨论3分钟（目的为调动参与），然后每组选1位代表分享，以了解每家医院处方审核的流程。通过邀请参与，使学员说出自己实际工作的流程和感受，从而引出目前进行处方审核（前置审核）的好处和意义。

教具使用：可以利用白板，让每组代表书写审核流程，形成可视化的流程。

处方前置审核值得借鉴推广

视频：处方审核 / 处方前置审核，药师"点头"处方生效 .mp4

授课人：前面介绍了传统的处方审核流程，它可能会有一定的滞后性，并且给患者造成修改处方的不便之处，因此，我们来看看一段处方审核的视频，请大家看看这样做的益处是什么？

目的：通过视频引出处方审核流程，前置审核能够更快捷地保证患者用药安全，减少不必要的退药、修改处方等流程。

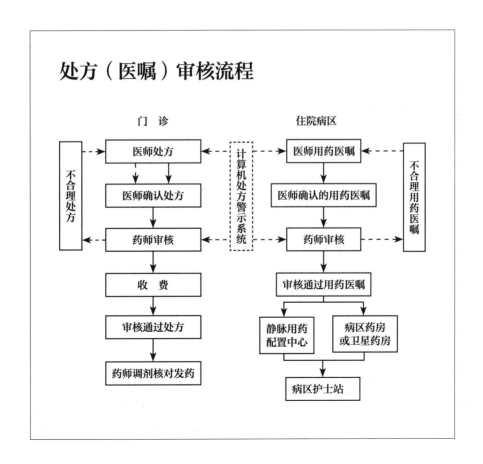

处方（医嘱）审核流程

授课人：下面我们分别以一个医院的门诊和住院病区为例，看看具体的处方和医嘱审核的流程。

目的：使大家了解目前处方审核的流程。

主要内容

· 处方审核概述
· 处方审核流程
· 处方审核内容和实践

授课人：在前面阐述了处方审核流程之后，我们来进行具体的处方审核实践，看一看理论和实际结合得怎么样。

目的：承上启下，使学员在脑海中可以构建起课程结构，并且了解课程进程。

审核内容

《处方管理办法》第三十四条：

· 药师应当认真逐项检查处方前记、正文和后记书写是否清晰、完整，并确认处方的合法性。

书写规范	前记、正文、后记
处方颜色	普通、儿科
	急诊、精麻处方
处方用量	门急诊、普通、慢病患者
	精麻药品
	住院患者

授课人：处方审核的内容主要包括下面三个方面。

目的：处方审核内容是药师应该掌握的基础知识，这里通过提问来关联旧知，所以授课人在引入新的知识时，需要经常引导学习者调动已有的认知或经验（旧知）与之关联。

审核内容

给药途径、给药频率、单次用量、单日用量、人群＋用法用量（儿童根据年龄、体重给药）、疾病＋用法用量、人群＋疾病＋用法用量

人群、人群＋疾病、药品

02 用法用量

01 适应证

用药级别"禁用"的疾病

03 禁忌证

药品

07 配伍禁忌

审核处方在同一配液分组的注射剂是否存在配伍禁忌

04 遴选药品人群

06 相互作用

用药级别"禁用"的年龄人群、特殊人群

05 重复用药

药品与药品、药品与药品分类、药品分类与药品分类、有效成分与药品（包括：含西药成分的中成药）

相同作用部位＋相同药品分类、相同作用部位＋相同有效成分

授课人：处方审核具体药品的内容包括适应证、用法用量、禁忌证、特殊人群、重复用药……

目的：使学员充分了解处方审核的具体内容。PPT可以做成动画，一部分一部分地播放出来。

重点关注的药物

请结合实际工作各举两个例子

· 容易发生风险的高警示药物

· 使用频率高、用量大的药物

· 严重药物不良反应（ADR）发生率高的药物

· 治疗窗窄的药物

· 抗菌药物（预防、治疗）

· 高危患者的用药

· 中药注射剂

· 某些疗效不确切的药物及某些复方制剂等

授课人：大家在日常处方审核工作中会遇到很多例子，请每个组用 3 分钟时间讨论，选择其中两项列举案例，之后分别派一位代表进行举例说明。（运用调动参与方法使课程重点由学员进行讲解，之后授课人再做补充。）

目的：通过学员举出日常工作的案例，分享体验，加深印象。

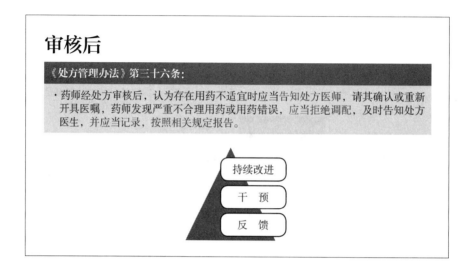

授课人：结合前面的案例，我们可以谈谈发现不适宜处方应该如何进行干预处理。

目的：处方审核后的干预和注意事项。结合前面讲的案例，继续提问发言药师，发现问题后是如何处理的。

处方审核实践

1. 每组审核一张处方：讨论 3 分钟。
2. 每组推举一人汇报：1 分钟，审核处方的用药适宜性并说明原因。

授课人：下面我们分成五个组，每个组发一张处方，以小组为单位讨论是否合理，如果不合理，有哪些不适宜之处？我打印好了处方，每个组发一个，同时我也会在投影在屏幕上。

目的：进行实际处方审核的实践联系。临床教学中 DATE 最常使用问题或案例讨论。在此过程需要注意，案例展示（需要提前把下面的 5 张处方打印好，分别发给每个组进行讨论），设计讨论的问题，分析案例的环节。归纳总结观点，注重互相点评。

第一组

基本信息	姓名：张某　　性别：男　　年龄：66 岁 科别：消化内科 临床诊断：1. 慢性阻塞性肺病　2. 快速型心律失常
处方内容	复方异丙托溴铵气雾剂 5ml/ 瓶（2mg：12mg） 　　　　　　　　　　Sig.　2 喷 q.i.d. 吸入 茶碱缓释片 100mg/ 片 　　　　　　　　　　Sig.　1 片 b.i.d. 口服 乙酰半胱氨酸片 600mg/ 片 　　　　　　　　　　Sig.　1 片 b.i.d. 口服 复方甘草口服溶液 100ml/ 瓶 　　　　　　　　　　Sig.　10ml t.i.d. 口服

第二组

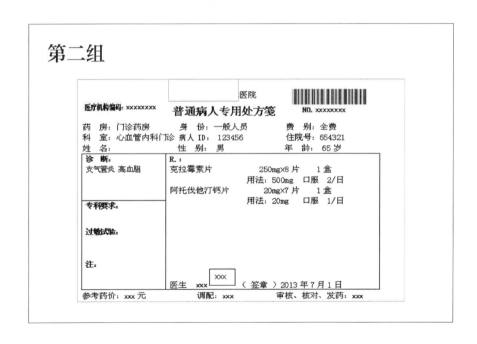

第三组

基本信息	姓名：邓某　　性别：男　　年龄：64 岁 科别：心血管内科 临床诊断：原发性高血压
处方内容	氨氯地平片（络活喜）5mg×7 片 / 盒　2 盒 　　　　Sig.　1 片 q.d.　口服 依那普利片（依苏）10mg×16 片 / 盒　2 盒 　　　　Sig.　1 片 b.i.d.　口服 替米沙坦片（立文）20mg×14 片 / 盒　2 盒 　　　　Sig.　1 片 b.i.d.　口服

第四组

基本信息	姓名：力某　　性别：男　　年龄：75 岁 科别：泌尿外科 临床诊断：急性细菌性前列腺炎
处方内容	克林霉素注射液 600mg/ 支　2 支 　　　　Sig.　加入 100ml 氯化钠注射液中静脉滴注 s.t. 替硝唑氯化钠注射 400mg/ 支　2 瓶 　　　　Sig.　400mg 静脉滴注 b.i.d.

第五组

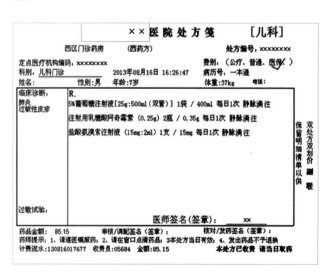

> # 讨论情况的总结

各组讨论结果展示方式：

1. 学员口头陈述，授课人板书记录。

2. 小组讨论时将讨论结果书写在纸上，贴在分享墙上。

各组代表发言后，若答案不完善可等待各组发言后展示后面的结果。

第一组

基本信息	姓名：张某　　性别：男　　年龄：66 岁 科别：消化内科 临床诊断：1. 慢性阻塞性肺病　2. 快速型心律失常
处方内容	复方异丙托溴铵气雾剂　5ml/ 瓶（2mg：12mg） 　　　　　　　　　　　　　　　　Sig. 2 喷 q.i.d. 吸入 茶碱缓释片 100mg/ 片 　　　　　　　　　　　　　　　　Sig. 1 片 b.i.d. 口服 乙酰半胱氨酸片 600mg/ 片 　　　　　　　　　　　　　　　　Sig. 1 片 b.i.d. 口服 复方甘草口服溶液 100ml/ 瓶 　　　　　　　　　　　　　　　　Sig. 10ml t.i.d. 口服

处方用药与临床诊断的相符性：存在禁忌证

授课人：刚才每个组都审核了各自处方可能存在的问题，下面我们总结一下第一组的处方：

1. **成分**　复方异丙托溴铵气雾剂成分为异丙托溴铵＋硫酸沙丁胺醇。

2. **药品不良反应**　以上两种成分均有使心率增快的不良反应。

3. **诊断**　该患者诊断有快速型心律失常。

4. **禁忌证**　复方异丙托溴铵气雾剂禁用于快速型心律失常，不适合该患者使用。

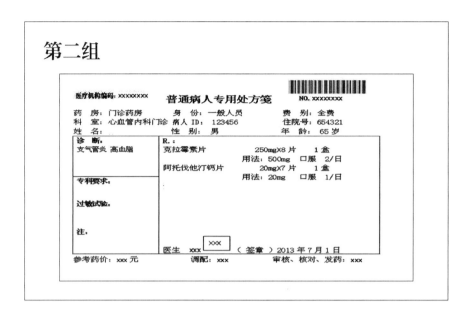

授课人：我们来总结一下第二组的处方：

1. 克拉霉素是 CYP3A4 强抑制剂。

2. 阿托伐他汀钙是 CYP3A4 底物。

3. 联用会增加横纹肌溶解风险。

4. 不推荐联用。

5. 若无法避免联用，阿托伐他汀的剂量不应超过 20mg/d。

第三组

基本信息	姓名：邓某　　　性别：男　　　年龄：64 岁 科别：心血管内科 临床诊断：原发性高血压
处方内容	氨氯地平片（络活喜）5mg×7 片 / 盒　2 盒 Sig. 1 片 q.d. 口服 依那普利片（依苏）10mg×16 片 / 盒　2 盒 Sig. 1 片 b.i.d. 口服 替米沙坦片（立文）20mg×14 片 / 盒　2 盒 Sig. 1 片 b.i.d. 口服

重复用药现象

授课人：我们来总结一下第三组的处方：

1. 原发性高血压的治疗可以联合用药。

2. 通常是钙通道阻滞剂（CCB）联合血管紧张素转换酶抑制剂（ACEI）或 β 受体拮抗剂，或者 ACEI 联合利尿剂。

3. ACEI 和血管紧张素受体阻滞剂（ARB）均通过拮抗肾素 - 血管紧张素 - 醛固酮系统（RAAS）系统发挥降压作用，这几年逐渐明确不推荐联合使用。

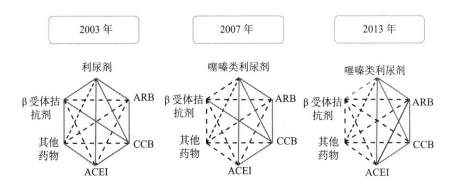

浅灰色实线：优先推荐的联合方案
浅灰色虚线：有效的联合方案（有一些限制）
黑色虚线：可选的联合方案但证据有限
深灰色实线：不推荐联用

授课人：看一下这张幻灯片，浅灰色实线代表优先推荐的联合方案。在 2003 年和 2007 年的高血压指南并没有否认 ARB 和 ACEI 的联合，只是不是优先推荐，但是在 2013 年的指南中，则分出 4 种推荐级别，对于 ARB 类和 ACEI 的联合是明确不推荐的。

第四组

基本信息	姓名：力某　　性别：男　　年龄：75 岁 科别：泌尿外科 临床诊断：急性细菌性前列腺炎
处方内容	克林霉素注射液 600mg/ 支　2 支 　　　　Sig.　加入 100ml 氯化钠注射液中静脉滴注 q.d. 替硝唑氯化钠注射 400mg/ 支　2 瓶 　　　　Sig.　400mg 静脉滴注 b.i.d.

1. 剂量、用法的正确性

克林霉素（时间依赖型抗生素）每日给药次数太少，应每日给药 2～4 次

2. 处方用药与临床诊断的相符性

抗菌谱不合适

前列腺炎致病菌—革兰氏阴性菌、淋病奈瑟菌、沙眼衣原体

克林霉素抗菌谱—革兰氏阳性菌、厌氧菌

替硝唑—厌氧菌

授课人：我们来总结一下第四组的处方：

1. 克林霉素（时间依赖型抗生素）每日给药次数太少，属于药品剂量的问题。

2. 抗菌谱不合适，前列腺炎致病菌——革兰氏阴性菌、淋病奈瑟菌、沙眼衣原体；而药物克林霉素抗菌谱主要针对革兰氏阳性菌、厌氧菌；替硝唑主要针对厌氧菌。所以，选择喹诺酮类药物或者复方磺胺甲噁唑等其他可以覆盖革兰氏阴性菌的药物更合适一些。

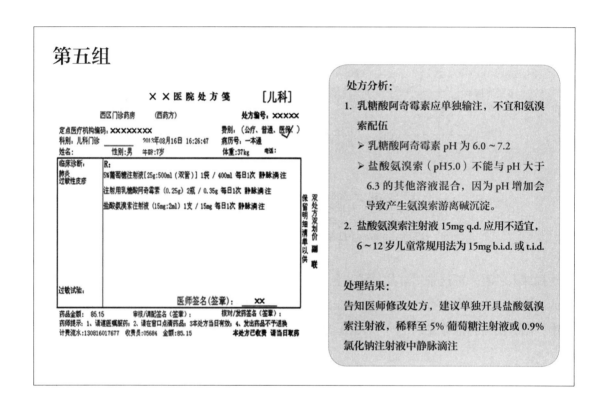

授课人：我们来总结一下第五组的处方：

1. 乳糖酸阿奇霉素应单独输注，不宜和氨溴索配伍，因为乳糖酸阿奇霉素 pH 为 6.0 ~ 7.2，而盐酸氨溴索（pH 5.0）不能与 pH 大于 6.3 的其他溶液混合，因为 pH 增加会导致产生氨溴索游离碱沉淀。

2. 盐酸氨溴索注射液 15mg q.d. 应用不适宜，6 ~ 12 岁儿童常规用法为 15mg b.i.d. 或 t.i.d.。

问题处方的处理：

告知医师修改处方，建议单独开具盐酸氨溴索注射液，用 5% 葡萄糖注射液或 0.9% 氯化钠注射液稀释后静脉滴注。

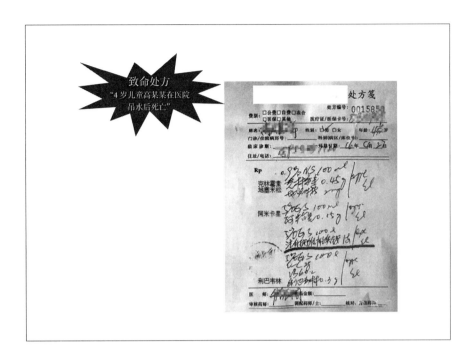

授课人：最后我们以这张处方结束我们的课程，下面每个组讨论 2 分钟，对这张处方进行审核，写出每组讨论的结果。然后每组派代表进行发言，注意前面说过的问题点，后面组发言时不用再重复。

目的：通过对这张致命处方的提问分享，使学员再一次认识到处方审核的重要性，就是保证患者的安全（关联第一章"认知主义学习理论"中提到的"教育培训要有激发学习者动机的教学设计"），这里一定强调药师身兼安全用药的重大责任。其次，就是复习这节课处方审核的要点。分组讨论，然后每组发言说出处方存在的问题，锻炼学员处方审核的基本功。

这里要提前强调：下一个组发言时，不能重复前面已经谈论过的问题。（引导大家不仅关注自己的讨论，还要认真聆听别人发言的内容。否则不听别人发言，后面轮到自己时，可能就会说出和前面一样的答案。）

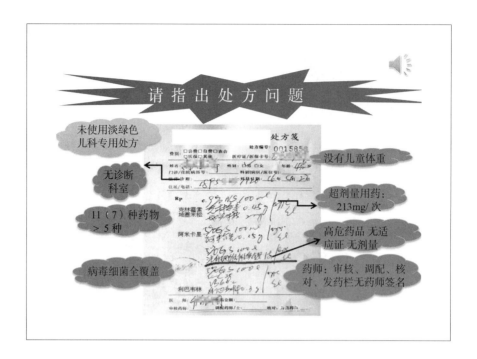

授课人：刚才大家都分组讨论并且发表了自己的审方结果，下面我们来总结一下……最后我再提一个问题，药师如果认真审核处方是否能降低这类事件的发生？

PPT 展示注意事项：在学员分组讨论并且分享后，再给出参考答案。PPT 制作注意每个答案以动画的形式一个一个出现，这样会增加学员注意力，并且加深记忆。

目的：通过回答最后一个问题，让大家得出结论，处方审核非常重要，也是药师价值体现的一部分。运用第一章的"意义建构"的四大要素中"会话"部分，强调学习小组成员之间必须通过会话商讨如何完成规定的学习计划。

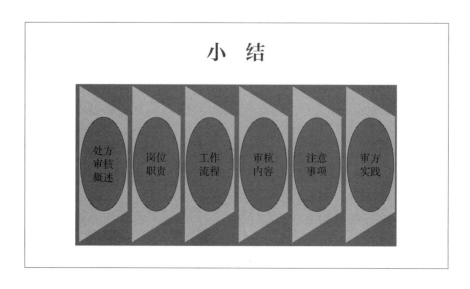

说明：用 5 分钟时间小结，每一部分找一位药师来总结一下。

授课人：我们今天讲述了几方面的内容？

学员：处方审核概述、岗位职责……

授课人：我们重点回顾一下第 3 部分到第 5 部分的内容，请 3 位药师来讲一讲。

3 位药师分别讲述。

目的：通过让学员参与的总结，会对学习者的知识掌握有更好的效果。

安全用药
药师责无旁贷

授课人：今天通过 60 分钟的学习，大家对处方审核一定有了初步的认识，希望今后在实践中灵活运用我们学习的方法，祝大家不断进步。

思考题

1. 结合自己医院情况，谈谈处方审核流程的变化趋势。
2. 处方的分类和使用范围。
3. 处方审核时，一般需要哪些内容作为依据。
4. 请举几个存在药物相互作用的处方。

参考文献

[1] 国家卫生健康委员会办公厅 . 医疗机构处方审核规范 : 国卫办医发〔2018〕14 号 .（2018-6-29）[2020-02-20]. http://www.gov.cn/zhengce/zhengceku/2018-12/31/content_5435182.html.

[2] 全国人民代表大会常务委员会 . 中华人民共和国电子签名法 .（2019-05-15）[2021-02-09] http://www.npc.gov.cn/wxzlhgb/index.shtml.

[3] 中华人民共和国国务院.麻醉药品和精神药品管理条例:国务院令第442号.(2016-02-06)[2021-02-18] http://www.gov.cn/gongbao/content/2016/content_5139413.htm.

[4] 中华人民共和国卫生部.医疗机构麻醉药品、第一类精神药品管理规定：卫医发（2005）438号.（2005-11-14）[2021-02-18] https://wenku.baidu.com/view/4f8e8887e53a580216fcfe9f.html.

[5] 中华人民共和国卫生部.医院处方点评管理规范（试行）：卫生部卫医管发（2010）28号.（2010-02-10）[2021-02-18] http://www.nhc.gov.cn/wjw/ywfw/201306/094ebc83dddc47b5a4a63ebde7224615.shtml.

[6] 中华人民共和国卫生部.抗菌药物临床应用管理办法：卫生部令第84号.(2012-04-24).[2021-02-18]. http://www.nhc.gov.cn/fzs/s3576/201808/f5d983fb5b6e4f1ebdf0b7c32c37a368.shtml.

[7] 国家卫生健康委员会办公厅.抗菌药物临床应用指导原则2015年版：国卫办医发（2015）43号.(2015-07-24)[2021-02-18] http://www.nhc.gov.cn/ewebeditor/uploadfile/2015/09/20150928170007470.pdf.

[8] 中华人民共和国国务院.医疗用毒性药品管理办法：国务院令第23号.(1988-12-27)[2021-02-18]. http://www.gov.cn/zhengce/2020-12/25/content_5574189.htm.

[9] 国家卫生计生委办公厅.关于加强药事管理转变药学服务模式的通知:国卫办医发〔2017〕26号.(2017-07-05)[2021-02-18].http://www.nhc.gov.cn/yzygj/s7659/201707/b44339ebef924f038003e1b7dca492f2.shtml.

（褚燕琦，陈宁，李荔）

第三章

发药和患者教育技能与教学实践

本章要求

一、药学专业

1. 掌握发药操作规范、发药交代与患者教育的内容与技巧。

2. 熟悉发药交代与患者教育的注意事项。

3. 了解发药交代与患者教育的重要意义。

二、教学方法

1. 掌握主题"发药和患者教育"的引导式教学基本原则，在讲者与学习者、学习者自身以及学习者与学习者之间，建立信任与积极的氛围，讲者提供发药和患者教育的相关资源和方法，激励学习者积极参与、相互学习、自我创新，主动达成个人／团队的学习目标。

2. 熟悉主题"发药和患者教育"的课堂呈现模式"八要素"，分别是激发动机、开场、陈述贯通、关联旧知、调动参与、引导探究、进程管理和课程收结。

3. 了解主题"发药和患者教育"的教学素材，如发药岗位职责，发药流程和操作规程、发药交代、发药技巧、发药重点和难点。

第一节　发药和患者教育技能

一、发药

（一）发药岗位职责

1. 核对药品，发现调配错误，及时通知调配药师更正，并记录。

2. 核对患者姓名，贴药签，逐一唱发药品，交代用法用量、注意事项，并向患者交代"您的药齐了"。

3. 对特殊药品、重点人群，应详细交代。回答患者的用药疑问，指导患者用药。

4. 尊重和保护患者隐私。

5. 药品核发完毕后，签章，电脑确认发药，处方分类留存。

（二）发药流程与操作规范

药师在发药过程中应遵循如下操作流程（图 3-1）和规范：

（1）核对患者姓名，最好询问患者所就诊的科室以帮助确认患者身份。

（2）核对药品数量、规格、外观质量、有效期等，调配、核发岗位药师同时负责发出药品的质量检查。发现错误，应将药品退回调配人，及时更正。

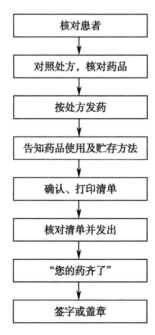

图 3-1　发药操作流程图

（3）核对用法用量是否正确，发现不合理用药应进行干预。

（4）尽量使用通俗易懂的语言交代用法用量和注意事项，并贴标签。必须交代的内容包括：①冰箱保存的药品，说明是冷藏还是冷冻；②外用的药品；③混悬液摇匀后使用；④餐前服、餐中服、餐后服和空腹服的药品；⑤早晨服、睡前服的药品；⑥必须咀嚼服用或整粒吞服的药品；⑦特殊剂型的使用方法，例如气雾剂、粉吸入剂、鼻喷剂、滴耳剂、滴眼剂和眼膏等的正确使用方法。

（5）回答患者的用药疑问，指导患者用药。

（6）注意尊重患者隐私，使用文明用语。

（7）药品核发完毕后，签字或盖章，电脑确认发药，处方分类留存。

（三）发药交代

发药交代是指药师在调剂工作中综合应用药学知识，用简洁明了、通俗易懂的语言和 / 或文字将所调配药品的用法、用量、禁忌及其他注意事项等准确、详细地告知患者。通过发药交代实现患者的知道与做到，是避免患者用药差错，提高其用药依从性的关键环节之一。如何做好发药交代？首先应明确发药交代的内容，即交代什么？其次，怎样交代？掌握发药交代时的一些技巧有利于患者对交代内容的掌握。然后，要注意最基本的发药礼仪。

1. 发药交代内容

（1）通用的内容：通用的指导内容适用于任何药物，但实践中不必每一项都提及。只要从患者的实际情况或其关心的方面出发，有侧重地说明就可以了。①用药期间禁止饮用含酒精的饮料，也不宜喝浓茶。②妊娠期、哺乳期妇女使用药物，应与医师共同权衡用药的利弊。③服药后至少半小时不要平躺。④用药期间必须比平时喝更多的水，并频繁排尿。这样有助于肾脏将药物清除，从而避免一些不良反应的发生。⑤如果忘用了一次药，应在记起时立即补上。但如果时间已接近下一次用药了，就不要再用，应重新按平常的规律用药，千万不要一次使用双倍的剂量。⑥在服药的头几天，身体对药物有一个适应过程，可能会出现一些不良反应。如果不良反应持续甚至加重，应停药并立即就医。⑦药品应放在儿童拿不到的地方，但不要储藏在浴室或阳光直照处。⑧万一出现了过敏反应或怀疑用药过量，应停药并立即就医。⑨没有医师或药师的同意，不能擅自应用或停用任何药物。⑩本品仅针对患者当前的病情使用。不要用于往后的病症或其他疾病，也不要转借他人使用。

（2）药物正确使用的方法：为了保证药物的治疗疗效，必须正确使用药物，不正确地使用药物可能会影响药效甚至发生危险。老年人、儿童及孕妇等特殊人群更应加强用药教育。药师必须不厌其烦，将每一种药品的使用方法，逐一介绍给患者，尤其是特殊剂型的使用方法，如吸入剂、气雾剂、贴膜剂等。如对于粉末吸入剂的正确使用方法（以信必可都保为例）为4步吸入法：第一步，准备。旋松保护瓶盖并拔出，充分振摇，使其混匀；握住瓶身，使旋柄在下方，垂直竖立，将底座旋柄朝着某一方向尽量拧到底，然后再转回到原来位置，当听到"咔嗒"一声时，表明一次剂量的药粉已经装好。第二步，呼气。请勿对着吸嘴呼气，轻轻地呼气直到不再有空气可以从肺内呼出。第三步，吸气。将吸嘴置于齿间，用双唇包住吸嘴，用力深吸气。第四步，呼气。最后使用信必可都保后一定要漱口，保持口腔清洁。使用信必可都保的注意事项：①取药时瓶身要垂直竖立。②严禁对着吸嘴呼气。③经吸嘴吸药时，一定要用力且深长地吸气。④每次用完后应盖好盖子。⑤严禁用水擦洗吸嘴外部，可定期用干纸巾擦拭吸嘴外部。⑥当红色记号刚出现在指示窗时，吸入器内还剩下约20个剂量，当红色记号到达指示窗底线时，表明吸入器已经空了，此时摇动吸入器所听到的声音不是药物产生的，而是干燥剂产生的。其他如缓控释制剂有些可以掰开，但不能嚼碎，有些则不能掰开，详见表3-1。

表3-1　常用口服缓控释制剂用药说明

剂型	药理作用	药品名称	商品名	可否掰开	说明书注解	是否有空壳排出
缓控释片	抗生素类	头孢克洛缓释片	施华洛	否	不应掰开、压碎或咀嚼	否
	抗高血压药	硝苯地平缓释片	伲福达	是	须吞服，勿嚼碎；如需减少剂量，也可沿片面"中心线"完整分开半片服用	否
		硝苯地平控释片	拜新同	否	通常整片药片用少量液体吞服，不可咬、嚼、掰断药片	是
		非洛地平缓释片	波依定	否	用水吞服，药片不能掰、压或嚼碎	否
		盐酸维拉帕米缓释片	异搏定	未注明	未注明是否可掰开服用，不可咀嚼	否
		琥珀酸美托洛尔缓释片	倍他乐克	是（且可以水溶解后鼻饲）	可掰开服用，但不能咀嚼或压碎	否
		甲磺酸多沙唑嗪缓释片	可多华	否	完整吞服，不得咀嚼、掰开或碾碎后服用	是
	降糖药	格列吡嗪控释片	瑞易宁	未注明	未注明是否可掰开服用	是
		格列齐特缓释片	达美康	未注明	未注明是否可掰开服用	否

续表

剂型	药理作用	药品名称	商品名	可否掰开	说明书注解	是否有空壳排出
缓控释片	抗心律失常及心绞痛	单硝酸异山梨酯缓释片	依姆多	是	可按刻痕掰开，服用半片，整片或半片服用前应保持完整，不可咀嚼或碾碎	否
	精麻药	盐酸曲马多缓释片	舒敏	否	足量水整片吞服，不要掰开或咀嚼	否
		硫酸吗啡控释片	美施康定（10mg）	否	必须整片吞服，不可掰开、碾碎或咀嚼	否
		硫酸吗啡缓释片	美施康定（30mg）	否	必须整片吞服，不可掰开、碾碎或咀嚼	否
	非甾体抗炎药	对乙酰氨基酚缓释片	泰诺林	未注明	应整片服用，不得碾碎或者溶解后服用，未注明是否可掰开服用	否
	平喘药	茶碱缓释片	—	否	不可压碎或咀嚼	否
	口服补钾剂	氯化钾缓释片	补达秀	未注明	吞服，不得嚼碎，未注明是否可掰开服用	否
	抗过敏药	咪唑斯汀缓释片	皿治林	否	不能掰开服用	否
缓释胶囊	抗高血压	盐酸尼卡地平缓释胶囊	佩尔	否	整粒吞服	否
	α肾上腺素能受体拮抗剂	盐酸坦索罗辛缓释胶囊	哈乐	否	不要嚼碎胶囊内的颗粒	否
	镇痛药	布洛芬缓释胶囊	芬必得	否	必须整粒吞服，不得打开或溶解后服用	否
	抗高血压药	盐酸地尔硫䓬缓释胶囊（Ⅱ）	合贝爽	否	整粒吞服	否

（3）药物的最佳服用时间与给药间隔：药品说明书中常用每日 × 次的说法提示用药时间，所以首先应明确这些基本概念的具体执行情况。具体如下：

1）每日1次：每日早晨或晚上1次，在每日的同一时间应用。

2）每晚1次：通常在睡前用药。

3）每日2次：每日早、晚各1次，相隔12小时。

4）每日3次：每日早、午、晚各1次，约相隔8小时。如早上7：00，下午3：00，晚上 11：00。

5）每日 4 次：每日早、午、晚及睡前各 1 次。

6）空腹：餐前 1 小时或餐后 2 小时。

7）饭前：指饭前 10～30 分钟。

8）饭后：指饭后 15～30 分钟。

9）睡前：指睡前 15～30 分钟。

10）舌下含服：放在舌下溶解和吸收，不可咀嚼或吞服。在药片被吸收以前不可吞咽唾液。

11）足量水送服：用 250ml（约 250g）水送服。

12）两药摄入时间应隔开：若无明示隔开多长时间，则一般为 1～2 小时。

药物的饭前、饭后服用应根据各药的理化特性、剂量、服用目的而定。一些食物能延缓胃排空，推迟药效的出现，影响药物的作用强度和持续时间，如主动转运的特定吸收部位在小肠上部。饭前由于胃和小肠腔内基本上无食物，此时服药，不会受食物的干扰而影响吸收，能迅速而完全地发挥药物的作用，以利于减少或延缓食物对药物吸收和药理作用的影响，提高药物的安全稳定性，发挥药物的最佳功效；饭后服药，由于食物的存在，胃内药物排出速度减慢，在小肠内吸收的药物多半将被推迟吸收；食物吸水而使消化管内液体减少，从而延缓制剂的崩解和药物的溶解；食物能引起消化管内容物的黏度增高，妨碍药物向消化管壁扩散使吸收变慢，因此对胃有刺激性的药物必须在饭后服，可减少对胃黏膜的刺激，使其缓慢吸收。

降糖药餐前服用疗效好，血浆药物浓度达峰时间比餐中服用提前，可使药效与体内血糖浓度变化的规律相适应，起到显著的治疗效果，并使药物的副作用降低；为了更好地发挥药效，消化系统药物大多在餐前服用，空腹服用可使药物充分作用于胃黏膜，例如质子泵抑制剂可抑制胃酸分泌，服药后 2～5 小时达到峰值，常在早晨空腹服药；钙磷调节药在用于治疗高钙血症时，可致水、电解质紊乱，故应餐前服用，便于吸收，避免对食管和胃的刺激；多数抗菌药物的吸收均受食物的影响，空腹服用吸收迅速，生物利用度高，药物通过胃时不被食物稀释，达峰快，疗效好；抗真菌药与脂肪餐同服可促进胆汁的分泌，促使微粒型粉末的溶解，便于人体吸收，提高血药浓度；非甾体抗炎药与食物同服可使镇痛作用持久，减少胃黏膜出血的概率；肝胆辅助用药于早、晚进餐时服用，可减少胆汁、胆固醇的分泌，利于结石中胆固醇的溶解；抗血小板药进餐时服用可提高生物利用度并减轻胃肠道不良反应；分子靶向抗肿瘤药、抗结核药进餐时服用或与大量水同服可减少其对消化道的刺激；水溶性维生素会较快地通过胃肠道，随食物进入小肠以利于吸收，若空腹服用则胃排空快，很可能在人体组织充分吸收利用前就被排出，因而降低其生物利用度，而餐后服用可延缓胃排空，使其被较充分地吸收；脂溶性维生素也应餐后服用，因餐后胃肠道有较充足的油脂，有利于它们的溶解，使其更容易吸收；组胺 H_2 受体阻断剂餐后服比餐前服效果更佳，因为餐后胃排空延迟，有更多的抗酸和缓冲作用时间。

他汀类降脂药通过抑制 β- 羟 -β- 甲戊二酸单酰辅酶 A（HMG-CoA）还原酶，而阻碍肝内胆固醇的合成，同时还可增强肝细胞膜低密度脂蛋白受体的表达，使血清胆固醇及低密度脂蛋白胆固醇浓度降低。由于胆固醇主要在夜间合成，所以晚上给药比白天给药更有效。晚期疼痛严重的癌症患者，止痛药以夜晚临睡前服用效果更佳，因为人的痛觉以上午最为迟钝，而午夜至凌晨最为敏感。选用含钙量高的钙片，则宜睡前服，因为人的血钙水平在后半夜及清晨最低，睡前服可使钙得到更好的利用。抗组胺药因服用后易出现嗜睡、困乏，睡前服用有助于睡眠，驾驶员、高空作业人员更应在睡前服用。平喘药以临睡前服用效果最佳，因为凌晨 1～2 点，是哮喘患者对引起支气管痉挛的乙酰胆碱和组胺反应最为敏感的时段，睡前服用有助于患者平稳地入睡。但氨茶碱的治疗量与中毒量很接近，以早晨 7 点服用效果最好，毒性最低。以上就是药物的时辰药理学的一些示例。

根据食物对药物的影响以及药物的时辰药理学，药物的服用时间有空腹、餐前、餐后、睡前等时间点，为保证药物的最佳服用效果以及最大程度地减少药物的不良反应，不同药物的最佳服用时间会有不同，表 3-2 中列举了部分常用药物的最佳服用时间。但同时，由于患者的疾病情况的个体化，相同药物的最佳服药时间也可能有所区别，因此如医师有特殊的要求应与医师充分沟通达成一致后，方可交代患者。如血压的变化大部分为"杓型"，白天血压高，晚上血压偏低，故降压药的最佳服用时间为清晨，而有的患者为"反杓型"，白天血压正常，夜间血压偏高，则每日服用 1 次的 ACEI 或 ARB 类降压药可能晚上服用更为适宜。

不同药物的药动学特点不同，合理的给药时间和间隔设计会有效地发挥药物的治疗作用，减少不良反应的发生。如治疗腹泻的三种药物：头孢克洛、蒙脱石散、双歧杆菌三联活菌制剂，正确的给药顺序和间隔应为先服用头孢克洛，2 小时后服用双歧杆菌三联活菌制剂，再过 2 小时服用蒙脱石散。

表 3-2　药品最佳服用时间

服用时间	药品类别	药品名称
清晨	抗高血压药	氨氯地平、依那普利、贝那普利、拉西地平、氯沙坦、缬沙坦、索他洛尔
	肾上腺皮质激素	泼尼松、泼尼松龙、地塞米松
	利尿药	呋塞米、螺内酯

服用时间	药品类别	药品名称
清晨	抗抑郁药	氟西汀、帕罗西汀、瑞波西汀、氟伏沙明
	驱虫药	阿苯达唑、甲苯达唑、哌嗪、噻嘧啶
	泻药	硫酸镁等盐类泻药
餐前	降糖药	甲苯磺丁脲、氯磺丙脲、格列本脲、格列齐特、格列吡嗪、格列喹酮、罗格列酮
	钙磷调节药	阿仑膦酸钠、丙氨膦酸二钠、氯膦酸二钠
	收敛药	鞣酸蛋白
	促胃动力药	甲氧氯普胺、多潘立酮、西沙必利、莫沙必利
	抗生素	头孢拉定、头孢克洛、氨苄西林、阿奇霉素、克拉霉素
	广谱抗线虫药	伊维菌素
餐中	降糖药	二甲双胍、阿卡波糖、格列美脲
	抗真菌药	灰黄霉素
	助消化药	酵母、胰酶、淀粉酶
	肝胆辅助药	熊去氧胆酸
	抗血小板药	噻氯匹定
	减肥药	奥利司他
	分子靶向抗肿瘤药	甲磺酸伊马替尼
	抗结核药	乙胺丁醇、对氨基水杨酸钠
餐后	非甾体抗炎药	阿司匹林、二氟尼柳、贝诺酯、对乙酰氨基酚、吲哚美辛、尼美舒利、布洛芬、双氯芬酸、甲氯芬那酸、甲芬那酸
	维生素	维生素 B_1、维生素 B_2
	H_2 受体拮抗药	西咪替丁、雷尼替丁
	利尿药	氢氯噻嗪
睡前	镇静催眠药	水合氯醛、咪达唑仑、司可巴比妥、艾司唑仑、异戊巴比妥、地西泮、苯巴比妥
	平喘药	沙丁胺醇、二羟丙茶碱
	血脂调节药	洛伐他汀、辛伐他汀、普伐他汀、氟伐他汀
	抗过敏药	苯海拉明、异丙嗪、氯苯那敏、特非那定、赛庚啶、酮替芬
	钙剂	碳酸钙
	缓泻药	比沙可啶

（4）用药期间饮食生活中应注意的问题：因食物与药物存在相互作用，故某些药物服药期间应注意饮食对药物的影响。以华法林为例，华法林是一种香豆素类维生素 K 拮抗剂，通过抑制维生素 K 还原，使凝血因子（Ⅱ、Ⅶ、Ⅸ、Ⅹ）停留于无凝血活性的前体阶段，而富含钾的绿色蔬菜如芽菜、包心菜、芥兰叶、莴苣叶、奇异果等，可降低华法林的抗凝作用。不仅如此，不同性质的食物对药物的影响也不尽相同。

高脂肪饮食可促进脂溶性药物的吸收。如脂溶性维生素、抗生素类与油类食物同服，可增加药物的溶解性，延缓排空，促进上述药物的吸收，同时可能使不良反应增大。但高脂肪饮食也可降低某些药物的吸收。如贫血患者服用铁剂药物时，不宜与高脂肪饮食同服，并忌食花生仁、芝麻酱及含钙、磷较多的食物，这是由于脂肪抑制胃酸分泌，使胃酸减少而影响铁离子的吸收。脑血管病、冠心病、高血压的患者，要限制食用动物的脂肪及高胆固醇的食物（如蛋黄、动物内脏）等，以免加重病情，影响药物疗效。

高蛋白食物如花生、鸡肉、牛肉、脱脂奶粉、牛乳等，可在肠内产生大量的氨基酸而阻碍左旋多巴的吸收，而且会使药物酶活性轻度增加，致使某些药物疗效降低。另外，哮喘患者服用氨茶碱时，不宜与乳制品、豆制品及其他高蛋白食物同服；肝炎患者应少吃油性、高蛋白的饮食，以发挥护肝药物的作用。

高糖食物如蜂蜜、麦芽糖、枣、饼干及其他含糖多的食品能与退热剂形成复合体，从而减慢药物的吸收速度；另外糖皮质激素能增加肝糖原分解，使血糖升高，故使用糖皮质激素时，应注意监测血糖，及时调整饮食方式；服用健胃药及患高甘油三酯血症者应限制食用甜食，防止发生消化不良、动脉粥样硬化、血脂升高等；糖尿病患者必须对碳水化合物饮食加以控制，以免降低降糖药物疗效。

富含矿物质的食物：高钙食物，如牛奶、乳制品、海带等，会影响某些抗生素的吸收，同时能使强心苷功能增强，增加药物的不良反应；高钾食物，如蘑菇、紫菜、香菜、土豆、橘子等，若与袢利尿剂（如呋塞米）及噻嗪类利尿药（如氢氯噻嗪）合用，可降低发生低钾血症的可能性，但服用保钾利尿剂（如氨苯蝶啶、螺内酯等）的肾功能不全者应慎食或忌食这些食物，注意监测血钾以防高钾血症的发生。

富含组胺的食物对药物疗效的影响：结核病患者在服用异烟肼期间，应忌食鱼虾类食物，因鱼虾类含有较多的组胺成分，而异烟肼能使人体内的组胺代谢减慢，使组胺浓度增高，产生不良反应。

酒类对药物的影响更为明显，大剂量乙醇对药酶有抑制作用，如饮酒时服用苯巴比妥，因药酶被抑制，使药物代谢延缓，$t_{1/2}$ 延长，容易引起药物蓄积中毒；用小剂量乙醇，对药酶起诱导作用，加速苯巴比妥等药的代谢，使 $t_{1/2}$ 缩短，药效降低。在应用甲硝唑药物期间饮酒会出现双硫仑样不良反应，如脸红、头痛、呼吸困难、血压下降以及胃肠道反应，并可引起肝毒性和神经病变，严重者有死亡危险；服用苯乙双胍、呋喃唑酮及头孢类抗生素时，也不宜饮酒；酒后服用催眠药也会引起"双重抑制"作用，呼吸和循环中枢受到抑制后可能出现呼吸变慢、血压下降、休克，甚至发生心搏骤停现象。

味精等对药物疗效的影响：癫痫患者应用苯妥英钠时不宜与大量味精同服，因苯妥英钠可促使味精中的谷氨酸钠迅速吸收，产生碱血症、低血钾等谷氨酸钠急性中毒表现；与西红柿、柠檬水等酸性食品同服，也会影响苯妥英钠的疗效。因此，在临床用药时不仅要考虑药物与药物的相互作用，而且也要注意饮食与药物的相互影响，尽可能避免或减少一些不良影响的发生，使药物发挥出最佳治疗效果。

（5）常见的不良反应及注意事项：这也是患者极为关心的问题。对可能发生的不良反应进行观察和按正确的方法和剂量使用药物是合理用药的有效保证。例如，对服用复方磺胺甲噁唑片的患者，应建议其多饮水，增加排尿量，这可有效降低磺胺类药物在尿中的浓度，防止析出结晶，造成肾损害。感冒药物多为复方制剂，成分多含有抗组胺类成分，服用这类药物的患者就会有头晕、嗜睡等症状，司机或高空作业人员须引起注意，以免发生危险。服用枸橼酸铋钾、硫酸亚铁的患者，大便会出现褐色，服用维生素 B_2、三黄片的患者尿液会呈黄色，服用依帕司他的患者尿液可能出现褐红色。药师要向患者交代清楚，避免患者疑虑。对于容易出现光敏反应的药物也要提醒患者在使用光敏性药物期间及停药后 5 日内，应避免接触阳光或紫外线。易感人群在使用光敏性药物期间，外出应特别注意皮肤防护，如果需要外出，可戴上宽檐帽或撑遮阳伞，并涂上防晒霜或者采用夜间服药等策略，如出现光敏反应或皮肤损伤，应立即停用具有光敏性药物，及时就诊，不要自作主张乱用药，以免延误病情，容易出现光敏反应的药物见表3-3。对于注射液，有些药物见光不稳定，易分解或发生其他化学反应，需要避光条件下输注，也应交代给患者及执行护士，部分药品详见表3-4。

表3-3　容易出现光敏反应的药物

药物类别	名称
氟喹诺酮类	环丙沙星、诺氟沙星、氧氟沙星、左氧氟沙星
四环素类	米诺环素、多西环素、地美环素
抗真菌药物	灰黄霉素、伏立康唑
磺胺类	磺胺嘧啶、甲氧苄啶、复方磺胺甲噁唑（SMZ-TMP）
非甾体抗炎药	吡罗昔康

续表

药物类别	名称
噻嗪类利尿剂	氢氯噻嗪及其复方制剂
抗抑郁药物	氯丙嗪、丙米嗪
维甲酸类	异维A酸、维A酸、钙泊三醇
抗心律失常药	胺碘酮
其他	对氨基苯甲酸及其酯类、对氨基水杨酸钠、氯雷他定、抗肿瘤药(柔红霉素、甲氨蝶呤、长春新碱、羟基脲、卡巴咪唑、氟尿嘧啶)、磺脲类降糖药等

表 3-4　需避光输注的药物

药物名称	使用说明	参考资料
甲钴胺注射液	见光易分解,开封后立即使用,同时应注意避光	药品说明书
注射用水溶性维生素	加入葡萄糖注射液中滴注时,应注意避光	药品说明书
注射用盐酸表柔比星	用药时应避光	《中国医师药师临床用药指南》
注射用亚叶酸钙	本品应避免光线直接照射及热接触	药品说明书
硝酸甘油注射液	静脉使用本品时须采用避光措施	药品说明书
铂类制剂	本类药存放及使用应避免直接日晒。滴注时间在6小时以上时,需注意避光输注,部分厂家处方资料要求顺铂在静脉滴注过程中应予以避光	《铂类药物临床应用与不良反应管理专家共识》
维生素C注射液	含维生素C的全静脉营养液贮存及使用时应避光	《中国医师药师临床用药指南》
硝普钠注射液	滴注溶液应新鲜配制并注意避光	药品说明书
尼莫地平注射液	尼莫地平有光敏感性,输液过程中采用避光措施	药品说明书

（6）药品保存：药品保存方法不当会影响药品的稳定性，从而影响药品质量，进而导致药品疗效和安全性降低，因此需向患者交代药品的特殊贮存条件。部分生物制品、益生菌活菌制剂等须在冰箱 2~8℃冷藏，随用随拿，以防药品变质失效。需要冷藏的常用药品见表3-5。而有的药品开封后保存时间变短，如小牛血去蛋白提取物眼用凝胶开封后1周内用完，如仍有残留应丢弃。

表 3-5　需要冷藏保存的药物

药品名称	保存条件
注射用异环磷酰胺	冷处（2 ~ 10℃）保存
双歧杆菌三联活菌胶囊 / 散	于 2 ~ 8℃避光保存
拉坦前列素滴眼液	开封前 2 ~ 8℃冷藏保存，开封后可在低于 25℃室温保存，4 周内用完
人纤维蛋白原	8℃以下避光保存和运输，严禁冰冻
前列地尔注射液	0 ~ 5℃避光保存和运输
垂体后叶素注射液	密封、遮光，在冷处（2 ~ 10℃）保存
注射用尿激酶	冻干粉制剂在 4 ~ 10℃保存
环孢素滴眼液	本品应避光密闭 2 ~ 8℃存放，药品包装开启后应在 2 周内用完
重组人干扰素 α2b 滴眼液	每次用药后应将瓶盖旋紧，置于 2 ~ 8℃干燥处避光保存
玻璃酸钠滴眼液	用后立即密封，2 ~ 8℃保存，开口使用不超过 1 个月
重组牛碱性成纤维细胞生长因子滴眼液 / 眼用凝胶	2 ~ 8℃避光保存和运输
盐酸丙美卡因滴眼液	2 ~ 8℃保存
拉坦前列素滴眼液	开封前 2 ~ 8℃冷藏，避光保存。开封后可在低于 25℃室温下保存
拉坦噻吗滴眼液	开封前遮光，2 ~ 8℃保存。开封后低于 25℃保存。将药瓶放置于外包装盒内保存
鲑鱼降钙素鼻喷剂	保存于 2 ~ 8℃，使用时直立放置于不超过 26℃，最长可使用 4 周
生物合成人胰岛素注射液	本品应放于包装盒内，避光保存。避免过热和阳光直射
重组甘精胰岛素注射液	2 ~ 8℃的冰箱内保存，切勿冷冻。最近使用的本品应 ≤ 25℃保存，30 天内用完，避免光照
地特胰岛素注射液	首次使用后或随身携带的备用品，不要放于冰箱中。可在不超过 30℃环境下保存
胰岛素注射液	密闭，在冷处（2 ~ 10℃）保存，避免冷冻
精蛋白锌重组人胰岛素混合注射液	2 ~ 8℃避光保存，不得冰冻
精蛋白锌重组人胰岛素注射液	2 ~ 8℃避光保存，不得冰冻
甘精胰岛素注射液	2 ~ 8℃储藏。保存在外包装内，勿冰冻。注射装置切勿接触冰冻层或冰冻盒

续表

药品名称	保存条件
精蛋白生物合成人胰岛素注射液	开封前冷藏 2 ~ 8℃,开启可在室温下(不超过 25℃)存放 6 周,避光保存避免过热和阳光照射
精蛋白生物合成人胰岛素注射液(预混 30R)	开封使用前应冷藏于 2 ~ 8℃冰箱中。开启后,可在室温下保存(不超过 25℃),避光
30/70 混合重组人胰岛素注射液	使用前应贮藏于冰箱中,2 ~ 8℃保存,切勿冷冻或接近冰格,冰冻过的胰岛素不可使用
卡介菌纯蛋白衍生物	2 ~ 8℃避光保存和运输
静注人免疫球蛋白(pH4)	2 ~ 8℃避光保存
巴曲酶注射液	遮光,5℃以下保存(避免冻结)
注射用醋酸奥曲肽微球	2 ~ 8℃冰箱内并避免冻结和光照。注射前 24 小时,应放置在室温下
醋酸奥曲肽注射液	保存于 2 ~ 8℃冰箱中,防冷冻和避光
注射用重组人白介素 -11	2 ~ 8℃避光保存
注射用重组人白介素 -2	2 ~ 8℃避光保存
重组人促红素注射液(CHO 细胞)	2 ~ 8℃避光保存
重组人粒细胞刺激因子注射液	2 ~ 10℃,禁冻结
凝血酶冻干粉	10℃以下保存
艾塞那肽注射液	使用前,避光置于 2 ~ 8℃冷藏保存,开始使用后,在不高于 25℃的室温条件下可保存 30 天。本品不得冷冻,冷冻后不可使用
利拉鲁肽注射液	应冷藏于 2 ~ 8℃冰箱中(勿接近冰箱的冷冻室),不可冷冻。首次使用后,应盖上笔帽避光保存,在 30℃以下贮藏或冷藏在 2 ~ 8℃冰箱中

2. **发药交代技巧**　老药师们常说"发对药、发好药",意思是发药药师要在有限的时间内，发对药的同时将最重要的信息言简意赅地传递给患者并保证患者知晓，这是药师的基本功，是住院药师规范化培训的重要内容。娴熟发药能力的获得需要药师在实践中不断总结经验，同时掌握必要的技巧。

（1）牢记基本概念，把握每类药、每个药、特别是高危药品的知识关键点。比如降压药、降糖药、调脂药、补铁药的服药时间；蒙脱石、口服补液盐、硼酸粉等药品使用前的配制方法；阿仑膦酸钠、氟哌噻吨美利曲辛（黛力新）、华法林等药物服用时的特殊注意事项。并了解其机制，做到知其然，知其所以然。

（2）学会识别首诊患者。因为首诊患者对其药品的了解和掌握几乎为零，需要我们发药药师详细交代药品的用法用量，并嘱咐其认真阅读药品说明书。通常处方中有抗感染药、抗过敏药的患者是首诊患者，他们的发药交代需要花费更多时间。另外外地患者常常是初诊患者，听语音、看相貌衣着能判断出来。

（3）学会识别特殊人群患者，如儿童、孕妇和老年患者。特殊人群用药有其特殊性，发药时要格外注意和关照。

（4）借助工具，如不同标签的运用（见图3-2），提前印制一些通用的标签模板，在发放药品时将重要信息填写后一并发给患者，有利于患者对重要信息的掌握。此外有些情况语言描述不清时，可以借助其他工具，如教具演示，或者通过二维码扫描让患者随时可通过视频、图片等了解相关知识，必要时也可以引导患者到用药咨询中心，借助咨询药师的力量，更好地完成用药指导，确保患者能够正确地使用药品。

（5）运用沟通技巧，发药交代的目的是药师将药品的正确使用信息准确地传递给患者，同时也要确保患者能够正确地理解和接受。因此沟通过程中语言要通俗易懂，太多的专业术语不容易被理解，同时要配合正确的面部表情，如遇到听力稍差的患者，要注意使用肢体动作或者文字描述的配合。

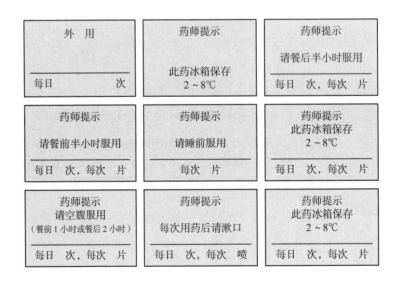

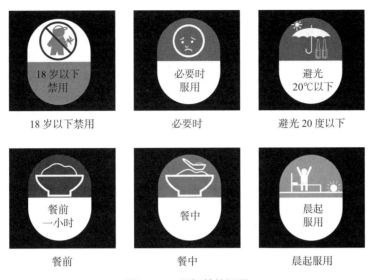

图 3-2　不同标签的运用

3. **发药交代礼仪**　仪表端庄、整洁，统一着装上岗，佩戴胸卡，服装应整洁；保持优雅的姿势和动作；使用语言文明；态度和蔼、亲切自然地接待患者；热情耐心地回答患者的问题。

二、患者教育

（一）患者教育的意义

患者教育是指药师直接与患者及其家属交流，为其讲解药物和疾病知识，解答其用药疑问，提供用药咨询等服务。通过用药教育，一方面可提高患者的依从性，增强患者对治疗的信心，更好地配合临床治疗，另一方面可显著提高患者对疾病和药物的认识，帮助患者正确、安全地选择和使用药物。这样就可保证最大限度发挥药物的治疗作用，最大程度降低药物对患者的伤害，取得最佳的临床疗效。

（二）患者教育的方式

从形式上，患者教育可以是面对面的教育，这是最主要和最常用的方式，其优点在于可以最直观地了解患者对教育内容掌握的情况，此外电话、短信随访与指导也是比较常用的方式。随着互联网＋药学服务的发展，通过微信（群）、QQ（群）、药师与患者交流的APP等方式开展线上用药教育模式逐渐兴起。互联网＋用药教育的方式相对于传统的面对面回访、电话回访等方式而言，作为一种即时通讯方式，可以不受地域、经济、时间上的限制，院外指导和健康教育的内容更为直观、全面、丰富。

从教育对象上来说，患者教育包括门诊患者的指导、住院患者的床旁教育，以及出院患者的出院宣教与随访等。

1. 门诊患者用药教育　在正确的时间给正确的剂量，正确的药物通过正确的途径给予正确的患者是药师、医师在治疗过程中所遵行的原则。但大多情况下患者在离开医院时对将要开始的药物治疗并没有完全了解，这就导致患者不能完全安全合理地使用药物，结果导致病情没有好转或发生恶化，甚至可能出现危险。因此开展门诊药房患者用药教育对患者安全用药、科学治疗有着重要意义。

门诊进行患者教育方式和时间：

（1）开设专门的用药教育窗口，把用药教育由被动服务型变为主动服务型，针对患者提出的具体问题开展针对性地教育。

（2）印发一般常用药的情况介绍，加强药品合理应用的宣传教育工作。如在门诊大厅、候诊室、门诊注射室等公共场合的墙壁上挂出合理用药的宣传海报，电子大屏滚动宣传。印制用药须知、简易手册定期发放给患者。

（3）门诊药房应开设专门的咨询诊室，派责任心强且具有较全面的药学知识和一定的临床药学知识的药师与患者直接交流。耐心细致地解答咨询，教育患者合理用药。

（4）开设用药教育电话热线，用药教育咨询热线非常利于药师对药品使用的实际情况的收集。方便药师跟踪教育指导，同时也方便院外患者对用药教育的需求。

（5）药师在发药窗口调配药品时尽可能多地给患者一些具体合理的用药知识、不良反应及应注意的问题。

2. 住院患者用药教育　为患者及家属提供用药指导的住院药房主要负责各病区的口服药、注射剂及出院带药的调配和发药。对于患者出院带药处方，药师除了做好处方审核、医嘱重整等工作外，需要做好出院带药的用药指导。用药指导的内容包括药品的用法、用量交代、服药时间、特殊剂型药品使用方法、药品储存和药品使用过程中的注意事项等，对于患者首次使用的药品要做重点交代，同时应注意对患者做好改善生活方式的指导，以提高治疗效果。其具体步骤如下：

（1）审核出院带药处方，包括患者姓名、病案号、药名、剂量、用法用量、疗程、重复用药、配伍禁忌等。

（2）口头交代并加注服药指导标签，提供书面或面对面的用药指导。

（3）在药品外包装袋上应提示患者：当疗效不佳或出现不良反应时，及时咨询医师或药师。并告知医院及药房电话号码。出院带药患者教育的内容及方法同门诊患者用药教育。

（三）患者教育的内容

药师对患者进行教育最主要的内容就是开展用药相关的指导，包括治疗药物的相关知识、疾病知识、生活相关指标的监测等诸多方面。与发药交代不同之处最主要是在患者教育的内容更多更全面。

1. 用药指导

（1）教育患者识别药物名称，正确区分药物的通用名与商品名，避免重复用药：如安博诺是厄贝沙坦与氢氯噻嗪的复方制剂，应避免与这两种成分的单一制剂同时使用。

（2）运用药动学知识，确定给药剂量及给药间隔是否合适：如治疗骨质疏松的药物阿仑膦酸片有 10mg 与 70mg 两种规格，若患者选用 10mg，需每日 1 次给药，若使用 70mg 时，只需每周固定的 1 天晨起时使用，后者使用更加方便。

（3）多药合用的相互作用与使用顺序：患者使用两种或两种以上药物时，要考虑药物使用的先后顺序，以及药物之间是否有相互作用，若有相互作用应告知患者有效的避免措施。如眼科患者既开滴眼液又开眼膏，通常白天用滴眼液晚上用眼膏。又如小儿急性腹泻患者的处方为蒙脱石散与枯草杆菌二联活菌颗粒剂时，应告知患儿家长，蒙脱石散需饭前空腹服用，与后者至少隔开 1~2 个小时。

（4）药物安全性：药师应熟练掌握临床常用药物的安全性，特别是治疗窗窄、治疗量和中毒量接近的药物，如地高辛、苯妥英钠、环孢素等，应及时提醒患者进行血药浓度监测。注意药物常见的不良反应及罕见不良反应，应知道如何避免或减少不良反应，出现不良反应后如何处理。如阿仑膦酸片对食道刺激性比较大，为尽快将药物送至胃部，应在清晨用一满杯温开水送服，并且在服药后至多 30 分钟之内进食当天第一餐，并应避免躺卧。

（5）给药途径与给药时间：药师应将药物的最佳给药途径及给药时间清楚明白地告知患者。如硝酸甘油片的用药方法应是舌下含服，吞服无效。很多药物都应注意服药时间，骨关节炎患者通常晚上比白天更能感觉到疼痛，中午 12 点服药最佳，因为多数药物通常要经过 7~8 个小时才能发挥最大的效能，而风湿性关节炎患者往往在清早感觉到最疼痛，晚上 8 点服药能在次日清晨减轻患者痛苦；哮喘症状在夜晚会加剧，同时肺功能会相对降低一半，因为人体的生物钟会在夜晚自动降低激素的分泌，从而缩小气管的宽度，在下午 3~4 点吸入类固醇，能在深夜 3~4 点减轻哮喘的症状；下午 6~7 点服药的心绞痛患者，症状能有效减轻 71% 以上；晚上 7~9 点服用降脂药物，效果最佳，因为胆固醇在夜间的合成增加；在服用钙剂时，则以每晚睡前服用为宜，因为人体血钙水平于午夜至清晨最低，临睡前服用可使钙剂得到更好的利用。

（6）食物与药物的相互作用：药师应了解食物、饮料等对药物是否有影响并告知患者。如服用利尿药时，应配合含钾量高的食物，如土豆、黄瓜、香蕉、柑橘等；服用贫血药时，应配合富含维生素的食物；服用含金属离子的药物、镇静催眠药和消化酶制剂等应避免饮用茶水。

（7）特殊人群用药注意事项：患者为特殊人群时，要考虑其用药的注意事项。如为儿童，要考虑能不能使用该药物以及可以使用的合适剂量；如为老年人、慢性病患者，应考虑其肝肾功能如何，是否需要减少剂量，以及用于多种疾病治疗的药物间的相互作用；如为妊娠期妇女，应熟悉药物在妊娠期用药的安全性；对哺乳期妇女，应关注哪些药物可透入乳汁、透入量多少、对婴幼儿的影响如何，以减少或避免因用药后哺乳对婴幼儿带来的不良影响。详见表 3-6。

表 3-6 特殊人群的用药注意事项与禁用或慎用的药物及类别

特殊人群	用药注意事项	禁用药物及类别
新生儿	多静脉给药,须考虑液体容量、速度	氯霉素、磺胺类药物、去甲万古霉素、呋喃妥因、对乙酰氨基酚、苯海拉明
婴幼儿	宜口服糖浆剂	地西泮、硫喷妥钠、羟嗪、依他尼酸、氟哌啶醇、噻嘧啶、苯丙胺、甲氧氯普胺、吗啡
儿童	骨和牙齿发育易受影响	四环素类药物、吲哚美辛、氟喹诺酮类药物
老年人	肝肾功能减退	大多药物游离效应增强,剂量减小
妊娠妇女	3 周～3 月为致畸敏感期,高敏感期为 21～35 天	甲硝唑、甲苯咪唑、地西泮、溴隐亭、茶苯海明、依诺肝素、苯海拉明、西替利嗪
哺乳妇女	两溶性药物易进入乳汁	新生儿与婴儿禁用的药物
运动员	参赛禁用	精神刺激剂、麻醉镇痛剂、利尿剂等兴奋剂
驾驶员	慎用定向力障碍药物	引起嗜睡、幻觉、视力模糊或定向力障碍药物
肝功能不全	禁 / 慎用损害肝脏的药物	异烟肼、对氨基水杨酸、抗真菌药、氯丙嗪等
肾功能不全	禁 / 慎用损害肾脏的药物	氨基糖苷类药物、非甾体抗炎药、利福平、磺胺类药物

（8）禁忌证：药师应掌握哪些药物可加重某些疾病，如哮喘患者同时患有高血压时，应避免使用 β 受体拮抗剂类降压药物，以免引起支气管平滑肌收缩，诱发哮喘。

（9）不同剂型的正确使用：药师应掌握药物不同剂型的特点并告诉患者不同剂型药物的正确使用方法，如胶囊、肠溶片等不要掰开来用，各种吸入装置的使用方法等。

（10）药物干扰化验结果的情况：药师应了解药物对化验结果、大便尿液颜色的影响并告诉患者，减少患者发现异常后的心理负担。如香菇多糖可以导致真菌筛查 G 试验阳性；利福平经尿、粪排泄，尿、粪、痰均可染成橘红色，维生素 B_2 可使尿液呈黄色。

（11）注射剂的使用交代：若患者将注射剂带到院外使用，应将注射用药物的合适溶媒、稀释量、给药速度、配伍禁忌等告诉患者。

（12）药品有效期与贮存：药师应告诉患者药品有效期的识别方法，正确的储存与保管方法，特别是注射剂和生物制品等，有的应避光保存，有的应放冰箱内冷藏等。

（13）漏服药物后如何补服：对于大多数药物而言，发生漏服药物后，如果没有接近下一次服药时间，都可以马上按量补服药物，如果已接近下一次服药时间，就不必补服，只能少服一次，接着按原来方案服药。例如，本应餐前口服的磺脲类药物，饭后才想起来药还没吃，此时可以抓紧补服，也可临时改服快速起效的降糖药——瑞格列奈，以减轻漏服药物对疾病的影响。但如果是餐后很长时间才想起来，这时补服药物或者和下次药物一起服用，都可能因药物作用太强而引起低血糖症。正确的做法是，在服药前先查血糖，如果血糖较高，可以临时增加原来的用药剂量，并把服药后进餐的时间适当后延。若餐后血糖仍然比较高，对于年轻患者可以适当增加运动量。对于部分药品，药品说明书中明确给出补服的建议，则要参考说明书中的补服方法，如漏服达比加群酯，若距离下次用药时间大于 6 小时，补服本品漏服的剂量，如果不足 6 小时，则不用补服。利伐沙班则要求在同一日内需尽快补服，如果必要，服用每日 2 次、每次 15mg 的患者可以一次服用 2 片 15mg 的片剂，以确保每日给药 30mg。对于硫酸氢氯吡格雷，如果在常规服药时间的 12 小时内漏服，患者应立即补服一次标准剂量，并按照常规服药时间服用下一次剂量；漏服超过常规服药时间 12 小时后，患者应在下次常规服药时间服用标准剂量，无须剂量加倍。

2. 疾病知识　在对患者进行用药指导的同时，疾病方面的知识也是必不可少的。患者在了解自身疾病的严重程度、预后情况后，对用药的必要性会更加清楚，有利于提高患者的用药依从性。如对糖尿病患者进行教育时，告知患者目前其并发症的情况，如不能控制好血糖，后期将可能出现更加严重的并发症，如眼睛失明、肾功能减退需要透析，以及发生糖尿病足、截肢、心血管疾病、脑血管疾病的风险大大增加等，以此来提醒患者只有规律用药才能延缓并发症的进展。高血压患者如不能很好地控制血压，持续的血压升高将造成心、脑、肾及全身血管损害，严重时将发生心力衰竭、心肌梗死、脑卒中、肾衰竭、主动脉夹层等危及生命的临床并发症，血压越高，病程越长，生活方式越不健康，伴随的危险因素越多，靶器官损害的程度就越严重，心血管病的危险性就越大。血压从 115/75mmHg 起，收缩压每升高 20mmHg，或舒张压每升高 10mmHg，冠心病和脑卒中的发生风险就增加 1 倍。高血压一旦发生心、脑、肾等严重并发症，后果严重。病情重者致死，英年早逝者屡见不鲜；轻者致残，如脑出血引起偏瘫长期卧床，患者丧失劳动力，家庭成员长期陪护，给个人、家庭和国家都造成巨大负担。

3. 生活方式　疾病管理必不可少的手段之一就是生活方式指导，生活方式指导是疾病治疗的基础方案。对于不同疾病的人群，应采用不同的生活方式干预。一般主要从饮食、运动、吸烟、饮酒等几个方面来说。

（1）高血压患者：对于高血压患者，自始至终都要坚持健康的生活方式，主要包括合理膳食、控制体重、戒烟限酒、适量运动、心理平衡。中国营养学会推荐健康成人每日食盐摄入量不宜超过 6g，高血压患者不超过 3g，避免高盐摄入的措施为①每人每餐摄入盐不超过 2g（即一个 2g 的标准盐勺）；每人每日摄入盐不超过 6g（普通啤酒瓶盖去胶垫后一平盖相当于 6g）；②尽量避免进食高盐食物和调味品，如榨菜、咸菜、黄酱、腌菜、腌肉、辣酱等；③利用蔬菜本身的风味来调味，例如将青椒、番茄、洋葱、香菇等和味道清淡的食物一起烹煮，可起到相互协调的作用；④利用醋、柠檬汁、苹果汁、番茄汁等各种酸味调味汁来增添食物味道；⑤早饭尽量不吃咸菜或豆腐乳，一块 4cm 见方的腐乳含盐量约 5g；⑥对非糖尿病的高血压患者，可使用糖醋调味，以减少对咸味的需求；⑦采用富钾低钠盐代替普通食盐，但对于伴有肾功能不全的患者应慎用，以防血钾升高。另外，高血压患者应减少动物油和胆固醇的摄入，如动物内脏、蟹黄、鱼子、蛋黄、鱿鱼等；减少反式脂肪酸摄入，如含人造奶油食品，包括各类西式糕点、巧克力派、咖啡伴侣、速食食品等。主张高血压患者每日食用 400～500g（8 两～1 斤）新鲜蔬菜，1～2 个水果。对伴有糖尿病的高血压患者，在血糖控制平稳的前提下，可选择低糖型或含糖量中等的水果，包括苹果、猕猴桃、草莓、梨、柚子等。高血压患者膳食宜清淡，低盐、低脂、低糖；宜富含维生素、纤维素、钙、钾。①富含钾、钙、维生素和微量元素的食物有新鲜蔬菜、水果、土豆、蘑菇等；②食用植物油；③富含膳食纤维的食物有燕麦、薯类、粗粮、杂粮等；④富含优质蛋白、低脂肪、低胆固醇的食物有脱脂奶粉、鸡蛋清、鱼类、去皮禽肉、瘦肉、豆制品等。其中鱼类蛋白是优质蛋白，鱼油含多不饱和脂肪酸，鱼类有助于心血管健康。

我国每年死于吸烟相关疾病的人数已达 140 万。吸烟的高血压患者，降压药的疗效降低，常需加大用药剂量；长期吸烟的高血压患者，远期预后差。戒烟可明显降低心血管病、癌症等疾病的风险。长期过量饮酒是高血压、心血管病发生的危险因素，饮酒还可对抗降压药的作用使血压不易控制；戒酒后，除血压下降外，降压药的疗效也大为改善。因此，高血压患者最好不饮酒。如饮酒，建议少量，男性饮酒的酒精量不超过 25g/d，女性减半，孕妇不饮酒。不得不饮酒时，要尽量放慢饮酒速度，避免"干杯"或"一口饮"，饮酒要伴餐，减缓酒精的吸收速度，减轻酒精对胃的刺激，不饮高度烈性酒。

运动可降低安静时的血压，一次 10 分钟以上、中低强度运动的降压效果可以维持10～22 小时，长期坚持规律运动，可以增强运动带来的降压效果。安静时血压未能很好控制或超过 180/110mmHg 的患者暂时禁止中度及以上的运动。高血压患者适宜的运动方式包括有氧运动、力量练习、柔韧性练习、综合功能练习。建议每周至少进行 3～5 次、每次 30

分钟以上中等强度的有氧运动，最好坚持每天都运动。高血压患者清晨血压常处于比较高的水平，清晨也是心血管事件的高发时段，因此最好选择下午或傍晚进行锻炼。

此外，良好的睡眠有助于降压。睡眠差者应找医师帮助调理，服用催眠药或助眠药，提高睡眠质量。应尽量避免需暂时屏气、突然发力的运动，如搬重物等，因为这些运动可使血压瞬间剧烈上升，引发危险。排便时用力过度也会引起血压巨大波动，可能引发心肌梗死或脑卒中。平时要注意多食含粗纤维的食物，预防便秘。急剧的温度变化同样会引起血压的剧烈波动，甚至有致命的危险。寒冷的天气洗脸不要用凉水，尽可能用温水；洗澡前后及洗澡时环境和水温差别太大，会使血压波动加大，浴盆较深，水压升高会造成血压上升，建议只浸泡到胸部以下。

（2）糖尿病患者：饮食上应低糖低脂饮食，红薯、土豆、山药、芋头、藕等根茎类蔬菜的淀粉含量很高，不能随意进食，需与粮食交换。严格限制白糖、红糖、蜂蜜、果酱、巧克力、各种糖果、含糖饮料、冰激凌以及各种甜点心的摄入。对于肾功能不全者，蛋白质的摄入为每日每千克理想体重 0.6～0.8g，并以优质动物蛋白为主，限制主食、豆类及豆制品中植物蛋白的摄入。糖尿病患者少吃煎炸食物，宜多采用清蒸、白灼、烩、炖、煮、凉拌等烹调方法。坚果类食物脂肪含量高，应少食用。每日胆固醇的摄入量应少于300mg。膳食纤维具有降低餐后血糖、降血脂、改善葡萄糖耐量的作用，糖尿病患者每日可摄入20～30g。粗粮富含膳食纤维，故每日在饮食定量范围内，可适当进食。糖尿病患者可多吃含糖量低的新鲜蔬菜，能生吃的尽量生吃，以保证维生素C等营养素的充分吸收。对于无高胆固醇血症的患者，可适量进食动物肝脏或蛋类，以保证维生素A的供应。糖尿病患者应尽量从天然食品中补充钙、硒、铜、铁、锌、锰、镁等矿物质，以及维生素B、维生素E、维生素C、β胡萝卜素等维生素。食盐的摄入每日应限制在6g以内。

适当运动有利于血糖控制。一般来说，糖尿病患者所选择的运动强度应是最大运动强度的60%～70%，通常用心率来衡量运动强度。糖尿病患者运动强度应保持心率（次/分钟）＝（220－年龄）×60%～70%。运动强度还可根据自身感觉来掌握，即周身发热、出汗，但不是大汗淋漓。可选择中低强度的有氧运动方式，如散步、做操、太极拳等低强度运动以及快走、慢跑、骑车、爬楼梯、健身操等中等强度运动。运动时间的选择应从吃第一口饭算起，在饭后1小时左右开始运动，因为此时血糖较高，运动时不易发生低血糖。每次运动持续时间约为30～60分钟。包括运动前做准备活动的时间和运动后做恢复整理运动的时间。注意在达到应有的运动强度后继续坚持20～30分钟，这样才能起到降低血糖的作用。糖尿病患者每周至少应坚持3～4次中低强度的运动。

（3）高脂血症患者：对于高脂血症患者，饮食上应注意①控制总热量，主食每日约200g（女），300g（男）（具体到每个人可根据体重、劳动强度等适当调整），以全麦面包、燕麦、糙米、土豆、南瓜为佳，少吃点心，不吃油炸食品；②减少饱和脂肪酸的摄入，少吃肥肉，每人每日烹调用油 < 25g；③增加不饱和脂肪酸的摄入，每周吃 2 次鱼，用橄榄油或茶籽油代替其他烹调用油；④控制胆固醇的摄入，不吃动物内脏，蛋黄每周不超过 2 个，建议用脱脂奶代替全脂奶；⑤每日蔬菜 500g、水果 1 ~ 2 个，适量豆制品。

规律运动"一三五七"：一指每日锻炼一次；三指每次至少 30 分钟；五指每周至少运动五次；七指运动时心率 =170 - 年龄。对于肥胖患者，通过控制饮食总热量摄入以及增加运动量，将身高体重指数（body mass index，BMI）维持在 < 24kg/m^2。对于吸烟的患者，戒烟有助于降低心血管危险水平。

一些轻度或低危的血脂异常患者，经有效生活方式干预可将其血脂参数控制在理想范围。即便必须应用药物治疗的患者，经过积极有效的治疗性生活方式干预也有助于减少用药剂量。同时，强化生活方式干预不仅有助于降低胆固醇水平，还可对血压、血糖以及整体心血管健康状况产生有益的影响，有效降低动脉粥样硬化性心血管病的发病风险。改善生活方式应作为血脂异常管理以及预防动脉粥样硬化性心血管病的核心策略。

（4）高尿酸血症患者：饮食上应避免食用肝脏和肾脏等动物内脏，贝类、牡蛎和龙虾等带甲壳的海产品及浓肉汤和肉汁等高嘌呤的食物；避免高果糖谷物糖浆的饮料（如汽水、果汁）或食物；限制鱼类食品；限制含较多果糖和蔗糖的食品如天然水果汁、糖、甜点、盐；限制各种含酒精饮料，尤其是啤酒和白酒。鼓励食用脱脂或低脂乳类及其制品，每日 300ml；鸡蛋每日 1 个；足量的新鲜蔬菜，每日应达到 500g 或更多；水果因富含钾元素及维生素 C，可降低痛风发作风险。高尿酸患者可食用含果糖较少的水果，如樱桃、草莓、菠萝、西瓜、桃子等；同时要保证充足饮水，每日至少 2 000ml。坚持每日中等强度运动 30 分钟以上（如慢跑、快走、游泳等）。运动中应当避免剧烈运动或突然受凉，以免诱发痛风发作。肥胖者应减重，使体重控制在正常范围，BMI 在 18.5 ~ 23.9kg/m^2。吸烟或被动吸烟会增加高尿酸血症和痛风的发病风险，应当戒烟、避免被动吸烟。

（5）哮喘患者：哮喘患者在生活中需要注意如下几个方面①戒烟以及避免暴露在吸烟的环境中，建议哮喘患儿的父母 / 照顾者不要吸烟，不允许在有孩子的房间或汽车内吸烟。②鼓励哮喘患者定期参加体育活动以获得一般健康益处。定期进行体育锻炼可改善心肺健康，但无改善肺功能或哮喘症状的其他特殊益处，而游泳可以使患有哮喘的年轻人受益更多。③避免职业暴露，如为职业性哮喘，应尽快识别并消除职业致敏物。④避免可能使哮喘恶化的药物，如非甾体抗炎药物。哮喘一般不是非甾体抗炎药的禁忌证，除非之前出现过此类不良反应，但应严密监测，一旦发现哮喘加重倾向，应停药并与医师联系。口服或眼用 β 受体拮抗剂也需要在哮喘患者中慎用，如果本身有心脏疾病，而又需要使用 β 受体拮抗剂时，宜选择对心脏选择性更高的药物，如 β$_1$ 受体拮抗剂。⑤饮食上鼓励哮喘患者多吃水果和蔬菜,对确认过敏的食物应避免食用。⑥尽量避免接触过敏原,避免家中潮湿而利于霉菌的生长,对室内尘螨或者宠物过敏的患者,应避免饲养宠物以及定期除螨。⑦可在医师的指导下进行呼吸练习,可能有益于哮喘的控制。⑧鼓励哮喘患者使用无污染的暖气和炊具。⑨哮喘患者,尤其是儿童和老年人,更容易感染肺炎球菌疾病,建议中至重度哮喘患者每年接种肺炎疫苗或每年接种流感疫苗。⑩对于敏感患者,当室外花粉和霉菌含量高时,应关闭门窗,留在室内,并使用空调,这样可能会减少暴露于室外过敏原。⑪如存在情绪压力,应想办法缓解。

4. 相关指标监测　药物使用后疗效如何,是否会对肝肾产生不良影响,是否会影响电解质的变化等安全性和有效性问题,都需要对药物使用后的相关指标进行监测。如高血压患者药物治疗的同时,需要加强血压的自我监测,判断血压是否达标,药物是否需要调整,如为老年患者,在服用降压药期间还需要定期监测肝肾功能,如有肝肾功能异常,可能需要更换药物或调整药物剂量。在开展患者教育时,应明确患者的疗效指标,给出合理的监测建议。如对于糖尿病患者,应明确给出患者的血糖控制目标,糖尿病患者一般的控制目标为空腹血糖 <7mmol/L,非空腹血糖 <10mmol/L,糖化血红蛋白 <7%,对于未合并冠心病的患者,低密度脂蛋白胆固醇应控制在 2.6mmol/L 以下,合并冠心病患者应控制在 1.8mmol/L 以下。以上只是一般的控制目标,还应根据每位患者的具体情况与医师一起确定个体化的控制目标。同时,应给予具体指标监测的建议,如使用 4 次强化治疗胰岛素方案的患者血糖达标后也应注意监测空腹、晚餐前、晚餐后以及睡前血糖,3 个月查一次糖化血红蛋白,血脂达标前应定期复查血脂情况,以便于了解相关指标是否达标以及后期如何调整药物治疗方案。

5. 患者用药依从性指导　用药依从性是药物治疗成功与否的决定因素。有调查研究结果显示:不按疗程服药、好转立即停药、频繁换药的患者高达 80.2%。影响患者用药依从性的因素涉及从医师开处方到患者用药的各个环节,可分为:①患者因素,如患者未认识治疗益处,缺乏疾病知识,不了解疾病的严重性,受教育程度低对医嘱不理解;②药物或治疗方案因素,如治疗方案复杂、联合用药品种多、疗程过长、不接受给药途径或给药方式、药物剂型不宜服用、药物有不良气味、畏惧药品不良反应等;③医疗环境及医务人员的因素,如患者及家属对医务人员缺乏信任、患者缺乏社会支持,没有准确清晰的用药指导、医患之间沟通不满意等;④其他因素,如疾病类型和经济状况等。目前国内常用的方法有如下几种:①提供药学服务单。使用药品图片,形象地表示患者的用药方案,以表格的形式为每一个患者定制个体化的用药安排表,可以使患者更易于接受,用药更准确。例如,对于高血压患者,药学服务单应包含长期服药控制血压的必要性、服药时间、漏服的补救方法、药品不良反应及自我监测、生活和饮食上需注意的问题，使患者了解高血压的危害，提高用药依从性。②建立并应用药物使用信息短信服务系统（SPMSS），促进患者用药依从性的提高，结合医院信息系统（HIS）中的患者用药数据，建立药物服用时间触发机制，开发出可提醒患者及时、正确服药的SPMSS。该系统可在患者医嘱服药时间前10分钟左右自动向患者发送用药短信。服务后患者用药依从性明显优于服务前，缺点是整个过程稍显复杂。③建立用药咨询微信平台，由信息药师负责运营，定期推送药学资讯。优点为微信拥有广泛的用户群；微信支持文字、语音、图片、视频等多种交互形式，患者可以简捷方便地与药师进行咨询和沟通；微信公众平台采用后台"一对一"客服登陆模式，方便进行个体化的用药咨询，保护患者隐私。其缺点为微信平台使用受年龄因素限制，不适用于老年人的用药教育和咨询。④通过移动技术以及互联网平台、手机应用程序（App）提供服务。App可以提供针对性的理论指导、健康宣教、知识推送、用药提醒、患者咨询、医师主动随访、患者在线联系医师等功能，从提高患者自主用药意识和接受被动用药提醒两方面入手提高用药依从性。App获取最新用药信息后，为患者计算并生成用药计划，生成用药提醒。用药提醒功能通过调用手机操作系统的本地消息推送或本地闹钟服务，实现患者每日用药提醒。App在通知栏明确告知患者当前应服用药品名称、数量及用法，有效避免患者忘记服药，或少服、漏服等情况发生。

（四）患者教育的技巧

1. 礼仪　同发药交代。

2. 善于借助工具（图画、影像资料、文字资料等）　为了更好地让患者理解或者记忆药师教育的要点，我们可以利用图画、视频、文字材料等方式帮助患者理解和记忆。如每次在为患者开展出院带药教育的同时，药师要为患者准备一份用药指导单，用药指导单中会列出每种药物的最佳服用时间、服用间隔等，便于患者执行，同时对药物的用途、注意事项以及可能出现的常见不良反应等信息给予重点标注，便于患者了解。此外，在住院期间进行床旁教育时，也可利用多媒体手段，为患者播放用药相关的视频、科普讲座的音频等，丰富多彩的教育形式会大大提高教育效果。

3. Teach-back的运用　传统的健康教育以简单的灌输式教育为主，是一种单相的信息传递模式，对患者是否真正理解和掌握信息，没有进行技术的评价和反馈。有研究显示，患者接收到的医疗信息中有40%~80%被立刻遗忘，并且保留下来的信息有一半是错误的，甚至有时患者所理解的信息完全不是医师所表达的。

Teach-back沟通模式是一种双向式信息传递模式，药师可以通过询问患者、患者叙述和演示的过程，了解患者对教育内容的理解和记忆程度，及时发现错误和未掌握的信息，并再次进行教育，直到患者正确掌握所有信息为止。因此，Teach-back技巧的运用势必会增强患者教育的效果。例如，对于记忆力较差或者理解能力较差的老年人，可以用"教回来"的方式确认患者是否真正理解，药师在用药交代后，可以试探性地问一下患者："我说清楚了吗？""要不要我把必要的注意事项在您的药品说明书上划一下或是用纸给您写上？""您能复述一下具体的服药方法和疗程吗？"

4. 掌握疾病治疗指南　药师应了解各种疾病的药物治疗情况，以对患者进行用药教育。以慢性心力衰竭为例，慢性心力衰竭指任何心脏结构和功能异常使心室的充盈或射血能力受损不能满足身体需要而导致的一种复杂的临床综合征。常见临床表现包括左心衰竭（程度不同的呼吸困难；咳嗽、咳痰、咯血；疲乏、心慌、头晕、少尿等）与右心衰竭（腹胀、食欲缺乏、恶心、呕吐、水肿等）。治疗目标在于提高患者生活质量，包括提高日常活动耐受力、减少再住院率、减少治疗过程中的副作用等，包括非药物治疗与药物治疗。非药物治疗：应适当进行日常活动和锻炼；轻度限钠饮食。常用口服药物如下：①洋地黄类药物（地高辛），每日1次，注意不宜与酸碱类药物配伍。药物过量的不良反应有食欲减退、恶心、呕吐、视物模糊、黄视、绿视及心律失常等。②利尿剂（氢氯噻嗪、呋塞米），通常每日1次，早晨服用。注意事项，长期服用氢氯噻嗪可引起血尿酸升高，血脂异常等；长期服用呋塞米、氢氯噻嗪的患者应适当补钾，并多吃水果和富钾的蔬菜（如卷心菜、芹菜、萝卜等）。服药期间请勿饮酒。③ACEI类，雷米普利、培哚普利、福辛普利、卡托普利等；服药方法，卡托普利每日服2~3次，宜在餐前1小时服药；其余每日1次。注意事项，常见副作用为持续性干咳、眩晕、虚弱、头晕目眩、心悸。服用卡托普利、雷米普利期间请勿驾驶车辆以及操作机器。④ARB类，氯沙坦、缬沙坦、坎地沙坦酯等，每日服用1次。注意事项，可能会出现头晕、与剂量有关的直立性低血压、偏头痛等。⑤β受体拮抗剂，美托洛尔、比索洛尔等。服用方法，美托洛尔（倍他乐克片）每日服用2次，美托洛尔（倍他乐克缓释片）每日服用1次，早晨服用，可在进餐时服用。注意事项，急性心功能不全时不宜过早使用。服药期间可能有血糖波动和肢端发冷等副作用；长期应用突然停药可发生反跳现象；本类药可能导致眩晕、疲乏，驾驶和机械操作时应谨慎。⑥钙通道阻滞剂，非洛地平、氨氯地平等，每日1次，早晨服药。注意事项，服药时会有头痛、颜面潮红和踝部水肿等不良反应。

综上所述，做好用药教育，首先需要药师具备相应的专业基础知识，其次，可利用多种形式如书面材料、多媒体资料，面对面交流、电话短信沟通，以及互联网信息化手段如微信、手机App等都有益于提升患者教育的效果。

（甄健存，张威，鲁镜，宋菲，陈宁，陈世才，宋智慧）

第二节　发药和患者教育技能教学实践

一、教案

时间轴		内容与层次			教法学法		学习目标
总时长	时长	模块	主题	内容要点	教学策略	学习活动	
0090 分钟	2 分钟	主题导入（10 分钟）	了解讲者基本信息	自我介绍	提问法	猜猜看环节	记忆
	1.5 分钟		介绍学习规则	分组和确定组长，明确本次学习规则	陈述贯通	划分小组，确定组长，明确职责	
	1.5 分钟		了解学员基本信息	学员自我介绍	提问法	现场调研	
	3 分钟		达成共识	案例导入	案例法	案例引入	理解
	2 分钟		引入主题	介绍讲课的内容结构，重点介绍发药基本要点	陈述贯通	语言陈述	记忆
	1 分钟	发药流程（8 分钟）	发药定义	发药定义与目的	关联旧知	语言陈述	理解
	5 分钟		发药流程	完整的发药过程及关注点	DATE	学员发言，互相补充，讲者汇总	运用与分析
	2 分钟			处方确认和发药交代	AGE	发动学员，回应学员，提示思考，共同总结和汇总，最后讲者陈述	
	2 分钟	发药交代不足的原因和改进措施(27 分钟)	案例回顾	讲者回顾开场时案例，引导学员思考因发药交代不足带来的问题	案例法	案例陈述	应变与交流
	8 分钟		同行案例分享	小组为单位分享发药交代不足的案例	DATE	学员发言	创新
	15 分钟		发药交代不足原因和改进措施	发现发药交代不足原因，并有改进措施	DATE	各组讨论之后轮流发言，每次一条，观点不能重复	创新
	2 分钟				观点聚类	讲者分类汇总并补充	评价

续表

时间轴			内容与层次		教法学法		学习目标
总时长	时长	模块	主题	内容要点	教学策略	学习活动	
90分钟	1分钟	发药交代的技巧(15分钟)	发药交代	用法用量	数据法		熟练动作
	1分钟			给药时间	数据法	列出特殊药品的给药时间	
	2分钟			特殊剂型	数据法	吸入剂、滴眼剂、滴耳剂等	
	2分钟			注意事项	关联旧知	列出特殊注意事项	
	2分钟			特殊人群	关联旧知	孕妇、儿童、老年人等	
	2分钟			其他	关联旧知	不良反应、储存方法等	
	2分钟			小结	陈述贯通	就发药交代进行小结	
	3分钟		发药礼仪	注意发药礼仪	AGE	引导探究	熟练动作
	25分钟	发药环节演练(25分钟)	通过演练形式掌握发药技能	保证发药环节各知识点熟练应用	DATE	3张处方,现场演示:抽签结成发药和患者搭配小组,随机抽取1张处方,示范发药过程,结束后,自我点评、学员点评、专家点评、讲者点评,亮点和其需要提升的地方	应变与交流
	3分钟	总结(5分钟)	归纳总结	巩固课堂成果	调动参与	各组一句话分享	调动参与
	2分钟				陈述	讲者总结,总结全场课程的重点、要点,感谢大家、呼吁行动	评价

二、教案解析

（一）教学方法的运用

1. **开场**　开场是教学活动开始前引导学生进入学习的行为方式。作为课堂教学重要的一环，开场目的是集中注意、引起兴趣、激发动机、明确意图、建立联系，为课堂气氛的优化奠定基础。开场的方法根据教学内容的不同可以有不同的形式，开场是一堂课的开始，良好的开场会为课堂教学增光添彩。

（1）自我介绍：讲者的一言一行、一招一式都会影响到课堂效果，包括衣着、仪表、姿势、步伐、自我介绍环节，都会对整个教学产生重要作用。自我介绍的方式有多种，如姓名由来讲解，将个人姓名贯穿于某种寓意中等方式，都可以帮助学生记住老师的姓名。通过介绍个人相关履历的方式，可以体现讲者在本行业中的权威性，有助于提升讲者在课堂中的权威感。

本次课程中讲者自我介绍部分采用猜猜看环节，加深学生对讲者的了解，设计不同问题，风趣开场，有助于拉近学员和讲者之间的距离，同时使讲者的自我介绍更具生动性。

（2）明确教学目标和课堂规则：对学员进行小组分组，划分讨论单元，同时交代整个课堂设计，明确引导式培训方法和理念，交代教学任务，着重说明与传统满堂灌教学课堂形式的区别，便于学员提前了解，这些信息的交代为后续引导式课堂开展做基础，让学生对引导式培训课堂有初步认知，更好地配合教学。学习规则的介绍环节可以将整个班级组织起来，划分小组并指定组长，明确组员和组长职责，同时采用设问形式了解学员工作年资组成分布，便于讲者对学员进行定位。

（3）课堂导入：课堂导入有很多方法，如关联旧知、案例导入、情景导入、演示导入、典故导入、直接导入等。生动的课堂导入直接或间接地让学生预先明确学习目标，激发内在动机，和课堂主旨达成共识。本次课程首先采用设问方式进行提问，如"发药简单吗？""资深药师有必要再次学习发药吗？"，用两个设问启发学员内在学习动机，继而选用两个发药案例引入本次课程主题，如硝苯地平控释剂型药品"整吃整排"的投诉、服用大蜜丸剂型致患者窒息的案例，加深学员对发药交代重要性的理解，明确发药环节重要性和责任心，达成共识，提升发药这一工作的神圣感和价值感。

2. 发药流程　由于学员或多或少都会接触到发药这个环节，因此对本项工作已经有了一定认识和了解，本次课程对于此环节的设计首选采用关联旧知的方法引入正题，从国家法律、法规角度明确发药是药师必须要履行的主要职责之一，进而用陈述的方法导入发药定义，即发药指药学人员在调剂工作中，对已经调配好的处方进行药品和患者确认，并用语言和／或文字的方式，将所配发药品的用法、用量、禁忌及其注意事项明确、详细地告诉患者或其家属。重点强调发药目的是保障患者用药安全。

对发药环节的流程，本次课程设计采用DATE法进行讨论和讲解，如提问"谁可以讲一下发药环节有哪些？"，听取学员解答，对不完整的地方请其他学员进行补充，讲者最后将发言结果进行课堂总结并画出完整的发药流程图反馈给学员（图3-3）。

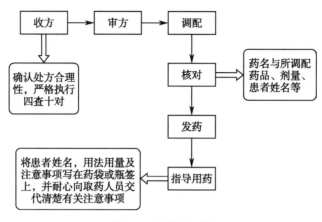

图 3-3　发药流程图

对发药流程中的重点和难点即处方确认和发药交代进行重点阐述，发药确认环节应提出患者确认和药物确认两大前提，同时引出"四查十对"的概念（表3-7），并提到发药交代的重要性：遵循法律法规的要求、药师价值实现的要求和患者用药安全的要求。讲者对整个发药流程环节进行一定的总结和归纳，提升学员对发药环节对于保障患者安全有效使用药品的重要性的认识。

表 3-7 四查十对的内容

四查	十对
查处方	对科别、姓名、年龄
查药品	对药名、剂型、规格、数量
查配伍禁忌	对药品性状、用法用量
查用药合理性	对临床诊断

3. 发药交代不足的原因和改进措施

（1）案例回顾和同行案例分析：回顾案例是为了引出下面的学员分享案例环节。通过典型案例回顾，引出现实工作中很多由于没有做好发药交代而出现患者错误用药的真实案例。鼓励分享，敢于分享，分享是为了"不二错"，不光是自己"不二错"、自己医院"不二错"，最好同行也"不二错"。对于开场时引入控释片"整吃整排"案例和大蜜丸引起窒息事件进行简单回顾，起到示范作用，并引导学员分享自己的案例。以此为下一步的课堂讨论奠定案例基础。

（2）发药交代不足原因和改进措施：分享案例前的充分发动是非常有必要的，因为"家丑不外扬"的观念让大家不愿意分享自己个人或医院的案例，可以让大家分享"自己亲身经历的、听来的、看来的"，不限于自身经历的，鼓励大家勇于分享。充分的事先发动，往往让大家不忌讳分享自己个人或医院的用药故事，并及时用扑克牌记分或发小礼品等方式鼓励。另外，不仅是听故事，讲者还要对一些典型案例进行引申，再次强调很多患者缺乏合理用药的有关知识，需要药师作必要的发药交代，发药交代是让患者安全用药的一个重要环节。

结合上面学员自己提到的案例，引导学员思考发药交代不足的原因有哪些。此处设计课堂形式为分组讨论，而后各组举手抢答，要求后面发言的观点不能和前面已经说过的重复，最后由讲者使用鱼骨图的形式对学员意见进行分类汇总和补充（图3-4）。

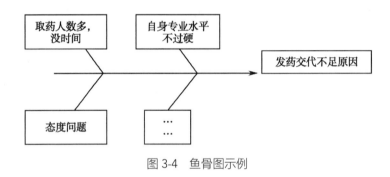

图3-4　鱼骨图示例

4. 发药交代的内容及注意事项　发药交代的技巧，重点提出几个主要注意方面，指出设置门诊用药咨询室，同时指出每位药师需要刻苦积累，掌握基本专业知识是优质服务的前提。本处采用陈述的方法分享发药时的交代事项、特殊人群用量注意事项、特殊剂型准确使用步骤，用表格展示不同用药时间含义，并对不良反应、储存注意事项进行教学，图片导入发药礼仪。

使用表格展示不同服药时间：清晨、饭前、饭后、睡前等，提出这些资料都来源于说明书，每个医院都可以组织药师把本院的药品说明书信息进行摘录，编写各自医院的用药指导材料，便于大家掌握后告知患者。告诉学员这些汇总表格的知识来源，便于大家不仅仅是记住讲者分享的几页纸的知识，而是掌握方法、举一反三，形成各自医院的相关知识要点。点出几个常见相互配伍的用药组合，做到不发生作用抵消，发挥各自的效果的方式，可以引申"药物相互作用"中的两种情况：有显著临床意义的不良相互作用，如何避免；有些不良相互作用，如何通过错开服药时间等方法来达到合理使用的目的。对于特殊口服剂型，需要强调并告知患者正确使用的必要性。其他剂型需要重点指导患者正确的使用方法。只有培训到位，才可以让患者回家使用。可以通过穿插个别典型案例，或者回顾刚才大家分享的相关案例使教学形式生动活泼、教学内容易懂易记，最终达到教学目的。

储存注意事项中，开盖后的有效期问题尤为重要，比如糖浆剂，开启后有效期仅仅一个月或更少，一次没有用完，过了一个月后，不能再用。同时可以再分享一些用药小标识。

关于发药礼仪，这里要特别提到的是，患者在医院诊疗环节很多，到最后取药环节，很可能带着怨气来到窗口，作为药师，是用热情周到的药学服务化解患者的不满情绪，还是做压死骆驼的最后一根稻草引来不必要的纠纷和投诉呢？此处通过举例说明，也可以拍摄短剧展示，或者采用学员分享、分析患者就医环节及可能存在的纠纷因素等方法授课，过程中强调发药礼仪的重要性。

5. 发药环节演练　发动参训学员参加，分别模拟患者和药师，根据时间可以演练 1 ~ 3 组，要求所有参训药师均仔细观摩。演练完毕，采用DATE法多维度评价：药师自我评价、模拟患者评价、参训药师评价、讲者评价。通过发药实操演练，把药师发药服务环节中的礼仪、流程、发药交代、沟通技巧等细节要求进行充分地模拟演示。

现场选择 3 张处方，演示发药交代：抽签结成发药药师和患者搭配小组，随机抽取 1 张处方，示范发药过程，结束后，DATE 法自我点评、学员点评、讲者点评，点评内容为发药亮点和需要提升的地方。

6. 总结　"引导式教学"改变传统的"填鸭式"教学，实现以教师为主导、学生为主体的教学模式，运用恰当的教学手段激发起学生的学习兴趣，培养学生自主学习和独立思考的习惯。为更好地巩固课堂教学效果，要求每组学员总结学习心得，各组用一句话总结全场课程的重点、要点以及呼吁行动。最后由讲者做总结，总结全场课程的重点、要点。

（二）教学技巧的运用

1. 分小组讨论问题；

2. 海报展示小组成果；

3. 小组成绩比拼，激发学员积极性。

（三）教学素材

1. **视频**　在 PPT 中插入视频，提出问题，引发思考，引出主题。

2. **图片**　有些图片可以自己拍摄或设计，比如不规范的服务动作或行为。

3. **教学活动**　设计一项教学活动，或分组讨论，或游戏，达到某一个教学目的。

4. **板书**　有些头脑风暴环节，可以采用板书形式进行呈现。

5. **案例**　多数案例来源于实际工作或行业分享的典型事例，这种案例比较直观，容易引发思考和共鸣。

6. **音乐**　有些游戏环节，可以播放适宜的音乐。

三、课堂呈现

发药与患者教育

授课对象：初级药师。

授课人：各位同仁，大家好！我是××医院的×××，下面将用一个半小时时间和大家一起探讨一下发药和患者教育这个主题。

自我介绍（猜猜我的真假信息）

1. 籍贯××省
   假的

2. 民族×××族
   假的

3. 毕业于××大学
   假的

4. 年龄××岁
   真的

5. 工作年限×××年
   真的

6. 主任药师
   真的

注：开场常用的导入方式有①提问法；②新闻事件法；③引经据典法（包括名人名言、法律法规等）；④视频法；⑤案例法；⑥数据法；⑦（实物）展示法；⑧活动体验法。本课程将采用提问法。

说明：通过设计几个问题，授课人进行自我介绍。

注释：不仅仅是几个真假问题的猜猜看，通过问题设计，加深学员对授课人的了解，建立一种朋友关系，同时授课人可以进行自我介绍，展示自己的学术背景，让学员信服，解决"为什么是我来讲"的问题。

学习规则介绍

- 分　　　组：5～7人一组，组名1、2、3、4、5、6等
- 组长确定：金手指
- 组长指定：发言员
- 发言得分：扑克牌
- 神秘奖品：总分前三名的小组获得奖品

课堂组织：经过"金手指规则"（授课人让大家同时举起手，同一时间用大拇指指向自己认定的组长，被指认人数多者为组长）指定组长，让每个组长指定小组的发言员，设置激励措施，激励大家踊跃发言。这是创造学习情景、建立学习型团队的正向激励。

说明：建构主义学习理论认为，学习是获取知识的过程，知识不是通过教师传授得到的，而是学习者在一定的情境，即社会文化背景下，借助其他人（包括教师和学习伙伴）的帮助，利用必要的学习资料，通过意义建构的方式而获得。因此建构主义学习理论认为"情境""协作""会话"和"意义建构"是学习环境中的四大要素。学习环境中的情境必须有利于学习者对所学内容的意义建构。

工作年限调查

- 工作满5年
- 工作满10年
- 工作满20年

说明：通过鼓励学员配合授课人，举手来完成此项现场调查。对积极的参与者表示感谢。设计此调查，目的有两个：

1. 了解学员的资历，便于整个主题的侧重点。

2. 首次练习互动，让学员和授课人开始互动起来。

可以有其他互动话题：如医院级别（一级 / 二级 / 三级）、工作部门（门诊药师 / 住院药师 / 临床药师）、管理岗位（主任 / 班组长 / 一般药师）等。

发药简单吗？

资深药师有必要再学习发药吗？

说明：通过调查，发现大部分药师工作 5 年以上。

顺着抛出这个反问，引发学员思考——有必要吗？开局要解决"与我何干"的问题，如何解决，通过典型的发药环节出现的安全用药问题的案例来总结。

案例 1：患者，女，76 岁

诊断：高血压

处方：硝苯地平控释片（拜新同）30mg q.d. 口服

发药时需要交代给患者什么信息？

说明：这个案例是一个简化的案例，把其他药物省略了，但是一个真实的案例。吃完药后，患者发现药片从大便排出来，来医院投诉药品质量问题。

先不说故事，让大家发言，发药时需要交代给患者什么信息？一个学员讲得不完整，鼓励其他学员补充。根据学员讲的信息条数、重要与否，酌情给多少张扑克牌（或其他奖品）。

注：1. 注意要及时发给学员扑克牌。

2. 设置助手帮忙传递话筒和发牌。

案例 2：患者，女，34 岁

诊断：妇科炎症

处方：桂枝茯苓丸（大蜜丸）10 丸

用法：口服，1 丸，1 次 / 日

发药时需要交代给患者什么信息？

说明：这也是一个真实的故事，一位女性患者整吞大蜜丸而发生窒息死亡的案例。

同上，先不说故事，让大家发言——发药时需要交代给患者什么信息？

一个小问题引发的投诉

案例 1：患者，女，76 岁

诊断：高血压

处方：硝苯地平控释片（拜新同）30mg q.d. 口服

结果：患者发现药片从大便排出，担心会不会是未释放完就排出体外了，投诉药品质量问题

说明：授课人揭晓故事一

故事揭晓不是目的，目的是引申的话题——药品发对了，但患者对用药有误解，药师负有责任。

引申出说明书很清楚标明了注意事项，但患者没有看到，发药交代应该把重要或容易引起误解的事项要告知患者。

一枚大蜜丸引起的血案

案例 2：患者，女，34 岁

诊断：妇科炎症

处方：桂枝茯苓丸（大蜜丸）10 丸

用法：口服，1 丸，1 次／日

结果：患者用白开水送服，吞下了一颗药丸。哽在喉咙处窒息死亡。法医切开死者的咽喉，发现气管里有一堆糊状的深色物质

说明：授课人揭晓故事二

故事揭晓不是目的，目的是引申的话题——药品发对了，但患者服用方式错误，药师责无旁贷。

引申出：您以为大蜜丸掰开后嚼服是每位患者都知道的常识，但事实上"您以为"是造成这场血案的元凶。授课人还可以再次强调对于这名患者的死亡药师负有不可推卸的责任。

两个案例告诉我们……

说明：通过活生生的案例，引发学员思考，平时发药时是否也存在类似的问题。解决本次培训"与我何干"的问题。

本节课授课理念

授之以鱼

授之以渔

说明：授课人提前明确告诉学员：本次培训不是知识的灌输，而是点燃药师的工作激情，掌握改进发药工作的途径和方法，授之以渔。

主要内容

· 发药环节的流程
· 发药交代不足的原因和改进措施
· 发药交代的技巧
· 发药环节演练
· 总 结

说明：介绍本次培训的主要内容，并且点明本次培训的重点——发药交代不足的原因和改进措施。

法律依据

处方管理方法

第三十三条

　　药师应当按照操作规程调剂处方药品：认真审核处方，准确调配药品，正确书写药袋或粘贴标签，注明患者姓名和药品名称、用法、用量，包装；向患者交付药品时，按照药品说明书或者处方用法，进行用药交代与指导，包括每种药品的用法、用量、注意事项等。

说明：发药与患者指导是法律条例明文规定的，具有法律效应。

引申：依法执业是我们药师神圣的职责。

发药的定义

　　指药学人员在调剂工作中，对已经调配好的处方进行药品和患者确认，并用语言和 / 或文字的方式，将所配发药品的用法、用量、禁忌及其注意事项明确、详细地告诉患者或其家属。

目的：保障患者用药安全

说明：回顾一下发药的定义，关联旧知。

可以把讲授内容变成问题，让学员来回答和分享，相互补充完善。强调目的是："保障患者用药安全"。

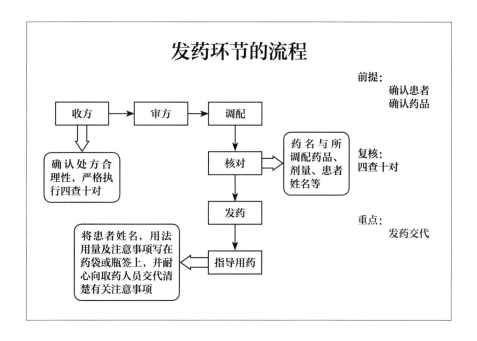

说明：授课人请一名学员分享发药环节的流程以及其中的几个重点环节，其他学员补充。

最后授课人汇总，指出发药流程的前提是"确认患者、确认药品"，还有"四查十对"，但重点是"发药交代"。授课人在此要强调一个观念，发药过程不是完成一张张处方的调剂，而是服务一个个活生生的人，发药过程不是传递药品，而是传递用药知识和药师的关爱，药师的服务是有温度的服务。

发药交代的必要性和重要性

· 遵循法律法规的要求
· 药师价值实现的要求
· 患者安全用药的要求

说明：通过案例的分享、法律法规的展示，结合医疗改革和医院药师工作转型，引申出一般药师的工作重点是要服务于患者，让患者对药师的职业有一种认同感和尊重。让患者认为药师是有存在感的、实现了职业价值的有为药师。药师职业价值的实现在于保障患

者用药安全。

这里要体现药师职业价值高度，真正解决本次培训"与我何干"的问题，激发听众的学习动机。

主要内容

· 发药环节的流程
· 发药交代不足的原因和改进措施
· 发药交代的技巧
· 发药环节演练
· 总　结

说明：引出本次培训主要内容，并再次强调本次培训的重点——发药交代不足的原因和改进措施。

回顾案例

案例1
发药交代："整吃整排"现象是正常现象，原因是不溶性骨架片。

案例2
发药交代：大蜜丸因丸大，可洗净手掰小，或嚼碎后喝水吞服。

说明：回顾案例是为了引出下面的学员分享案例环节。

通过典型案例回顾，引出现实工作中由于没有做好发药交代而出现的许多患者错误用药的真实案例。

鼓励分享，敢于分享，分享是为了"不二错"，不光是自己"不二错"，自己医院"不二错"，最好是同行也"不二错"。

分享案例

· 各组派人轮流分享用药交代不足的案例，每次一例
· 每个案例积分一分

说明：由于"家丑不外扬"的观念让大家不愿意分享自己个人或医院的案例，所以，分享案例前充分动员是非常有必要的。让大家不忌讳分享自己个人或医院的发药交代不足的典型案例，可以让大家分享"自己亲身经历的、听来的、看来的"，不限于自身经历的，鼓励大家勇于分享，并及时给予扑克牌鼓励。

另外，不仅仅是听故事，授课人还要对一些典型案例进行引申，再次强调所有患者都需要药师作必要的发药交代，发药交代是让患者安全用药的一个重要环节。在这个分享环节，授课人也可以顺势强调发药交代的五个层次：其一，药师说了，由于环境嘈杂，患者没有听见；其二，药师说了，患者听见了，没有理解；其三，药师说了，患者听见了，理解了，回家忘记了；其四，药师说了，患者听见了，理解了，回家没有按照要求做；其五，药师说了，患者听见了，理解了，回家按照要求做。

分享案例是关联旧知、创建新知或新理念的必不可少的过程。

讨论发药交代不足的原因和改进措施

1. 分组讨论（5~8分钟）
2. 各组轮流发言，每一条积一分，稍后发言的其他组观点不能重复
3. 讲师分类汇总和补充（鱼骨图）

说明：分享完案例，自然过渡到培训的主要环节——找到发药交代不足的原因，提出持续改进措施。

这个设计为分组讨论和分享，讲师不能把原因和措施和盘托出，必须让大家进行头脑

风暴，自己讨论得出。不仅要找到原因，还必须给出改进措施，分享各自医院的经验和方法。授课人要巡场给予督促和鼓励，让每个小组内部互动起来。

授课人要用鱼骨图进行板书，进行分类汇总和补充。授课人重点强调某些原因和改进措施，呼吁行动。

会话是建构主义"协作"过程中的不可缺少环节。学习小组成员之间必须通过会话商讨，完成规定的学习任务的计划；此外，协作学习过程也是会话过程，在此过程中，每个学习者的思维成果（智慧）为整个学习群体所共享，因此会话是达到意义建构的重要手段之一。

主要内容

· 发药环节的流程
· 发药交代不足的原因和改进措施
· 发药交代的技巧
· 发药环节演练
· 总 结

说明：授课人强调发药交代技巧不仅仅靠集中培训就能完全解决，要靠平时积累，学会汇总知识点，最好相互分工和共享。同时强调发药技巧不是总结出来束之高阁的，而是不断应用，不断完善，把技巧内化为服务患者和关爱患者的能力。

发药交代的技巧

· 用药交代事项：
　（1）用法用量
　（2）给药时间与疗程
　（3）特殊剂型
　（4）特殊人群
　（5）特殊注意事项
　（6）其他
· 根据实际，适时引导　门诊用药咨询室
· 刻苦积累，掌握基本专业知识是前提

说明：请学员分享发药交代的技巧，并相互补充，授课人汇总，提出重点注意的几个方面。

指出设置门诊用药咨询室，同时指出每位药师需要刻苦积累，掌握基本专业知识是优质服务的前提。

用量注意

· 婴幼儿
· 老年人
· 外用药

说明：授课人提问和引导学员，分享婴幼儿和老年人的用量计算方法，以及外用药的用量。

给药时间

每日一次	q.d.	早或晚	每天同时间服
每晚一次	q.n.	睡前	
每日两次	b.i.d.	早，晚各一次	相隔 12 小时
每日三次	t.i.d.	早，午，晚	相隔 8 小时
每日四次	q.i.d	早，午，晚，睡前	
每 6 小时	q6h.	白天时间 /4	不需要半夜起来用
需要时用	p.r.n.	有症状时	日用量限制

空腹	Empty stomach	餐前 1 小时或餐后 2 小时	促胃动力药品
饭前	a.c.	饭前 10 ~ 30 分钟	降糖药
饭后	p.c.	饭后 15 ~ 30 分钟	NSAID
睡前	h.s.	睡前 15 ~ 30 分钟	安眠药
清晨空腹	a.m.		高血压药品
早餐后	After breakfast		口服激素

说明：不是解释字面的知识，而是通过制作大厅展板、折页、健康宣教、科普等途径，提高全体患者的用药时间常识，逐步解决患者用药常识缺乏的问题。

给药时间

最佳给药时间为　　清晨

药品类别	药品名称
抗高血压药	氨氯地平、依那普利、贝那普利、氯沙坦、缬沙坦、索他洛尔
肾上腺皮质激素	泼尼松、泼尼松龙、地塞米松
利尿药	呋塞米、螺内酯
抗抑郁药	氟西汀、帕罗西汀、氟伏沙明
驱虫药	阿苯达唑、甲苯咪唑、哌嗪、噻嘧啶
泻药	硫酸镁盐类
降糖药	甲苯磺丁脲、格列本脲、格列吡嗪、格列齐特、罗格列酮
钙磷调节药	阿仑膦酸钠、丙氨磷酸二钠
收敛药	鞣酸蛋白

说明：通过以下五张片子展示不同服药时间的表格：清晨、餐前、餐中、餐后、睡前等，说明药品服用有时间要求。提出这些资料都来源于说明书，每个医院都可以组织药师把本院的药品说明书信息进行摘录，编写各自医院的用药指导材料，便于大家掌握后，告知患者。

告知这些汇总表格的知识来源，使大家不仅仅是记住授课人分享的几页纸知识，而是掌握方法，举一反三，形成各自医院的相关知识要点。

给药时间

最佳给药时间为　　餐前

药品类别	药品名称
促胃动力药	甲氧氯普胺、多潘立酮、西沙必利、莫沙必利
抗生素	头孢拉定、头孢克洛、氨苄西林、阿奇霉素、克拉霉素
广谱抗线虫药	伊维菌素

给药时间

最佳给药时间为　　　餐中

药品类别	药品名称
降糖药	二甲双胍、阿卡波糖、格列美脲
抗真菌药	灰黄霉素
助消化药	酵母、胰酶、淀粉酶
非甾体抗炎药	舒林酸、吡罗昔康、美洛昔康、奥沙普嗪
肝胆辅助药	熊去氧胆酸
抗血小板药	噻氯匹定
减肥药	奥利司他
分子靶向抗肿瘤药	甲磺酸伊马替尼
抗结核药	乙胺丁醇、对氨基水杨酸钠

给药时间

最佳给药时间为　　　餐后

药品类别	药品名称
非甾体抗炎药	阿司匹林、贝诺酯、对乙酰氨基酚、吲哚美辛、尼美舒利、布洛芬、双氯芬酸
维生素	维生素 B_1、维生素 B_2
H_2 受体阻断剂	西咪替丁、雷尼替丁
利尿药	氢氯噻嗪
催眠药	水合氯醛、咪达唑仑、司可巴比妥、艾司唑仑、地西泮
平喘药	沙丁胺醇、二羟丙茶碱

给药时间

最佳给药时间为　　　睡前

药品类别	药品名称
血脂调节药	辛伐他汀、普伐他汀、洛伐他汀、氟伐他汀
抗过敏药	苯海拉明、异丙嗪、氯苯那敏、赛庚啶、酮替芬
钙剂	碳酸钙
缓泻药	比沙可啶、液状石蜡

两种药物同时使用，怎样用？

· 抗生素与益生菌

· 止吐药与化疗药

· 要滴两个眼药时，之间要隔 10～20 分钟

说明：授课人指出几个存在相互作用的常见用药组合，提问学员：如何做到不发生不良相互作用，发挥各自的效果。可以引申"药物相互作用"中有两种情况：有显著临床意义的不良相互作用，此类情况要尽量避免；同时指出有些不良互相作用，可以通过错开时间，来达到合理配伍使用的目的。

特殊口服剂型

· 舌下含服

· 缓释片

· 口崩片

· 泡腾片

说明：授课人需要强调特殊口服剂型告知患者正确使用方法的必要性。

特殊剂型

· 吸入剂

· 滴耳药、眼药、鼻药

· 栓剂

授课人：其他特殊剂型，如吸入剂，需要重点指导患者正确的使用方法。做到培训到位，才可以让患者回家使用。

说明：可以穿插个别典型案例，或者回顾刚才学员分享的相关案例。

特殊人群

· 婴幼儿
· 老人
· 妊娠及哺乳期妇女
· 肝肾功能不全患者
· 聋、哑、盲患者
· 精神病患者

授课人：对待特殊人群要格外关注，不能漠视，要针对这些人群做好特殊交代，特别强调一下聋、哑、盲患者和精神病患者。

儿童用药交代

儿童用药"四不要"
· 服药时不要随时加糖
· 西药不要用果汁送服
· 不要用茶水、牛奶喂药
· 不要在孩子哭闹、嬉戏时喂药

说明：授课人重点讲述儿童用药"四不要"。

老人用药交代

药师在用药交代后，可以试探性地问一下患者：
"我说清楚了吗？"
"要不要我把必要的注意事项在您的药品说明书上划一下或是用纸给您写上？"
"您能复述一下具体的服药方法和疗程了吗？"

授课人：老年患者的发药交代中，强调请患者复述——"teach back"（教回来）很重要。

哺乳期用药交代

抗生素：青霉素和头孢类（可能会对婴儿的肠道有影响，注意观察宝宝是否有腹泻症状，哺乳不需要等待时间）。

哮　喘：布地奈德粉吸入剂（直接通过口腔作用于肺部，全身吸收比较少，进入乳汁的量就更少，不太可能影响到宝宝）。

外用药：尽量选择哺乳期安全的药使用，而且尽量避开乳头位置。

说明：授课人列举哺乳期发药交代问题，指出需要注意的几个方面。

特殊人群

特殊人群的用药注意事项与禁用或慎用的药物

特殊人群	用药注意事项	禁用药物
新生儿	多静脉给药、须考虑液体容量、速度	氯霉素、磺胺药、去甲万古霉素、呋喃妥因、对乙酰氨基酚、苯海拉明
婴幼儿	宜口服糖浆剂.对镇静剂耐受较强	地西泮、硫喷妥、羟嗪、依他尼酸、氟哌啶醇、噻嘧啶、苯丙胺、甲氧氯普胺、吗啡
儿童	骨和牙齿发育易受影响	四环素类、吲哚美辛、氟喹诺酮类
老年人	肝肾功能减退	大多药物游离效应增强，剂量减小
妊娠妇女	3周~3月为致畸敏感期，高敏感期为21~35天	甲硝唑、甲苯咪唑、地西泮、溴隐亭、茶苯海明、依诺肝素、苯海拉明、西替利嗪
哺乳妇女	两溶性药物易进入乳汁	新生儿与婴儿禁用的药物
运动员	参赛禁用	精神刺激剂、麻醉镇痛剂、利尿剂等兴奋剂
驾驶员	慎用定向力障碍药物	引起嗜睡、幻觉、视力模糊或定向力障碍药物
肝功能不全	禁/慎用损害肝脏药物	异烟肼、对氨基水杨酸、抗真菌药、氯丙嗪等
肾功能不全	禁/慎用损害肾脏药物	氨基糖苷类、非甾体抗炎药、利福平、磺胺类

说明：授课人汇总儿童、老年人、怀孕或哺乳妇女的相关文献资料。引申出各个医院应根据药品说明书做好资料汇总和更新。

储存注意

· 冰箱保存
· 干燥，通风，避光
· 避免儿童接触
· 开盖后有效期
· 特殊救急药品——随身携带

授课人：储存注意事项中，开盖后的有效期问题尤为重要，比如糖浆剂，开启后有效期仅仅一个月或更短，一次没有用完，过了一个月后，不能再用。

储存注意

1. 分门别类。不同给药途径的药品分开保存，如口服的药品、滴眼液、栓剂。

2. 有原包装的药品最好放在原包装里，不要因为只剩下最后一粒或一袋就丢弃原包装纸盒，虽然在泡罩板和颗粒剂袋上有生产日期，但是常常会由于不知道有效期的年限而无法判断是否失效。

3. 密封。有些药品极易吸收空气中的水分，而且吸收水分后很快就会变质。如阿司匹林就是一种易吸潮的代表药，吸潮后便开始缓慢分解成水杨酸和醋酸，产生浓烈的酸味，对胃的刺激性大大增加。

说明：列举储存注意的几个问题。

其他注意事项

1. 不良反应，如何处理

　　告知发生的频率，监测项目（肝肾功能等）和处理方法，什么情况下需要回医院。

2. 漏服时，如何处理

　　例子：口服避孕药。

说明：授课人可以设计几个有关药品不良反应的互动问题。药品不良反应发生频率包括：十分常见（≥10%），常见（≥1%，<10%），偶见（≥0.1%，<1%），罕见（≥0.01%，<0.1%），十分罕见（<0.01%）。

另外可以模拟一个现场，半夜"机"叫：授课人客串一位患者，因为药品不良反应，半夜打电话给一位药师，模拟当时的对话情景，看看药师是否反应得当，比如患者说现在身上出现了皮疹、瘙痒，询问药师如何处理，看药师如何应对。

关于漏服药品，举例说明，同时让药师回去查阅相关资料，看看具体某种药品如果漏服，该如何处理？

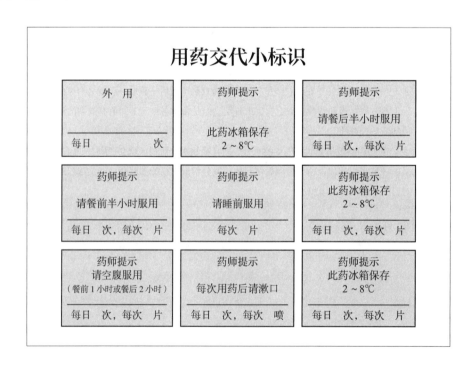

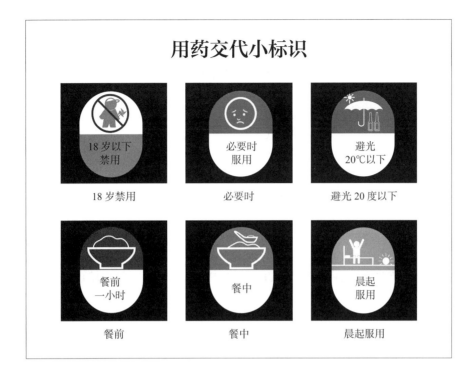

说明：此处小结一下发药交代的几个重点方面，同时顺势引出发药礼仪的话题。如果时间允许，可以让药师学员分享和分析患者就医环节可能存在的纠纷因素。

首先，可以让学员分享患者在医院到底有多少就医环节，分析其中有没有一些环节会引起患者的负面情绪，到了最后取药环节，个别患者是不是很有可能带着怨气来到窗口，我们药师该如何应对？是用热情周到的药学服务化解患者的不满情绪，还是做压死骆驼的最后一根稻草，引来不必要的纠纷和投诉。可以举例说明，也可以拍摄短剧展示及讨论。最后，授课人强调发药环节作为最后一个环节，发药药师需要承受和疏解整个就医流程中患者的负面情绪和压力，强调发药礼仪的重要性。

主要内容

· 发药环节的流程
· 发药交代不足的原因和改进措施
· 发药交代的技巧
· 发药环节演练
· 总 结

说明：发药环节演练是引导探究 DATE 模式中的展示环节，用以验证授课效果。

发药环节演练

处方 1

处方 2

处方 3

说明：动员参训学员参加：一个模拟患者，一个模拟药师，根据培训时间可以演练 1～3 组。

提前明确演练要求，提醒演练药师、相关药师和专家仔细观摩，演练完毕，需要 360° 多维度评价，包括演练药师自我评价、模拟患者药师评价、参训药师评价、专家评价、授课人评价。通过模拟演示，把药师发药服务环节中的礼仪、流程、发药交代、沟通技巧等细节要求，进行充分鲜活地展示。

建构主义的教学就是要把学习者放到情境中，让他们去建构，让学习者去构建自己的"格式塔"，对这些痕迹去做有意识的、能动性的加工，然后形成新的格式塔。所以，学习应该发生在一种情境中，测验应该与执行实际任务整合在一起，而不是一个独立的过程。

处方1

北京市　　　　医院处方笺　　（医保）

定点医疗机构编号:12110001

科别:感染科　　　2015年9月17日17:20:00　　　病历号:90164570

姓名:　　　　　性别:女　　年龄:29岁

临床诊断:腹泻待查 ；急性胃肠炎 ；肠道菌群失调

Rx:

组号	名称	剂量	给药途径	频率	疗程	总量	金额(元)	发药科室
	枯草杆菌二联活菌肠溶胶囊(250mg×20粒）	0.5g	口服	3次/日	3天	1盒	26.92	门诊西药房
	蒙脱石散(3g×10扬子江)	3g	口服	3次/日	3天	1盒	12.07	门诊西药房
	甲磺酸左氧氟沙星片(100mg×12片)	200mg	口服	2次/日	3天	1盒	9.09	门诊西药房
	口服补液盐Ⅲ(5.125g×6西安)	2袋	口服	2次/日	3天	2盒	75.86	门诊西药房

过敏试验:　　　　　　　　　医师名:

药品金额:**123.94元**　审核/调配签名(签章):　　　核对/发药签名(签章):

药师提示:
1. 请遵医嘱服药；2. 请在窗口点清药品；3. 处方当日有效；4. 发出药品不予退换

处方2

医院处方笺

定点医疗机构编号:12110001　　　　费别:(公、自人 医保、农合、工伤、其他)

科别:妇产科　　　2015年9月17日09:14:37　　　病历号:809046

姓名:　　　　　性别:女　　年龄:26岁

临床诊断:孕32周 ；贫血hb96g ；阴道炎

Rx:

组号	名称	剂量	给药途径	频率	疗程	总量	金额(元)	发药科室
	维生素C片(0.1g×100新华)	0.1g	口服	3次/日	15天	1瓶	2.15	门诊西药房
	琥珀酸亚铁片(0.1g×24奥邦)	0.2g	口服	3次/日	15天	4盒	106.48	门诊西药房

过敏试验:　　　　　　　　　医师名:

药品金额:**108.63元**　审核/调配签名(签章):　　　核对/发药签名(签章):

药师提示:
1. 请遵医嘱服药；2. 请在窗口点清药品；3. 处方当日有效；4. 发出药品不予退换

处方3

北京市　　　　　　医院处方笺（医保）

定点医疗机构编号：12110001

科别：心血管门诊　　2015年9月17日11：13：31　　　　病历号：4517110

姓名：　　　　　性别：女　　年龄：47岁

临床诊断：高血压；动脉硬化；高脂血症

Rx: 组号	名　称	剂量	给药途径	频率	疗程	总量	金额(元)	发药科室
	阿司匹林肠溶片(100mg×30片(拜))	100mg	口服	1次/日	28天	1盒	14.75	门诊西药房
	阿托伐他汀钙片(10mg×7片阿乐)	10mg	口服	1次/晚	28天	4盒	120.72	门诊西药房
	富马酸比索洛尔片(5mg×10片康忻大)	5mg	口服	1次/日	28天	3盒	103.5	门诊西药房
	苯磺酸氨氯地平片(5mg×7片 络活喜)	5mg	口服	1次/日	28天	4盒	150.12	门诊西药房

过敏试验：　　　　　　　　　　　医师名：

药品金额：389.09元　　审核/调配签名(签章)：　　　核对/发药签名(签章)：

药师提示：
1．请遵医嘱服药；2．请在窗口点清药品；3．处方当日有效；4．发出药品不予退换

说明：两位药师分别模拟药师和患者，上台实操演练，共三组。根据培训时间情况，安排其中 1～3 组实操演练。

选择的处方应具有代表性。

演练前需准备好教具，注意模拟的真实性。发药模拟演练结束后，应请现场听者点评，最后授课人应对模拟者和点评者的表现做出点评，补充未答出的标准答案内容，充分调动参与者的积极性。

主要内容

· 发药环节的流程

· 发药交代不足的原因和改进措施

· 发药交代的技巧

· 发药环节演练

· 总　结

说明：善始善终是一堂好课程的标志之一。培训课堂的结尾不仅仅是要对一堂课的学习内容进行总结，还需要强调重点，归纳升华学习者的收获，最后还要号召行动——学以致用。

最好先由学习者总结，说出重点内容。这既能调动参与，主动学习，又能检验学员掌握的水平。

大家来总结怎样做好发药交代

1. 每组派一位药师用一句话总结；
2. 其他组内容不能重复。

说明：请几位有代表性的参训药师总结本次培训的收获和感悟，让他们告诉大家"如何做好发药交代"，达成一致共识。

药师多一声叮咛

患者少一分风险

说明：授课人最后简要总结整场培训要点，同时分享一句总结语，可以让学员用填字的方式完善，再一次重复本次培训的重点，呼吁行动。

谢谢参与

敬请指正

说明：感谢参训药师积极参与互动和实操演练。可以有一两句祝福语，如祝愿每位参训药师成为患者信赖的金牌药师。

思考题

1. 如何设计"引导式培训"开场中的自我介绍？
2. 如何激发学员学习发药与交代的热情和兴趣？
3. 如何应用引导式教学的方法组织学生开展发药与交代的技巧学习？
4. 本课程教学重点难点是什么？

（陈世财，干小红，顾红燕，宋智慧，杨毅恒）

参考文献

[1] 王广进,张福仁.药物诱发的光敏反应.中国中西医结合皮肤性病学杂志,2009,8(2):131-132.

[2] 刘巧,吴伟伟.光动力疗法中药光敏剂研究进展.实用皮肤病学杂志,2008,4(1):250-252.

[3] 黄佳,杨莉,赵志刚,等.药源性光敏反应的致敏药物及防治.药品评价,2014,02:17-21.

[4] 杨辉,崔向丽,刘丽宏.美国患者教育模式对我国的借鉴意义.中国临床药理学杂志,2017,33(11):1045-1046.

[5] 高血压联盟 (中国), 国家心血管病中心 , 中华医学会心血管病学分会等 . 2014 年中国高血压患者教育指南 (简明版). 中国循环杂志 ,2014(z2):131-140.

[6] 沈犁 , 郭晓蕙 . 《中国糖尿病护理及教育指南》介绍 . 中国糖尿病杂志 ,2010,18(4):310-310.

[7] 诸骏仁 , 高润霖 , 赵水平 , 等 . 中国成人血脂异常防治指南 (2016 年修订版). 中国循环杂志 ,2016,16(10):7-28.

[8] 林阳 . 血脂异常用药咨询标准化手册 . 北京：人民卫生出版社 ,2016.

[9] 高尿酸血症相关疾病诊疗多学科共识专家组 . 中国高尿酸血症相关疾病诊疗多学科专家共识 . 中华内科杂志 ,2017,56(3):235-248.

[10] TAISUKE A, TOSHIHIRO S, YUKO T, et al. Global Initiative for Asthma. Global Strategy for Asthma Management and Prevention.[2020-04-01].https://ginasthma.org/reports/2019-gina-report-global-strategy-for-asthma-management-and-prevention/.

[11] 中华医学会糖尿病学分会 . 中国 2 型糖尿病防治指南 (2020 年版). 中华糖尿病杂志 ,2021,13(4):315-409.

[12] 刘佐仁 , 钱扬 . 广东省公众用药安全意识与行为的调查分析 . 中国药房，2012，23(48)：4530 -4532.

[13] 宋毅 , 陈津红 . 药师改善患者用药依从性的工作模式与切入点 . 天津药学 ,2016,28(6):45-47.

[14] 王衍洪 , 李海燕 , 陈平 , 等 . 药物使用信息短信服务系统的开发、建立及其对用药依从性的影响调查 . 中国药房 ,2012,23(17）:1588-1590.

[15] 褚丹奇 , 白松涛 , 赵韡 . "互联网 +" 模式下改善患者用药依从性的应用实践 . 中国数字医学，2016,11(5):20-22.

[16] SHANKAR J. Patients' memory for medical information. Journal of the royal society of medicine, 2003, 96(10):520.

[17] 潘卫东 , 孙燕 , 刘云 .PBL 教学与启发引导式教学相结合在中西医结合神经内科学中的教学实践 . 上海中医药大学学报 ,2011,25(2):12-14.

[18] 陈世财 , 夏彬彬 . "引导式教学" 在临床药理学教学中的应用 . 中国临床药理学杂志 ,2015,31(16）:1674-1676.

[19] 杜广清 , 刘铁军 , 王瑞梅 , 等 . 引导式教学法在药学专业规范化师资培训中的应用 . 中国药房，2015,26（24）：3445-3447.

第四章

用药咨询与信息检索技能与教学实践

本章要求

一、药学专业

1. **掌握** 用药咨询的定义；用药咨询的对象、内容和流程；特殊剂型咨询的要点，药物装置的正确使用；特殊人群咨询的要点。

2. **熟悉** 用药咨询岗位的职责；信息检索资源的分类及常用工具；用药咨询的表现形式及未来的发展方向；熟练使用合理用药软件。

3. **了解** 用药咨询的目的和意义；用药咨询的软硬件条件、影响因素。

二、教学方法

1. **掌握** 引导式教学课堂提问式开场的设计和在本章的运用方法。

2. **熟悉** 引导式教学课堂呈现模式和引导探究的 DATE 模式。

3. **了解** 建构主义教学理论在本章的运用思路。

第一节　用药咨询技能

随着人们健康需求的不断增长，人们对药师提出了更高的要求，药师不再只是药物调配人员，而应是药物使用专家，做好药物指导或用药咨询工作是药师的重要职责。用药咨询是一项复杂的工作，对药师的专业知识素养、沟通技巧或表达能力和相关修养（包括对社会学、伦理学及心理学等边缘学科知识的了解）都提出了较高的要求。如何让药师掌握这些知识和技能，做好科学化、规范化的教学和培训至关重要。

一、概述

1. **用药咨询的定义**　用药咨询是药师参与患者安全用药的重要环节，是由药师为患者及家属、医务人员、社会团体及政府相关部门提供药品信息咨询、合理用药指导与建议、患者与公众用药科普教育、家庭药品管理、用药现状调查及数据分析、药品遴选及药品供应保障等方面的服务。

2. **用药咨询的目的**　药师仅仅将正确的药品通过正确的调配发放给正确的患者并不能保证患者能正确的服用药物而发挥药物治疗的预期作用；药师除了调配过程中做好发药交代，还可以通过开展多种形式的用药咨询，普及药物科普知识、解决患者用药的难题，从而减少用药差错、减少医疗风险、降低政府及患者医疗费用支出、保障合理用药、提高就医满意度。

3. **用药咨询的对象**　用药咨询由药师提供，直接面向服务的患者、患者家属、临床医务人员、社会团体及政府相关部门等各类人群提供的专业技能服务。

4. **用药咨询的意义**　用药咨询的良好开展有利于解决用药咨询的对象遇到的药学问题，促进医、护、药三者之间的理解与沟通；有利于普及大众健康知识，尤其在药品使用层面，提高患者对药物治疗方案或具体药品的理解；有利于提高患者的用药依从性，防范不良反应，促进合理用药，改善医患关系；为药师发挥专业特长提供了平台，有利于药师展示良好的职业形象，让公众了解药师的职业价值。它是药学服务的一种形式，是未来药师职业发展的新平台，是安全用药的有力保障。

二、用药咨询的内容

用药咨询涉及的内容广泛而复杂，根据咨询对象的不同其内容亦会有所不同。通常要求药师必须熟悉药事管理相关法律法规要求，具备扎实的药学专业知识及信息检索能力，具有一定的沟通表达能力，要有爱心、耐心、责任心。具体包括以下方面：

1. 药事管理相关法规。

2. 通用名、商品名、常用名或其他名称，药理作用分类和适应证；医保控费。

3. 药物作用机制；药物是否能治愈疾病，消除或减轻症状，阻止或减慢疾病进展，或预防疾病的发生。

4. 药物起效时间，未起效的应对措施。

5. 药物给药途径、给药方式、剂量、给药时间和治疗疗程。

6. 药物使用和给药建议，包括患者生活方式的改变或工作环境的调整等。

7. 漏服药物（如华法林）的补救措施或方法。

8. 用药或给药期间的注意事项，以及与药物治疗相关的潜在风险，比如关注某些药物成分过敏的问题，特殊用药装置正确使用的问题。

9. 可能发生的常见和严重的药品不良反应（如唑来膦酸），预防和减少这些反应的措施，发生这些不良反应后的应对方法，包括提醒处方医师、药师或健康服务人员。

10. 药物治疗自我监测技术的运用。

11. 可能存在的药物（包括非处方药、保健品）之间、药物 - 食物、药物 - 疾病间的相互作用或禁忌证。

12. 药物与放射检查、实验室检查的关系（如给药时间对相关结果的干扰）。

13. 对复诊患者延续处方的处理，注意依从性管理。

14. 某些药物（如胰岛素）贮藏要求及注意事项。

15. 受污染药物、停用药物和用过的药物装置的处理方法。

16. 公众合理用药教育。

17. 药品保障供应及利用药物经济学原理遴选药品。

18. 疾病相关的药物选择、最新研究进展。

三、用药咨询的流程

在用药咨询的流程中，要注意每个步骤的要求，客观、严谨、科学、全面地了解咨询问题。

1. 采集和问题相关的用药史、疾病史及必要的辅助检查资料。

2. 答案明确，立即解答。

3. 答案不明确，记录咨询者的问题及联系方法；通过信息检索或寻求专家或相关人员的帮助找出答案，回答问询。

4. 记录对问题的回答并按一定类别归档。

5. 必要时对问题进行追踪随访。

四、用药咨询的软硬件条件

用药咨询需要必要的场地、办公桌椅、电脑、网络、工具书、宣传材料、特殊剂型装置、常用药学查询软件和咨询记录软件等。

五、用药咨询的影响因素及对策

在用药咨询的过程中，存在着可能阻碍或干扰药师与咨询对象之间交流的一个或多个因素。要想实施有效的咨询，或当咨询不顺利的时候，药师必须尝试分析问题所在以便咨询顺利进行。

1. **环境因素** 实际工作中，很多医院提供用药咨询的是单独设立的一个调剂窗口，它的存在准确地向患者指示了药师的位置，但是窗口的拥挤或嘈杂无疑是一个影响沟通的因素，特别是听力范围内有其他人时，咨询的隐私性无法得到保障。

克服环境障碍，最好的方法是站在患者的角度，最好是提供一间专门的用药咨询室，或者用屏风、盆栽等分隔物创造一个相对独立的空间。

2. **个人因素** 药师沟通的自信心会影响咨询工作。自信心是建立在既往的经历和经验上的，药师必须提醒自己，世上并没有天生的沟通专家，也没有人能百分百完美地进行沟通，每个人都是在实践中积累经验的。

3. **患者因素** 与患者有关的沟通障碍有很多，患者有时会认为药师的知识面不够全面，从而怀疑或者不遵从药师的指导；另一方面，患者会认为药师并不注意自己的感受，这样会使患者主动与药师沟通的热情降低。因此，我们必须改变患者对药师的错误认识，要让他们知道我们真诚地希望与他们沟通，并且我们正在这样做。

患者对自身病情的认识不足也可能成为障碍。因为病情产生焦虑、敏感而不愿意交流；觉得病情比较轻而认为不需要进一步交流。

在具体咨询沟通的过程中还有患者出于对自身隐私的保护而不愿意提供真实身份信息，从而影响后期的随访。咨询过程中交流时间的不充分也可能会影响咨询的质量。

六、不同给药途径的咨询要点

随着科技的发展，很多的新技术被用于药物剂型的研制和应用。固体分散技术让药物具有高效、速效、长效或肠内显效的特点；包合技术更能提高药物的水溶性与生物利用度；乳化技术可使药物具有不同的释药特性与淋巴定向性；治疗基因导入技术更有望用来预防和治疗遗传疾病、肿瘤、感染性疾病与心血管疾病等。不同的给药途径使用方法不尽相同，在患者实际用药过程中采取正确的使用方法非常重要，比如控释片如果破坏制剂的完整性则会直接影响最终疗效。下面简要介绍不同给药途径的注意要点，实际工作中需要药师自身不断的积累和实践。

（一）**药物剂型和给药途径**

药物剂型是指将药物加工成适合于患者需要的给药形式，剂型对药效的发挥有着极为重要的作用。剂型的改变可以影响药物的作用性质、速度、毒副作用、疗效等。不同的剂型的给药途径不同，依据给药途径可以分为口服给药剂型、注射给药剂型和局部给药剂型。口服给药剂型：药物口服给药后进入胃肠道，经胃肠道吸收发挥药效，如溶液剂、片剂、胶囊剂、颗粒剂、散剂、混悬剂等。注射给药剂型：注射给药可以注射到皮下、肌肉、血管内等；常见的有溶液剂、粉针剂、冻干粉针剂等。局部给药剂型：皮肤给药、口腔给药、鼻腔给药、眼部给药、直肠及阴道给药等。

（二）**不同给药途径的注意要点**

1. 口腔黏膜给药　主要是指药物经口腔黏膜吸收后直接进入循环系统的给药方式，可以避免胃肠道酶和酸对药物的降解及肝的首过效应。它可以发挥局部或全身的治疗作用，给药方便，可以随时终止或继续给药，比皮肤更容易吸收；与鼻黏膜相比，口腔黏膜不易损伤，且修复功能较强。此类制剂有口腔贴片和舌下含片。使用口腔贴片应注意在三餐后做好口腔卫生清洁后使用，用药 1 小时内应避免进食，若需睡前用药，至少应在睡前 80 分钟用药，以免入睡后误吸贴片；常用的舌下含片是硝酸甘油片，应放在舌下逐渐吸收，不要咀嚼、吸吮或直接吞服，以免影响药效。

2. 皮肤给药　可以用于局部皮肤病的治疗，也可以经皮肤吸收后治疗全身性疾病。对于皮肤病，由于病灶部位的深浅不同，某些疾病需要药物透过角质层以后才能起效；而对于全身性疾病，药物必须透过角质层皮下毛细血管吸收进入血液循环以后才能起效。

皮肤病变时，渗透性发生改变。烫伤或损伤的皮肤，角质层破损，药物易透入皮肤，大面积烧伤患者的局部用药应注意药物吸收后的全身反应。银屑病、湿疹及一些皮肤炎症也会引起皮肤渗透性的改变。

经皮给药的剂型主要有贴剂、乳膏剂、凝胶剂、洗剂等。以贴剂为例，发药或回答咨询时应提示患者如下问题：①如何选择粘贴部位；②粘贴部位的清洁注意事项；③贴剂是否可裁剪；④其他注意事项。例如芬太尼贴剂，用药后可能出现严重、危及生命或致死性的呼吸抑制，开始用药和调整剂量时要注意监测是否出现呼吸抑制的情况；高温可促进芬太尼的吸收，引起药物过量；应避免剧烈运动、热水浴、日光浴或将用药部位直接接触热源（如电热毯、烤灯），发热患者请严密监测病情变化，体温升高时需调整剂量等。

3. 鼻黏膜给药　鼻黏膜给药被认为是较理想的取代注射给药的全身给药途径，可以避开肝首过效应、消化道黏膜代谢和胃肠道的降解；吸收程度和速度有时可与静脉注射相当。鼻腔的病理状态如感冒、鼻炎等可影响鼻黏膜的正常生理功能，进而影响药物经鼻腔黏膜吸收。

鼻黏膜给药常采用滴鼻剂、喷雾剂以及粉雾剂等剂型。以喷雾剂为例，发药或回答咨询时应提示患者如下问题：①新装置首次用药前如何启动；②混悬剂型鼻喷剂用药前如何混匀药液；③用药前鼻腔的清洁；④鼻喷剂使用手法等。

4. 吸入给药 吸入给药能产生局部或全身的治疗作用。与其他给药途径相比，能够避免肝首过效应，生物利用度较高。肺部给药主要通过口腔吸入，经过咽喉、呼吸道到达作用部位。一般短而快的吸气使药物停留在肺部的气管部位，细而长的吸气可使药物到达肺部深处更有利于药物的吸收。每次吸入后屏气 5 秒左右，短暂的屏气能使药物颗粒向呼吸道内多推进几毫米。对多次吸入用药而言，两次吸入的间隔不宜太小，建议休息几分钟后再次操作。

5. 眼部给药 主要发挥局部作用，药物能够达到眼内病灶发挥治疗作用。滴眼剂的优点是使用方便，吸收快，作用迅速；缺点是作用不能持久，有时通过鼻泪管吸收，可能引起毒副作用。眼膏剂的优点是接触眼表面时间较长，作用较持久，不易伴全身中毒；缺点是用药后常可妨碍视力，适宜于休息时或睡眠前使用。

6. 直肠给药 直肠与肛门部位的血管分布有其特殊性，药物被直肠黏膜吸收可进入淋巴系统和直肠上、中、下静脉及肛管静脉。直肠上静脉与肝门静脉相连，直肠中、下静脉和肛管静脉则通过下腔静脉直接进入体循环，能够避开肝的首过作用，因此药物的直肠吸收与给药部位有关。栓剂距肛门口 2cm 处给药其生物利用度远高于距肛门口 4cm 处给药。当栓剂距肛门口 6cm 处给药时，大部分药物经直肠上静脉进入门静脉 - 肝脏系统。淋巴循环也有助于直肠药物吸收，经淋巴吸收的药物也可避开肝的首过效应。

直肠给药适用于：①口服给药困难或不能口服给药的患者，如昏迷、哮喘的患者或婴幼儿；②对胃肠道有刺激的药物或者在胃中不稳定的药物；③有明显肝首过效应的药物；④连续肌内注射给药不能耐受的患者。

7. 阴道给药 将药物置于阴道内发挥局部作用，或通过阴道黏膜吸收从而进入全身血液循环。对特定的疾病和药物有特定的吸收部位，这可以避免肝首过效应，提高生物利用度。在给药期间，要保持外阴清洁、干燥，穿棉质透气的内裤，并每日更换；最好是不要有性生活，经期要停止用药。

在使用任何阴道用软膏剂和霜剂之前，必须阅读使用说明。一般可能要求将给药器装在药管头上，然后从底部挤压药瓶直至给药器充满为止；仰卧，将膝部提起，使给药器保持水平，尖端微微向下倾斜，只要感觉正常，将给药器尽可能深地插入阴道；把活塞推下，将软膏剂或霜剂释放进入阴道；取出给药器，并冲洗干净。使用阴道用药片和栓剂时，应嘱咐患者去掉包装。

七、特殊剂型的使用方法及注意事项

特殊剂型有气雾剂、鼻喷剂、滴鼻剂、滴眼剂、滴耳剂、栓剂、舌下片剂、透皮贴剂等。

（一）吸入性气雾剂

气雾剂指将药物与适宜的抛射剂制成的澄明液体、混悬液或乳浊液，装于具有特制阀门系统的耐压密闭容器中，使用时借抛射剂的压力将内容物呈雾状喷出的制剂。常用的药物有硫酸沙丁胺醇气雾剂、异丙托溴铵气雾剂。

1. 使用方法（4步吸入法）：准备—呼气—吸气—屏息

步骤一：准备（图4-1）。取下咬嘴盖，底朝上，喷嘴朝下，充分振摇，使其混匀。

步骤二：呼气（图4-2）。请勿对喷嘴呼气，轻轻地呼气直到不再有空气可以从肺内呼出。

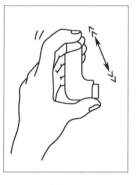 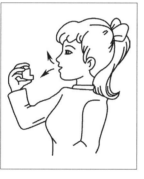 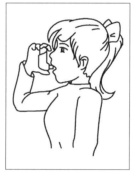 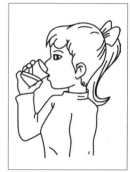

图4-1　　　　　图4-2　　　　　图4-3　　　　　图4-4

步骤三：吸气（图4-3）。将喷口放在口内，并合上嘴唇含住喷口。开始通过口部深深地、缓慢地吸气，同时按下药罐将药物释出，并继续深吸气。

步骤四：屏息（图4-3）。屏息10秒，在没有不适的感觉下尽量屏息久些，然后才缓慢呼气。若需要多吸1剂，应等待至少1分钟再重做第二、三、四步骤。气雾剂用后，将盖套回喷口上。

最后，使用气雾剂后一定要漱口，保持口腔清洁（图4-4）。

2. 使用气雾剂的注意事项

（1）使用时不能损坏阀门。

（2）应避免阳光直接照射及40℃以上高温。

（3）避免撞击。

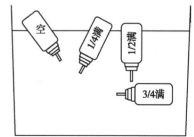

图4-5

（4）定期（至少每周1次）用温水清洗气雾剂塑料壳，完全干燥后再将气雾剂铝瓶放入。

（5）检查药量：如图4-5所示。

（二）粉吸入剂

粉吸入剂是一种不含添加物的多剂量的粉末吸入器。常用粉吸入剂有都保类（turbuhaler）和准纳器（diskus）。常用的都保类药物有布地奈德福莫特罗粉吸入剂、布地奈德吸入剂；常用准纳器为沙美特罗替卡松粉吸入剂。

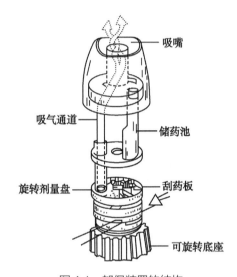

图 4-6　都保装置的结构

1. 信必可都保（以下简称都保）的使用方法及其注意事项

（1）都保装置的结构（图4-6）。

（2）都保装置的特点：都保类药物有两个特点，分别为①具有特殊的装置；②易将药吸入到深部（肺部）。

（3）都保的使用方法（4步吸入法）：准备—呼气—吸气—呼气。

步骤一：准备（图4-7）。旋松并拔出保护瓶盖，握住瓶身，使旋柄在下方，瓶身垂直竖立。将底座旋柄朝某一方向尽量旋转到底，然后再转回到原来位置，当听到"咔嗒"一声时，表明一次剂量的药粉已经装好。

步骤二：呼气（图4-8）。请勿对着吸嘴呼气，轻轻地呼气直到不再有空气可以从肺内呼出。

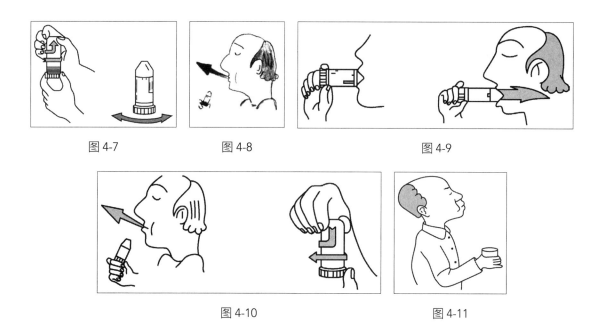

图 4-7   图 4-8   图 4-9

图 4-10   图 4-11

步骤三；吸气（图 4-9）。将吸嘴置于齿间，用双唇包住吸嘴，用力深吸气。

步骤四：呼气（图 4-10）。将吸入器从嘴部移开，屏气约 5 秒钟，然后呼气。

最后，使用都保后一定要漱口，保持口腔清洁（图 4-11）。

（4）都保使用的注意事项

①取药时瓶身要垂直竖立。②严禁对着吸嘴呼气。③经吸嘴吸药时，一定要用力且深长地吸气。④每次用完后应盖好盖子。⑤严禁用水擦洗吸嘴外部，可定期用干纸巾擦拭吸嘴的外部。⑥如何知道都保已使用了多少剂，剂量指示窗提示吸入器中剩余多少剂量。每 20 吸有一个数字标示，当红色记号 0 到达指示窗中部时，吸入器将不再给出正确的药量，表明药物已用完）。

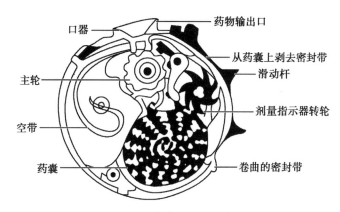

图 4-12 准纳器的内部结构

2. 舒利迭准纳器的使用方法及其注意事项

（1）准纳器的内部结构图（图4-12）；

（2）准纳器的特点：①低吸气阻力；②每个剂量为预先设置好，输出剂量准确稳定；③患者吸后有感觉；④有准确计数装置（指示窗）；⑤防潮性能好。

（3）舒利迭准纳器正确使用方法（"三步曲"）：打开—推开—吸入。

步骤一：打开（图4-13）。用一手握住外壳，另一手的大拇指放在拇指柄上，向外推动拇指直至完全打开（指示窗一面朝上）。

步骤二：推开（图4-14）。握住准纳器，使得吸嘴对向自己。向外推滑动杆直至发出"咔嗒"声，表明准纳器已做好吸药的准备。尽量呼气，但请勿将气呼入准纳器中。

步骤三：吸入（图4-15）。将吸嘴放入口中。从准纳器中深深地平稳地吸入药物，切勿从鼻吸入。然后将准纳器从口中拿出，继续屏气约10秒，关闭准纳器。

关闭准纳器时，将拇指放在手柄上，往后拉手柄，发出"咔嗒"声表示准纳器已关闭，滑动杆自动复位，准纳器又可用于下次吸药时使用（图4-16）。

最后，使用后一定要漱口并吐出，保持口腔清洁。

（4）准纳器使用的注意事项

①如要吸入第二剂量药物，须关上准纳器，1分钟后重复上述步骤。②不要随意搬动滑动杆，以免造成药物浪费。

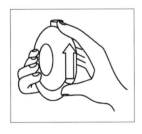 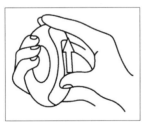 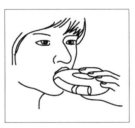 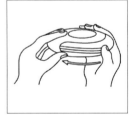

图4-13　　　　　　　图4-14　　　　　　　图4-15　　　　　　　图4-16

（三）鼻喷雾剂

常用的鼻喷雾剂有丙酸倍氯米松鼻气雾剂（伯克纳）、布地奈德鼻喷雾剂（雷诺考特）、糠酸莫米松鼻喷雾剂（内舒拿）、鲑鱼降钙素鼻喷剂使用（密盖息）。由于几种鼻喷雾剂使用方法大致类似，因此前3种以伯克纳为例介绍。

1. 伯克纳鼻喷雾剂的使用方法及其注意事项

（1）使用步骤（4步法）：准备—呼气—吸气—呼气。

步骤一：准备（图4-17）。打开喷嘴盖，并充分振摇，使其混匀。

步骤二：呼气（图 4-18）。深呼气，但注意请勿对喷嘴呼气。

步骤三：吸气（图 4-19）。保持自然头位，头稍前倾，将喷口放在鼻内，并开始缓慢地吸气，同时按下药罐将药物释出。两手交叉方向使用鼻喷剂，即用右手为左鼻侧喷药，左手为右鼻侧喷药，另一只手按住未喷药侧鼻翼，勿按压鼻中隔。

步骤四：呼气（图 4-20）。

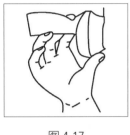 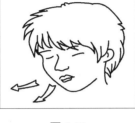 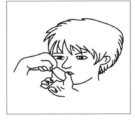 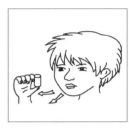

图 4-17　　　　　　　图 4-18　　　　　　　图 4-19　　　　　　　图 4-20

（2）使用注意事项：定期将药罐移开，用温水清洗鼻喷雾器，待干后将药罐放回原位。

2. 糠酸莫米松鼻喷雾剂　与伯克纳的使用不同之处为鼻腔给药前，需先启动。

通常先用手揿喷雾器 6 ~ 7 次作为启动，直至看到均匀的喷雾，然后鼻腔给药。如果喷雾器停用 14 日或 14 日以上，则在下一次使用时应重新启动。

3. 布地奈德鼻喷雾剂　与伯克纳的使用不同之处为鼻腔给药前，需先启动。

在第一次用药前，振摇药瓶然后向空气中喷压数次（5 ~ 10 次）以获得均匀喷雾。若一整天不使用，再次使用前需重复上述操作，此次只需对空气喷压 1 次即可。

4. 鲑鱼降钙素鼻喷剂的使用方法及其注意事项

（1）使用方法：取下胶盖—准备好喷鼻瓶—喷药—放回胶盖。

步骤一：取下胶盖（图 4-21）。

步骤二：准备好喷鼻瓶（仅用于第一次使用，如图 4-22）。握住喷鼻瓶向下按住直到出现"咔嗒"声，总共按压 3 次，动作完成时指示器显示绿色，说明喷鼻瓶已准备好。

步骤三：喷药（图 4-23）。将喷鼻瓶放入一侧鼻孔，确保瓶口与鼻腔成直线，短促有力按压 1 次，使药液喷出。喷药 1 个剂量后，用鼻子深吸气几次，不要立即用鼻孔呼气。动作完成时，指示器上会显示"1"字，表示已给药 1 次。如果医师要求每次喷 2 喷，则在另一侧鼻孔如步骤三的方法再多喷 1 次。

步骤四：放回胶盖（图 4-24）。

（2）使用注意事项

①首次使用：需按压驱动装置 3 次，以启动喷药泵（直到鼻喷瓶颈边缺口的计数窗显示

绿色）。②药液用完：喷药 16 次后，瓶帽缺口显示红色标记，并且按压瓶帽会感到明显的阻力。③喷药嘴阻塞：若喷药嘴阻塞，请用力按压驱动装置以排除阻塞，千万不要用针或其他尖锐的物体来排除阻塞，因为这样可能会损坏喷药装置。④贮藏条件：为了长期保存，未开封鲑鱼降钙素鼻喷瓶应置于冰箱内（2～8℃），不得冷冻。鼻喷瓶一旦开启使用，必须直立放置于室温条件（不超过 25℃），最长可使用 4 周。

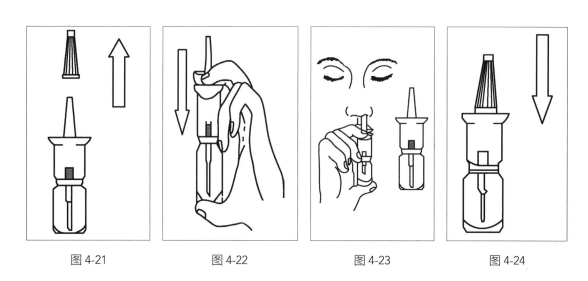

图 4-21   图 4-22   图 4-23   图 4-24

（四）滴鼻剂

在使用滴鼻剂之前，首先清洁双手，揩净鼻腔分泌物。然后坐在椅子上，将头向后仰靠椅背或取平卧位，在头颈下放一枕物，头尽量后仰，头部与身体呈垂直姿势，鼻孔向上。一手持滴管，在距鼻 1～2cm 处，沿着鼻腔壁滴药液 3～4 滴，30 秒后，向左、右偏移各 30 秒，然后再平卧 30 秒，最后坐起或站立做低头下垂姿势，使药液与鼻黏膜充分接触。滴药时，注意滴管不要碰到鼻部，以免污染滴管及损伤鼻黏膜。如使用具有血管收缩作用的滴剂，滴药次数不宜过多，一般每日 3～4 次为宜，否则会导致鼻黏膜受损，长期使用会引起药物性鼻炎。

（五）滴眼剂和眼膏剂

1. 滴眼剂的使用方法及其注意事项

（1）首先查对药名，然后查看滴眼剂外观，滴眼剂必须清亮，无变色、变浑，无絮状物或其他污浊物，否则立即丢弃（通常滴眼剂开封 1 个月后就不宜再继续使用）。

（2）滴药前，先清洁手。如果眼内分泌物较多，应先用清洁生理盐水冲洗结膜囊。

（3）滴眼药时，把头向后仰或是平躺，用拇指和食指轻轻地将下眼睑向下拉，形成小囊。将滴管接近眼睑，但不要触及。滴入处方规定的滴数，然后轻轻闭上眼睛，尽量不要眨眼，用一只手指轻轻按压鼻侧眼角1~2分钟（这样可防止药液从眼睛表面通过鼻泪管流进鼻腔和咽喉），然后用干净的纸巾将多余的药液擦去。在重新将滴管放回瓶子前不要冲洗或擦拭，否则会污染药液。拧紧瓶盖保存。

（4）滴眼后上下转动眼球，同时轻轻按住鼻根内眼角泪囊处，避免滴眼剂经由鼻泪管流失并引起全身副作用。

混悬型滴眼剂，在每次使用前应摇匀；某些滴眼剂需使用前自行配制，配制操作过程中应尽量做到无菌，以避免药液受到污染；通常情况下，滴眼剂开封后使用期限为4周，某些滴眼剂的药品说明书规定了开封后的使用期限，按说明书要求即可。

2. 眼膏剂的使用方法及其注意事项

（1）首先查对药名。

（2）用药前，先洗手。如果眼内分泌物较多，应先用清洁生理盐水冲洗结膜囊。

（3）把头向后仰或是平躺，然后看向上方，轻轻地把下眼睑拉起来，形成一个小窝，挤出一定量呈线状的眼膏，放入上面所述的小囊中（注意药膏管不要触及眼睛），闭上眼睛，并转动眼球几次以使药膏分散。

值得注意的是，眼膏剂的使用可能发生短暂的视力模糊，为避免不便，一般建议患者先使用滴眼剂后使用眼膏剂；白天点滴眼剂，晚上涂眼膏剂；如果双眼均需用药，应先健侧眼，后患侧眼。

（六）滴耳剂

1. 首先清洁双手，然后用药棉清洁外耳，耳道流脓者，可滴入过氧化氢溶液，再用棉签吸净。把药瓶握在手中使药水温度接近体温，以免刺激引起眩晕、恶心、呕吐等不良反应。将头部侧倾或身体侧卧，患耳向上，抓住耳垂轻轻拉向后上方使耳道变直。如果给儿童滴耳，则轻轻地将耳垂拉向下后方。依照医嘱的滴数，将药水滴入耳内。滴药后，手持耳屏向上及向后轻摇，可助药水流入耳内。保持头部侧倾约2分钟，以防止药水流出。避免将滴管接触到耳朵，以免污染滴管。滴药后，用手指轻压耳屏或牵拉耳廓数次，使药液充分进入中耳。

2. 耳浴患者取侧卧位，外耳道口向上，将滴耳剂滴入外耳道，并尽量充满外耳道，取这种位置静置10分钟，然后变换体位，将药液倒出来，此过程称为"耳浴"。耳浴的注意事项：

（1）先洗再滴，滴药液时不要让滴耳液瓶口或滴管接触到耳朵，尤其不要接触到病灶部位、渗出液体或脓液等，以免污染滴耳液。不可多人交换使用，以免交叉感染。

（2）滴耳剂一经开封，须在一定时间（1个月）内用完。放置过久的滴耳剂会变质或效价降低，从而影响治疗效果，甚至引发感染。长期使用抗菌药可引起局部菌群失调，因此，滴耳剂为抗菌类药物的通常不宜使用超过7天，以免产生耐药性和二重感染。

（3）滴耳剂的疗效与其用法用量有关。每次应有足够的药液，最好充满外耳道至少5滴，保持滴耳姿势浸泡10~15分钟，使药物充分与外耳、中耳病变处接触，以增强疗效。

滴药时须牵引耳廓将弯曲的耳道拉直滴入外耳道内。注意成年人应向后上方牵引耳廓，儿童应该向后下方牵引。

（4）滴耳剂若为混悬液型，则须摇匀后使用。在几种药液同时使用时，可相隔1~2小时交替滴耳。

（5）有鼓膜穿孔者，滴药后可用手指按压耳屏，促使药液经鼓膜进入中耳，以增强药效。此时，部分药液可经咽鼓管流至鼻咽腔，患者可感觉苦味，这是正常的。

（6）冬季因药物温度过低，滴耳后容易刺激内耳的前庭器官，可能出现眩晕、恶心、刺痛等不适。使用前应预热，但不可用沸水加热。

（七）舌下片剂及咽喉含片

1. 舌下片剂的使用方法及其注意事项　保持口腔湿润，将片剂放入舌下。片剂完全溶解之前，合并双唇并且不要吞咽，不能用舌头在嘴中移动舌下片以加速其溶解，不能咀嚼或吞咽片剂，在片剂溶解的过程中不宜吃喝或抽烟。

2. 咽喉用含片的使用方法及其注意事项　所有含片都含有在口腔释放的药物成分，它们可以缓解喉咙疼痛、止咳或治疗咽喉炎。使用时保持口腔湿润，将片剂放在面颊与上或下牙龈之间（或者在上牙龈与嘴唇之间）。片剂完全溶解之前，合并双唇并且不要吞咽，勿饮热水，不能咀嚼或吞咽片剂，在片剂溶解的过程中不宜吃喝或抽烟。

（八）透皮吸收的贴膜剂

透皮吸收的贴膜剂可使药物可控地、连续地释放，便于使用。将贴膜剂贴于无毛发的或是刮净毛发的皮肤，但一定要避开伤口。宜选择一个不进行剧烈运动的部位，例如胸部或上臂。为使疗效最好、刺激最小，每次可将贴膜剂贴于身体的不同部位。如果贴膜剂效力已尽，马上更换一张新的贴膜剂以保持给药的连续性。使用贴膜剂时可洗澡或淋浴。有些人对贴膜剂内的某种成分过敏，如果发现给药部位出现红肿或刺激，可向医师咨询。

（九）直肠栓剂

使用栓剂前，先去掉外面的铝箔或其他外部包装。在插入栓剂时，可以戴橡胶指套或一次性塑料或橡胶手套。左侧卧位并弯曲右膝，将栓剂尖端朝前，只要感觉无异常，推入直肠中的距离越深越好。力争在给药后1小时内不要大便。

炎热天气下栓剂会变软而不易使用，如果发生此情况，应将栓剂放入冰箱、凉水中直到其变硬方可使用（通常只需几分钟）。

如果在插入直肠栓时有困难或是有疼痛感，可将栓剂表明涂上一层薄薄的凡士林或矿物油。

八、特殊人群的咨询要点

咨询工作中往往会遇到一些特殊的患者，比如老年人、儿童、妊娠期妇女等。这需要药师掌握不同人员的生理特征。

1. 老年患者　老年患者用药比例往往大于其他年龄患者，总的来说，2/3 的老年患者每日至少服用一种药物，对这一人群提供规范有序的用药咨询非常重要。咨询工作中需要药师有耐心，针对一些老年患者短期记忆力、回忆能力、注意力等减弱的情况循序渐进地引导他们，按照适合他们的速度学习药物的用法，记忆相关的注意事项，必要时提供书面的教育资料。

2. 儿童患者　儿童患者咨询过程中往往有家长的陪伴，儿童患病期间的用药也大多由家长给药，因此对家长的教育更加重要。通过咨询让家长明确相关药物的使用方法和注意事项以预防用药差错，针对家长的困惑给出明确的答案。

3. 妊娠期患者　随着国家计划生育政策的调整、社会生活方式的改变，高龄、高危妊娠人数逐渐增加。妊娠期妇女咨询大多围绕药物对母体、胎儿的影响及妊娠合并疾病的治疗用药等内容；药师需要足够了解女性妊娠期生理病理变化以及相关药物的药代动力学特征，给予患者自信、安全的咨询服务。

九、咨询技巧

不管面对哪种咨询对象，药师一定要重视沟通技巧在服务工作中的重要性。世界医学教育联合会《福冈宣言》指出："所有医务人员必须学会交流和改善人际关系的技能，缺少共鸣（同情）应该看作和技术不够一样，是无能的表现"。在沟通中药师一定要做到聆听和移情，尽量做到以下几点：

1. 目光接触，当对方在说话时要注视对方，表明您在关注他。
2. 展现赞许地点头、微笑及恰当的面部表情，这样有利于激发对方讲话的欲望。
3. 避免分心的举动或手势。
4. 进行适当的提问。
5. 对一些关键的问题需要重复以确认自己所理解的内容，让对方有共鸣的感觉。
6. 避免中间打断说话者。
7. 使听者与说者的角色顺利转换。
8. 最后做适当的总结，再问对方还有其他什么问题。

十、用药咨询与用药教育的区别

用药教育是保障合理用药的重要形式，它的对象包括患者和医护人员；其内容与用药咨询提供的服务内容基本相同。在实际工作中用药教育的表现形式多种多样，它可以直接和患者或家属交流，也可以开展讲座、印发宣传资料、开展科普教育等。

用药教育和用药咨询的开展目的都是发挥药师的专业技能，改变传统的药品采购、调剂、制剂及实验室工作模式，将药物服务的阵地外延。但两者有一定的不同：

（1）用药咨询是药师作为药学服务提供者接受服务对象所提出的信息，进而进行信息的交换和传递，解决服务对象的问题，这一信息传递过程呈现出的是药师的一种等待。而用药教育则是药师通过工作中的实践挖掘出针对性的问题，主动地通过一定形式将信息传递给服务对象从而解决问题。

（2）用药咨询的形式包括门诊咨询、窗口咨询、义诊、电话咨询、网络咨询等；用药教育的形式则包括针对临床医护的专题讲座、晨会交班、患者住院期间床旁宣教、出院带药宣教、科普讲堂、科普推文、网络课堂等。两者工作中都会使用到一些书面的宣传资料。

用药咨询与用药教育是为提高药师地位而迈出的重要一步，是药师走近患者最直接和最有效的方式，是与医护人员沟通的桥梁。它们虽然有着一定的差异，但在具体实施中均离不开药师扎实的专业技能、良好的沟通技巧、优秀的表达能力。

十一、用药咨询的发展动态

参与患者药物治疗是药师的职责与使命，未来发展的方向是以患者为中心的全程药学服务模式。《医疗机构药事管理规定》扩大了医院药学服务的范围和内涵，促使医院药学由简单操作型劳动转变为技术服务型劳动，使药师走出药房，面向患者及临床提供药学技术服务。用药咨询是药学服务的一种表现形式，现结合药师参与患者治疗管理的几种模式来探讨用药咨询的发展动态。

1. 药物重整（medication reconciliation，Med-Rec） 2003 年 Pronovost 等提出 Med-Rec 的概念，2004 年麦迪逊患者安全协作组织（the Madison Patient Safety Collaborative，MPSC）成立了第一个 Med-Rec 小组；2005 年卫生保健组织认证联合会（the Joint Commission on Accreditation of Healthcare Organizations，JCAHO）将 Med-Rec 列为 "全民患者安全目标" 之一；2006 年 JCAHO 对其认证医院强制实施 Med-Rec；2007 年 Med-Rec 成为美国医院认证的条件。在此期间，很多机构和组织摸索了实施 Med-Rec 的有效方法。

Med-Rec 是指在患者入院、转科或出院时，通过复核处方、医嘱及与患者或家属沟通获得患者当前完整准确的用药清单，比较目前正在应用的所有药物与入院前或转科前药物医嘱是否一致或合理的规范化过程，包括药品名称、剂量、频次及给药途径等；涵盖的药物不仅包括处方药，还包括非处方药、中草药、疫苗、对比剂、替代治疗药物（如天然药物）、放射药物、血液制品和保健品等。

Med-Rec，旨在最大限度地实现"保证患者医疗安全"这个首要目标，实现药物治疗的准确性和连续性，减少临床用药差错和药品不良反应，并节约医疗成本。

不同机构和医院之间 Med-Rec 的方法不同，总的来说 Med-Rec 是一个综合的收集、核实、比较和分享的过程，具体步骤如下：

（1）收集用药史，是 Med-Rec 的基础。通过问诊患者或家属、电话咨询患者的全科医师或社区药师、查看自带药品或既往调剂记录等方式获得患者用药清单。必要时了解其用药后地反应（有效的、无效的或不良反应）。

（2）评估药物和医嘱清单是 Med-Rec 的关键。获得清单后，与目前药物医嘱对比，发现其中药物不一致或存在不适宜的问题后与医师交流，确定其是否为非故意的不一致行为或患者治疗需要，对药物进行重整，确认或更新药物清单，提交医师审核。

（3）分享这个完整的清单，是 Med-Rec 的结果。患者出院时，临床药师将重整后的最佳出院药品清单交予患者，清单内容包含继续使用的药物、增加的药物、停止使用的药物及在院调整药物，还包含出院后恢复药物及新开药物等，并注明药物的名称、剂量、服药时间及适应证等。

Med-Rec 数据的搜集和整理是一个复杂的工作，由于工作步骤多，需要多部门医务工作者共同参与，相关工作人员数量有限，这就导致 Med-Rec 服务的推广有困难。国外采取团队工作方式开展 Med-Rec 服务，团队人员一般包括医师、药师、护士及医院质量和安全专家。护士搜集入院患者的个人信息和用药信息，提交给药师；药师整理患者用药信息并与处方用药相比，查找处方中用药不一致的情况，筛选出其中的用药差错提交给医师；医师对用药差错进行分级评估并改正。在整个过程中，医院质量和安全专家负责协调和监管护士、药师和医师的工作。

在 Med-Rec 服务模式中，药师可以通过收集比较患者用药史和治疗医嘱的差异提供相应的面向患者和医护人员的咨询服务工作。

2. 合作药物治疗管理（collaborative drug therapy management，CDTM） 1997 年，美国临床药学协会（American College of Clinical Pharmacy，ACCP）正式提出"有药师参与的合作药物治疗管理（CDTM）"，并对该管理模式的效果进行研究。以支持药师在医疗服务体系中发挥作用。

CDTM 是一种跨领域协作互动的模式，目的是提供并选择适当的药物治疗、教育患者用药安全、监测患者疾病状况和持续不断地评估药物治疗的结果。其启动是在患者被医师确诊一个诊断之后开始，药师和其他医疗提供者一起合作，有效地管理患者的药物治疗模式。CDTM 可以视为药学服务的一部份，其可以包括但不仅限于以下执业范围：①开始进行、修改和监测患者的药物治疗；②执行相关的医疗检验；③评估患者对药物治疗的反应；

④咨询和教育患者对药物的使用情况；⑤提供或推荐药物给患者使用。CDTM 是一种新的药物治疗管理模式，更是一种全新的对患者服务的药物治疗合作观念。

CDTM 中的核心要素就是通过协议确定团队中医师、药师各自的责、权、利，药师可以开展药学诊断并提供判断性服务。药师在接受医嘱后，发现可能出现的问题并针对问题进行介入，解决问题并记录过程行为。在这一过程中，药师通过协议给予的责任和权力向医师和患者提供合理建议，并体现其价值。

CDTM 以一个团队的方式去进行医疗服务，通过药物的合理使用使患者达到理想的治疗结果，让药师与医师各自将专业特长发挥到最大。但此模式的运行，需要行政部门的大力支持，让医院药师充分发挥自身的专业特长，提供药学技术服务，真正做到"以患者为中心"，并向"技术服务型"工作模式转变。

在 CDTM 模式中，药师可以直接面对患者，并根据患者的需求提供咨询服务。

3. 处方精简（deprescribing） 2003 年，Woodward M C 在澳大利亚医院药师学会官方刊物 *Journal of Pharmacy Practice and Research* 中首先提出"Deprescribing"，根据其意思译为"处方精简"。其是指对可能导致患者损害或不再获益的用药，减少该药剂量或停用该药的计划和管理过程；目标是减少用药负担和损害，同时维持或提高生活质量。处方精简是良好处方行为的一个组成部分，可以减少过高的用药剂量，或停用不需要的药物。

"多重用药"是指患者使用 5 种或以上药物的情况。当一个患者同时存在多种疾病需要治疗时，往往会使用多种药物。这可能会导致患者用药超出治疗疾病的需要，或者用药的损害大于获益。合并用药种类越多，药物间发生不良相互作用的可能性就越大，发生药品不良事件的风险越高，如发生药品不良反应、摔倒、骨折、功能或认知受损、用药依从性差、住院或过高的医疗花费等。

（1）处方精简的步骤：①收集用药信息，了解用药史；②确定无证据有益或有害的不适当用药；③评估每种用药被精简的可行性；④确定用药被精简的优先级；⑤确定用药逐渐减少和监控计划；⑥监控、支持和记录监护工作。

（2）处方精简的能力要求：①决定药物是否需要精简，权衡继续用该药的益处与害处，权衡精简该药的益处与害处，确定患者（或医师）继续或精简该用药的选择，确定行为（非药物）干预是否有利于处方精简；②制订精简药物的计划，确定精简该药的给药方法，制订确定精简效果的监测计划；③实施精简药物计划，沟通处方精简计划，进行监测和随访以确定处方精简的成效，确定用药是否重新开始及何时开始。

（3）处方精简的影响因素：处方精简者对处方能否成功精简起关键作用，包括担心因精简而使其他医务人员受到责备，与处方医师缺乏沟通，患者担心减少用药后的不确定性等。

处方精简是一个系统的、以患者为中心的工作模式，需要从业者有扎实的执业技能，进而安全地进行处方精简。在工作推进的过程中必须很好地与处方医师以及患者互动，面对他们的疑惑或担忧，提供必要的用药咨询是必不可少的。因减少用药而发生的不良事件可能会发生，但易于管理；在有效管理和监测下，处方精简是可行和安全的。

4. **药物治疗管理**（medication therapeutical management，MTM） MTM 于 20 世纪 90 年代在美国兴起，经过十几年的发展，目前已获得美国政府的认可，已在美国临床药学服务中取得了较好的成果。MTM 是指具有药学专业技术优势的药师对患者提供用药教育、咨询指导等一系列专业化服务，从而提高患者用药依从性、防范用药差错，教育患者进行自我用药管理，以提高疗效、保证用药安全的管理模式。其核心要素包括药物治疗回顾、个人药物记录、药物相关活动计划、干预和 / 或提出参考意见以及文档记录和随访。

（1）药物治疗回顾：药物治疗回顾是系统地收集患者用药信息，评估药物治疗方案，确定与药物治疗相关的问题，将与药物治疗相关的问题按优先顺序排列成表，并为这些问题创建解决计划。其在患者与药师之间展开进行，增加了患者对药物的了解，解决了患者可能有的与药物治疗相关的问题或担忧，让患者自我管理他们的药物和其健康状况。

药物治疗回顾可以是全面性或有侧重点的回顾。全面性的药物治疗回顾要求药师对患者现在服用的处方药、非处方药、中草药和其他膳食补充剂进行回顾分析，对患者的治疗药物进行评估。通过上述回顾分析及评估发现与药物有关的问题，包括患者依从性的问题等。然后药师需要与患者、护士和医师等互相协作，共同解决患者用药相关问题。此外，药师还有义务对患者进行用药教育，为患者提供药物相关信息，指导患者进行药物治疗的自我管理。

有侧重点的药物治疗回顾用于解决个别实际的或潜在的药物治疗相关问题。一般有侧重点的药物治疗回顾可在全面性的药物治疗回顾之后进行，药师通过对患者的诊疗方案和用药历史进行评估，然后就患者某项具体的药物治疗相关问题给出建议和指导。有侧重点的药物治疗回顾是根据患者需求个性化定制的。在患者每次接受药物治疗管理的服务时，药师只针对患者某项具体的药物治疗相关问题进行指导。

一次完整的药物治疗回顾应当包含以下几个方面：①收集采访患者的数据，包括一般健康和活动状态、病史、药物史、疫苗接种史、他们对现在服用药物的感受及想法；②就患者的临床信息包括目前的身体状况、整体健康水平等进行评估；③评估患者的价值观、偏好、生活质量和治疗目标等；④评估患者的教育水平、语言能力、文化水平以及其沟通交流能力等；⑤评估所有的可能引起药品不良事件的药物；⑥通过实验室结果解释、监控和评估患者的病情。

评估、确定与药物有关的问题，并对所有问题进行分级。可能存在药物治疗相关问题：

每种药物的临床适合性，包括患者使用药物的受益与风险；剂量和剂型的适当性；每一种药物的治疗方案，包括适应证、禁忌证、潜在的副作用和潜在的伴随药物的其他问题；治疗药物重复或其他不必要的药物，药物依从性，未治疗的疾病或其他健康情况，治疗药物的经济负担。

制订解决每个药物相关问题的计划。在适当的时候为患者提供用药教育和培训，让患者认识到用药依从性的重要性，并让患者了解自己的治疗目标。

指导患者对其服用的药物进行管理。

对患者的用药反应进行监测和评价，包括治疗药物的安全性和有效性。

将必要的患者药物治疗信息传达给医师或其他卫生保健专业人员，包括关于药物选择的咨询，关于解决药物问题的建议等。随时关注患者的用药进展，定期随访。

（2）患者用药记录：患者用药记录是指患者所用药物的综合性记录（处方药、非处方药、中草药和其他膳食补充剂）。在 MTM 服务中药师为患者提供一份完整的患者用药记录，并与患者协作实时更新这份记录。此记录使用患者易于理解的表达方式书写，药师可通过电子邮件等形式将此记录发给患者。同时患者可通过此记录进行药物治疗的自我管理。一份完整的患者用药记录包括以下内容：①患者的个人信息（姓名、年龄、患者联系方式以及紧急联系人）；②患者就诊信息（曾就诊医院科室以及医师或是药师）；③过敏信息（例如，我有什么过敏反应？当我有过敏反应时发生了什么？）；④其他与药物有关的问题（例如用药引起的问题？我有什么问题？）；⑤潜在的药物治疗相关的问题（例如药物治疗情况，何时新开了何种药物）；⑥该用药记录最后更新日期及由谁进行更新（药师或是医师）；⑦患者的签名；⑧医疗服务提供者的签名。

对于每一种药物的记录应包括以下内容：药物治疗（如药物名称和剂量）、适应证、使用说明（例如什么时候服用）、开始用药日期、截止用药日期、处方医师及其他注意事项。

提供患者用药记录的目的是让患者在药物治疗中进行自我管理。用药记录的维护由患者、药师和医师协作完成。药师要鼓励患者将这份记录作为一份永久性文件进行维护和更新，教育患者在接受所有的医疗保健服务时都带上这份记录，并分享给就诊医师，帮助并确保所有的卫生保健专业人员都能明确知晓患者目前的药物治疗方案。

药师可以使用患者用药记录与内科医师、其他卫生保健专业人员进行沟通和合作，优化患者用药方案。患者用药记录的广泛使用可以保证患者药物治疗方案的一致性和延续性。

（3）药物相关活动计划：这是监护患者自我管理的行动计划列表，所有的计划都是以患者为中心进行的。

患者监护计划是药师帮助患者实现健康目标的行动方案。患者监护计划是患者药物治疗管理的重要组成部分，是药物治疗管理中的核心元素。药师根据患者的实际情况制订个性化的监护计划，患者通过药师制订的监护计划进行药物治疗的自我管理。药物相关活动计划的完成需要患者和药师共同的协作努力。患者相关活动计划只包括患者可以采取的行动，其不应该包括需要医师或其他医疗专业人员的检查或批准的项目。患者可以把药物相关活动计划当作一个简单的指导文件。药物相关活动计划的制订提倡以患者为中心，加强患者的参与感，鼓励患者积极参与他（她）的药物治疗行为。

（4）干预/随访：药师为患者提供用药咨询服务，并协助患者解决药物治疗相关问题，必要时，药师为患者推荐相关医师或其他卫生保健专业人员以解决患者药物治疗相关问题。

在对患者进行 MTM 的过程中，与药物有关的问题可能是需要药师来解决，对患者进行干预的。干预措施可能包括与医师或其他卫生保健专业人员合作解决现有的或潜在的药物相关问题，或直接与患者合作，同时向医师传达相关信息，包括药物选择、建议治疗药物、以及推荐的后续护理，同样是不可或缺的药物治疗管理的组成部分。对于干预的结果需做随访评估或调整干预方案，并及时记录。

在美国提供 MTM 服务的医疗机构可能没有 CDTM，因为药师与患者询问并讨论药物问题并不需要医师的同意；相反的，几乎所有提供 CDTM 服务的机构都会提供 MTM。此模式的特点就是药师工作的独立性，在涉及药物使用的具体操作、不良反应观察、回访等方面，药师可以独立工作。

我国对于 MTM 的相关研究比较少，尚处于起步阶段，北京药师协会从 2015 年起与美国卫生系统药师协会（ASHP）开展 MTM 培训相关合作，随着工作的不断推进，MTM 工作必将会有更广阔的前景。

5. 未来用药咨询发展趋势　随着我国医院药学的发展，用药咨询逐渐从无到有、从点到面。很多医院在用药咨询工作方面均取得了很大的成绩和进步，比如北京同仁医院的专病用药管理门诊，北京安贞医院的用药咨询中心，四川省人民医院的药学咨询专科门诊，华西妇产儿童医院的孕宝在线及公众号咨询等。这些门诊或者在线咨询工作大多实现了挂号收费，体现了药师的技术含量；同时通过工作的开展逐步加深了患者对药师的认同度。尤其是专科门诊的设置更推进了全科药师向专科药师的发展。未来药师咨询门诊将呈现出以下几个方面的趋势：

（1）在医院门诊诊疗项目中增设"用药咨询"专业，实现与临床诊疗项目同步。

（2）建立独立的用药咨询诊室：与临床诊室平行，不能设在门诊药房，诊室独立，保护患者隐私。

（3）挂号及收费：患者就诊须先挂号，按职称收取挂号费，不能免费。

（4）用药咨询专业细分：出诊药师须具有明确的专业方向、具备相应能力（包括专业能力、沟通能力）；专业设置参考疾病分类，如神经专业（神经内科与神经外科）、消化专业（消化内科与胃肠外科）、呼吸专业（呼吸内科与胸外科）、心血管专业（心血管内科与心脏外科）、肿瘤专业（肿瘤内科与肿瘤外科）等。

（5）药师的协议处方权或协议医嘱处置权：培训并考核合格后，授予协议处方权或协议医嘱处置权；有"权"才能开具医疗文书（处方或医嘱），希望《药师法》立法工作对药师责权明确，不仅可以"参谋"，还可以"诊断"。因为一种不用承担法律责任的专业技术职业，是根本没有生存基础的。

（6）用药咨询结果交给患者：患者在门诊咨询后，药师需将咨询结果交给患者，以用药咨询建议单或在门诊病历的适当页面写明用药方法等方式呈现，以方便患者随时随地查询。

（7）追踪随访：对用药复杂或用药疗程长的患者定期随访。用药咨询贯穿于药学服务的全过程，是药学服务的有效体现形式，是未来药师职业发展的新平台，是用药安全的有力保障。未来药师希望会像医师一样实现按专业设置门诊，医保设置药师诊疗收费项目，最终实现药师获得协议处方权或医嘱处置权，有力地发挥药师在安全合理用药中的作用。

（王博雅，李根，李澎灏，杨远荣）

第二节　信息检索技能

随着信息技术的高度发展，如今我们生活在一个网络化的时代，计算机、数据库管理技术的应用使人们积累的信息量急剧增加。这些信息资料是多层次的，有复杂的或简单的、有正确的或错误的、有中文的或外文的，有文字的或视频的。作为一名药师，怎样从繁杂的数据中提取出有用的和准确的信息，如何充分利用药物临床应用或药物研究的典型案例资料来提高自己的药学服务水平，如何对药学信息资料进行评价，如何快速获取药学信息资料，这些都是我们目前需要解决的问题——药学信息检索。

一、概述

1. **医院药学信息服务的发展历史**　药学信息（drug information，DI）起源于 1945 年 Francke D E 的论述：在药品的特性、制剂、作用、用法等方面，药师应作为医师的顾问共同执行药物治疗。20 世纪 50 年代，国外就将 DI 作为医院药学的一个正式部门，地位与调剂、制剂、管理并列；1962 年美国肯塔基大学医学院最早建立了药物信息中心（Drug Information Center，DIC），接受用药咨询，提供药物信息、药学教育以及参与药事管理活动；1964 年 ASHP 在肯塔基大学举办了最早的药物信息学术会议，之后药学信息服务（drug

information service，DIS）得到美国政府的支持，成为美国政府（林登·约翰逊总统）医疗计划的一个环节；从 70 年代起美国药物信息逐渐向多层次、多类型发展，并逐步形成网络，依靠药物信息中心和网络系统开展全面的药物信息资料的收集，保持药物数据库系统的现代化水平，建立专门的药物信息教材和杂志。目前，DIS 已成为国外医院药师的基本训练之一，DIC 在医院药剂科内也已成为一个举足轻重的部门。而在我国，医院提倡和开展DIS 也有三十多年的历史，卫生部在 1981 年颁发的《医院药剂工作条例》中规定：医院药剂科有条件的应设情报资料室。但由于当时医院药剂科的工作模式始终是"以药品为中心"的保障供应型模式，是以满足临床的药品需求、为医院增加经济效益为目的的，药学信息工作因不能直接创造经济效益而没有得到应有的重视，更无法成为药剂科的支撑业务，因而一直在低水平维持。近年来，随着国内临床药学的发展，我国药学信息工作发展很快，不少医院的药剂科成立了信息资料室，以担负药学情报信息的收集、整理和传递的任务，有的地区还成立了临床药学信息中心。药学人员通过向医护人员及患者提供准确、及时的药学信息、介绍合理的用药方法，使医院药学工作逐渐从传统的供应型、生产型向知识型、信息型、医药结合型转变，从传统的"以药品为中心"的药品保障型向"以患者为中心"的药物治疗型转变。

2. 医院药学信息服务的主要目的和内容　DIS 是临床药学服务的一部分，核心是以循证药学的理念为临床提供高质量、高效率的用药相关信息，帮助解决临床的实际问题。广义地说，DIS 的主要工作内容有以下几方面：

（1）提供临床合理用药支持：DIS 工作中最重要的一个组成部分是提供临床合理用药支持。接受医师、护士和患者的用药咨询，帮助解决临床工作中遇到的与药品供应、药物剂型、剂量调整、用法用量、不良反应、相互作用、药代动力学、药物疗效监测等有关的问题，保证用药的安全、有效、适宜。

（2）提供药品目录拟定依据：医院药学信息服务可以为本医院处方集、基本药物供应目录等的制定、药品的遴选及药品包装、剂型、规格、生产企业的变更等，提供准确、专业的药学理论依据。

（3）应用于合理用药宣教：医院药剂科除了承担药品的供应、调配等基础工作，还需要向医护人员、患者和公众进行合理用药的宣传教育。医院药师查阅药品信息，选择公众易于接受的方式并结合自身的用药经验，以定期或不定期的药品快讯、新药介绍、宣传册、报刊专栏等形式宣传药物的合理使用。

（4）药品不良反应评价：当出现了可疑的药品不良反应时，可通过 DIS 检索国内外该药品不良反应发生的情况，如发生率、严重程度、是否由操作不当（如溶媒错误、滴速过快等）引起，以此作为判断和评价药品不良反应的标准之一。

（5）药物利用评价（drug utilization review，DUE）：是指在药物治疗过程中，根据事先制定的标准，对药物选择、给药途径、给药剂量、药物配伍等问题是否合理、准确而进行的评价。DIS 对于药物利用评价研究，特别是 DUE 评价标准的制定、DUE 实施过程中的药物经济学分析等环节都起着重要作用。

（6）新药的临床评价：开展新药临床试验或临床观察时，必须先进行充分的药学信息检索。了解试验药品的药理特性，与同类药品在理化性质、药物结构上的差别，了解新药在其他国家或地区的临床评价结果、相关药品管理法规、试验药品的临床前和临床方面的信息、临床评价方案等，所有这一切都离不开 DIS 的支持。

（7）提供药学信息技术培训：如何准确、快速地获取有用的药学信息，是每一位医院药学工作者和药学生都需要熟悉和掌握的内容，但是药学院校里学到的信息检索知识非常有限，而且偏于理论，与实际的药学信息工作有一定的差别。同时，很多基层医院由于条件限制，没有足够的药学信息资源和人才资源，因而无法有效地开展药学信息服务。因此，DIS 的一个重要任务就是对药师、实习药学生和基层医院来进修的药师进行药学信息技术的培训，帮助他们掌握药学信息服务技巧，使药学信息检索成为药师工作的一项有力工具。

（8）其他：药学信息服务工作还包括很多其他内容，如提供中毒解救的信息服务、对药学信息服务新技术的开发和新方法的研究等。

二、药学信息检索

（一）药学信息资源分类

药学信息资源是药师从事药学服务的基石。根据功能和格式的不同，医药信息资源可分为一级、二级和三级信息资源，了解资源的分类有助于指导我们的信息检索策略。随着信息技术的不断发展，网络等新型信息资源也日益成为检索资源的常用手段，这些资源并不能改变我们检索信息的方法，但却能极大地方便我们获取更多更新的资讯。

1. **三级信息资源**　包括教科书、参考书、手册和指南、纲要、药典以及综述性的文章等。是从一级信息资源中提取出被广泛接受的数据信息，对之进行评估而发表的结果。这类资源虽然比较有限，但却非常实用，能满足大多数药学信息需求。常用的三级信息资源有《中华人民共和国药典》、*Martindale: the Complete Drug Reference*（中译本《马丁代尔药物大典》）、《陈新谦新编药物学》、MICROMEDEX 数据库、MCDEX 合理用药信息支持系统等。

2. **二级信息资源**　一般由引文书目组成，主要用于检索一级文献，可提供摘要、引文、索引（包括或不包括全文）及目录。二级信息资源能使我们更方便地获取一级文献信息，但由于一级文献从投稿到发表，再到做成摘要和编目供搜索，这中间存在一个"时间差"，所以二级信息资源是有滞后性的。不过近年来，随着一级文献的发表速度加快，收录入二级信息资源的速度也在加快，这个"时间差"正在逐渐缩短，目前国外从一级文献发表到能在多数主要的二级信息资源中检索到的时间差大致为 4～8 周，国内的滞后时间可能更长。常用的二级信息资源有美国化学文摘（CA）、中国生物医学文献数据库（CBM）、中国知网（CNKI）、中文期刊服务平台（维普资讯，VIP）、万方数据知识服务平台等。

3. 一级信息资源 即我们通常所说的原创性论著，包括研究结果、病例报道以及评价性的或描述性的研究结果，可以是公开发表的或尚未发表的。一级信息资源是二级和三级信息资源的基础，也是最准确的第一手资料，因为它蕴涵了原创性的想法，产生了最原始的数据。但是，由于一级信息资源数量较多、研究质量不一，并且不是所有的一级文献都会编入二级索引，导致我们常常无法高效地检索、查阅每一篇一级文献，来找出我们需要的信息。当二级信息资源无法提供足够的、可信的信息时，我们可直接查询一级信息资源，这相对来说需要更高的检索技能。常用的一级信息资源有：《中国药学杂志》《药物不良反应杂志》《中国药理学报》《中国药事》《中国中药杂志》等。

4. 药学专业网站 专业网站与普通的公共搜索引擎相比，因网站的建立和维护多由政府、学术团体、医药信息公司、专业机构等的专业人员主导，故其专业性和可信度较高。

（1）常用的政府网站：国家药品监督管理局（NMPA）www.nmpa.gov.cn、中华人民共和国国家卫生健康委员会 www.nhc.gov.cn、中国疾病预防控制中心（CDC）www.chinacdc.cn、国家中医药管理局 www.satcm.gov.cn、国家知识产权局 www.cnipa.gov.cn、美国食品药品监督管理局（FDA）www.fda.gov、美国 CDC www.cdc.gov、美国国立卫生研究院（NIH）www.nih.gov 等这些网站不仅为临床药师提供各国药品政策、法律法规、药物不良反应通报、药学科学研究、免疫接种、重大疾病或流行病发生情况等的相关信息，也是我们查询官方权威数据信息的重要来源。

（2）常用的专业学术机构网站：中华医学会 www.cma.org.cn、中国药学会 www.cpa.org.cn 及其分会等，国外著名的有世界卫生组织 www.who.int、美国卫生系统药师协会 www.ashp.org、美国药师协会 www.pharmacist.com、美国临床药学学会 https：//www.accp.com，以及一些专科学会如美国心脏病学会（ACC）www.acc.org、美国糖尿病学会（ADA）www.amhrt.org、美国癌症学会 www.cancer.org、美国感染性疾病协会（IDSA）www.idsociety.org 等，从这些网站可看到各个学科领域的研究动态、专业热点、学术会议要点等有利于指导学科专业发展的信息。

（3）常用的临床实践网站：如 Medscape www.medscape.com、默克诊疗手册 www.merck.com、全球药师 globalrph.com、临床实践（Best Practice）bestpractice.bmj.com 等网

站，这类网站的内容与临床紧密相关，可直接查阅到临床实践所需的药品使用、公式计算、治疗指南等实用信息，对医师和药师开展临床工作发挥着重要的支持和帮助作用。

5. 公共网络资源 网络信息资源的利用是随着互联网技术的进步而得到广泛发展的，网络不但极大地扩大了信息量，而且使资料的获取变得更加迅速和便捷。但是，由于网络的公众开放性和随意性，网络资源的可信度是明显低于其他专业信息来源的，常用的互联网搜索引擎如 Google（www.google.com）、百度（www.baidu.com）等，可能搜索出成千上万条未经专业人士审核过的医药信息，有些甚至是错误的，可能起误导作用。因此，使用公共网络资源进行信息查询时，需要有足够的判断力来区分哪些信息是有用的、准确的，并能为人所用。

（二）药学信息检索技巧

药学信息包括很多方面，如药理作用、用法用量、给药途径、药物配伍、不良反应、药代动力学数据、用药注意事项、药物政策和法规等。对于一种上市药品而言，最直接的药品信息源就是药品说明书，这也是具有法律效力的药品信息。好的药品说明书能提供非常完善、细致的信息，但有的说明书，特别是部分仿制药的说明书往往极其简单，缺乏详细资料。因此，在没有药品说明书或查阅说明书并不能得到所需信息时，我们需要检索其他信息源（主要是一级信息资源），而不同的检索工具侧重的信息也并不完全相同。

1. 药品名称检索方法 药品名称包括药品化学名、通用名（国际非专利药物名称，INN）、商品名等，有的药品还有试验代号，如代号为 RU486 的药物其通用名为米非司酮。同一药品的化学名、通用名都是唯一的，但商品名是由各生产厂商自行决定，我国是仿制药大国，同一通用名对应的商品名众多，"一药多名"泛滥的现象值得药师关注。若要检索标准化的药品名称，可查阅国家药典委员会编写的《英汉汉英药名词汇》，该书共收录了6 000 余种药物的中英文名称，其中绝大多数为世界卫生组织编订的国际非专利药名，同时还收载了一些国家的法定药名；对于具体药物，可查阅药品说明书。国外的有美国化学文摘索引（CA Index）、美国医学索引主题词表（IM-MeSH）等。也可选择新版的工具书如《陈新谦新编药物学》《现代临床药物学》《临床用药须知》《MIMS 中国药品手册》及其年刊等，国外较权威的工具书如 *Martindale: the Complete Drug Reference*（《马丁代尔药物大典》）、*Index Nominum* 等。较新的药品名称可查美国 IM-MeSH、CA Index 或《中国药学文摘》。若要检索药品商品名与通用名的对应关系，可查阅《MIMS 中国药品手册》《当代药品商品名与别名辞典》《陈新谦新编药物学》《临床用药须知》等，或登录国家药品监督管理局网站进行药品查询，但该网站只能查询国内上市的药品。若想要查询的药品在上述信息源中均无法找到，或因条件所限没有完善的检索工具，则可直接在公共搜索引擎如 Google、百度等网络上搜索，也许会有所收获。

2. 药物的概况查询方法 大多数常用的药学工具书均可查到药物的基本概况，如《陈新谦新编药物学》《现代临床药物学》《临床用药须知》《中国医师药师临床用药指南》《马丁代尔药物大典》及 *Physician's Desk Reference*（PDR）、*AHFS Drug Information* 等；药物信息数据库如 Micromedex，可在"drug summary"项下查询药物概况，包括药物的通用名称、适应证、用法用量、作用机制、主要不良反应、禁忌证等。

3. 理化性质和药剂学性质 提供较全面的药物理化性质及药剂学性质的信息源有《默克索引》（*The Merck Index*），该书是化学物质和药物的百科全书，能查询药物结构、性状、溶解度、比重、折光度、熔点、沸点、合成方法、治疗分类、半数致死量（median lethal dose，LD_{50}）等信息及专利情况；《马丁代尔药物大典》能查到药物灭菌方法、稳定性、配伍禁忌等资料；还有各国药典或其他药品标准中也会提供药物性状、溶解度、熔点、沸点、剂型等信息。

4. 药理作用和临床应用 《马丁代尔药物大典》是常用的查阅药物药理作用和临床应用的经典工具书，本书涉及的纯药理内容较少，侧重临床药理及临床实际应用，并提供参考文献依据；另一本国外著名的书籍 *Goodman & Gilman's The Pharmacological Basis of Therapeutics*（中译本《古德曼·吉尔曼治疗学的药理学基础》金有豫主译），该书将药物的药理性质与药物的临床治疗应用紧密联系在一起，在药物临床应用和基础药理之间架起了一座桥梁；*Physicians' Desk Reference* 是美国医师和药师最常用的信息源之一，收录了美国的用药说明书及法定的适应证等实用资料；*Drug Facts and Comparisons* 除了能查到药物的临床药理作用内容外，还收集了药品说明书之外的用法信息（unlabeled use）；还有些国外药师常用临床参考书如 *AHFS Drug Information*、*Textbook of Therapeutics* 都可以查到内容较全面的药物药理作用及用法等信息；国内的《中国医师药师临床用药指南》《陈新谦新编药物学》《现代临床药物学》以及人民卫生出版社出版的新版医药学教材都是经常使用的较好的参考书。除了各类工具书、参考书外，Micromedex、国内的 MCDEX 合理用药信息支持系统等药学信息数据库，都能方便地查询到这方面的资料。

5. 药物用法及药动学性质 常用的有《马丁代尔药物大典》、*USP DI*、*AHFS Drug Information*、*Physicians' Desk Reference*、*Drug Facts and Comparisons* 及 Micromedex 数据库，这些大部头的工具书或数据库均能查到详细的药物用法用量及药代动力学（吸收、分布、代谢、排泄）参数。

6. 药物不良反应 《马丁代尔药物大典》对药物不良反应的描述包括概述和病例报道，并给出相关参考文献；*Meyler's Side Effects of Drugs*（《麦氏药物副作用》）是美国药物不良反应方面的权威著作，有完备的索引；*Side Effects of Drugs Annual*（《药物副作用年鉴》）更新较快，时间差小；还有药物对妊娠及哺乳期的影响方面的专著 *Drug in Pregnancy* *and Lactation*（《孕妇及哺乳用药》），详细地汇总了妊娠及哺乳期的用药关注点，并结合 FDA 药物妊娠期风险级别，对收录的每个药物做出了安全等级划分；Micromedex 中有专门的"Teratogenicity/Effects in Pregnancy/Breastfeeding"一栏，也收录了 FDA 药物妊娠期风险级别，以及澳大利亚药物评价委员会药物妊娠风险等级、美国儿科学会的哺乳风险级别、WHO 哺乳风险级别等安全性信息，并附有文献报告、临床治疗管理、参考文献等循证医学数据。人民卫生出版社出版的《药物不良反应》汇总了 *Meyler's Side Effects of Drugs* 及国内期刊报道的药物不良反应，内容较丰富，但更新较慢。另外，《药物不良反应杂志》《中国药物警戒》等专业期刊上能找到很多不良反应报告和或文献综述；NMPA 及各省市的不良反应监测中心也有定期或不定期的药物安全通报，如《药物警戒快讯》《药品不良反应信息通报》《药品监测与评价》等，NMPA 网站也会即时发布最新的国内外不良反应信息报告，时效性强。

7. 药物相互作用及配伍禁忌　《马丁代尔药物大典》中药物的"注意事项"一栏有药物的理化性质和药理作用信息；*Handbook on Injectable Drugs*（《注射药物手册》）是专门针对静脉药物配伍相容性和稳定性的权威工具书，且体内、体外配伍均有文献数据支持，内容非常丰富；Micromedex 数据库中也有详细的药物—药物、药物—食物、药物—吸烟相互作用和静脉药物配伍等资料，并附有文献报道。

8. 药物过量中毒　*Physicians' Desk Reference* 和 *Drug Facts and Comparisons* 中有药物过量中毒解救的一般原则；《马丁代尔药物大典》中关于药物过量的解救和治疗附有病例报告及参考文献；Micromedex 数据库有专门的"PoisonDex"，详细地综述了药物过量中毒的临床表现、监测项目、治疗措施、中毒剂量等，含病例报道和参考文献。另外，国内外还有各种药物中毒解救手册，如《药物过量与中毒手册》、《实用药物中毒救治手册》、*Dreisbach's Handbook of Poisoning*、*Clinical Toxicology of Commercial Products: Acute Poisoning* 等，都能迅速查到有关药物过量中毒方面的信息。

9. 中药材、饮片及中成药信息　《中华人民共和国药典》一部全面收载了中药材、饮片、植物提取物及中成药的基本概况，包括药材的性状、分析测定方法；饮片的炮制、性味归经、功能主治等；中成药制剂的处方、制法、分析测定方法、功能主治、用法用量等，并有对孕妇、儿童等特殊患者的注意事项。近年来中药注射剂引起不良反应的报道时有发生，中药安全性也是药学人员非常关注的内容，有关信息可以在 NMPA 网站、国家中医药管理局网站以及《药物不良反应杂志》《中国药物警戒》《中国药房》等期刊中查到。

10. 患者教育资料　一般来说，好的药品说明书会含有患者用药指导内容（Patient instruction），国外有的药品还会附带给医师和给患者的两份说明书，帮助患者更好地了解用药注意事项；Micromedex 数据库中每个药物项下均有"Patient instruction"栏，用通俗的语言说明药物用途和具体用药注意事项；美国有专门给患者的用药指导书籍 *USP DI Volume II: Advice for the Patient-Drug Information in Lay Language*，国内也有各种患者用药科普专著；《健康报》等医药报刊或期刊、专业学会、疾控中心、大型制药公司的网站都可能有患者用药教育的相关资料。

11. **药品生产厂家和质量标准**　如果要检索某药品的批准文号、生产厂商，或检索某药在国内有多少厂家在生产等信息，可登录 NMPA 网站查询。如果要检索药品的质量标准，可查阅各国药典或生产厂家的内控标准。药典是法定标准，是在安全、有效前提下可正常生产、使用药品的基本质量标准，具有普遍适用性，但并不是最高技术标准。不同国家和地区的药典标准不完全一样，收载的项目、检测方法及判定范围均有一定差异，如英国药典、美国药典对某些项目的控制比别的法定标准更高。而各药品生产企业根据自身实际情况也有各自的内控标准，一些技术设备好、生产工艺先进、重视产品质量的企业的内控标准往往高于法定标准，但某些关键性项目和方法并不公开。一般来说，一个药品符合的质量标准越高，其质量就越有保证。

12. **药品政策、法规及热点问题**　*Scrip World Pharmaceutical News*（《世界药物新闻》）最早是 1972 年在英国以纸质形式发行的时事新闻周刊，内容包括药品不良反应报告、药物政策变化、制药企业兼并收购等消息；现在已发展成为网络版的全球药学新闻分析数据服务系统，每日提供全球生物技术和制药行业的新闻，如药物政策法规、商业新闻、药物研发、仿制药物、药物传递系统、临床试验等资讯，其网址是 scrip.pharmaintelligence.informa.com。此外，还有专业数据库如 PharmaProjects，可查到国际上最新的新药研发动态、在研药物的信息及制药企业的信息。国内有关医疗卫生政策、基本药物、医保报销、药品价格等信息可查询政府官方网站，有关医疗行业新闻、会议召开、专业热点讨论等信息可查阅各类医药报刊，如《医学论坛报》《医药经济报》《健康报》等。

13. **快速检索常备资料**　因为临床用药咨询通常要求速度和准确度，经验丰富的药师一般都会准备一些快速检索工具，如本院药品处方集、新版药品说明书、药品中英文通用名／商品名检索表、配伍禁忌表、特殊人群（肝肾功能不全患者、妊娠哺乳妇女、老年人、儿童）用药简表、皮肤过敏试验方法表以及常用药物手册等，这样可更高效地检索常用信息，为临床决策节省时间。

（梅丹，都丽萍）

第三节　用药咨询与信息检索教学实践

一、概述

用药咨询与信息检索是药师必须具备的基本技能，做好用药咨询仅仅依靠在校学习的知识是远远不够的，更需要接受规范的培训和长期的实践积累。前两节介绍了用药咨询和信息检索的理论知识，本节教学示例以"用药咨询与信息检索"为主题，以实践案例为参考，应用一种新的教学理论——引导式教学来设计培训课程。在引导式教学课程设计过程中，以学员为主体，以教师为主导，以 AGE 和 DATE 为教学策略，以实现记忆、理解、应用、分析、评估和创造为目的的教学目标。

引导式教学倡导学员主动学习，并贯穿了五项有效学习原则。这五项原则是鼓励全体学员参与、避免旁观孤立；利用学员的经验相互学习；关联课程内容，加速学习迁移；调动多元器官，促进身心合一；展示学习成绩，激发学员信心。

引导式教学课堂呈现设计内容：

第一，激发动机。

第二，开场。以提问、案例、视频、新闻等方式导入，告诉学员我们在做什么、为什么这么做、达成共识。

第三，关联旧知。比如记忆中的知识技能、解决问题的经验、过往成就带来的信心等。

第四，调动参与。维护学员自尊、提升学员自信，注重同理心。

第五，引导探究。有效聆听学员提问、确认自己理解、确认他人理解。

第六，陈述贯通。上课前要了解学员，做好 5P [目的（purpose）、流程（process）、可能的问题（probable issue）、参与人（participant）、产出（product）] 计划，课程结构严谨，课中展示恰当，做到逻辑递进。

第七，进程管理。建立清晰的目标，管理讨论过程，有效控制时间，合理处置课堂中发生的问题和异议。

第八，收结。在课程末期对教学效果进行总结，由学员总结效果更好。

二、教案

1. 教学目标

（1）掌握用药咨询的定义、用药咨询的对象、内容和流程；特殊剂型咨询的要点，药物装置的正确使用；特殊人群咨询的要点。

（2）熟悉用药咨询岗位的职责、信息检索资源的分类及常用工具，用药咨询的表现形式及发展动态，熟练使用合理用药软件。

（3）了解用药咨询的目的和意义，用药咨询的软、硬件条件和影响因素。

（4）熟悉并逐步掌握引导式教学方法。

2. 课程设计

时间轴		内容和层次			教学方法		资料来源	其他
时段/min	时长/min	模块	主题	内容要点	教学策略	学习活动		
90	3	主题导入	用药咨询	了解学员的基本情况，明确讲课的主题	DATE	现场问题互动		
	5		必要性	目的和意义	AGE+DATE	现场互动提问	法规和标准	要我做和我要做
	25		怎么做	视频	DATE	观看视频，案例分享	网络	根据现场情况决定分组及讨论时间
	15			内容、对象、流程、影响因素、信息检索	AGE+DATE	现场讨论，板书		讨论成果的呈现
	10	内容与主题	特殊情况	特殊剂型	AGE+DATE	案例分享，现场演示	网络＋科室工作	
	15			特殊人群	AGE+DATE	案例分享，现场演示	文献	
	10		表现形式	信息化手段的呈现，与用药教育的区别点	AGE+DATE	案例分享	网络＋科室工作	
	20		发展方向	专业细分、收费、协议处方权等，MTM的介绍	DATE	现场讨论，案例分享		根据现场情况决定分组及讨论时间
	2	收结	收获、感受		DATE	学员总结		

三、教案解析

1. **教学方法** 在主题导入模块，应用 DATE 教学策略，即以现场互动的方式进行主题切入，了解学员在用药咨询及信息检索方面有过哪些经验和收获以及困难和尴尬事，让学员感受本次教学的重要性，是学员需求而不是"被迫学习"；在"内容与主题"模块，AGE 与 DATE 两种策略并用。在"收结"阶段，采用 DATE 教学策略，由学员进行总结，提高教学效果。

2. **学习活动** 通过现场提问互动，讲者了解学员开展用药咨询工作的现状，进而导入授课的主题"用药咨询与信息检索"，明确学员通过听课可以获得的内容，启发想要听课的欲望。通过视频或案例演示的方式多样化课堂气氛，随时调动学员的积极性，随着问题的导向启发主动思考和参与。

3. **教学技巧** 分小组讨论问题、海报展示小组讨论结果、小组成绩比拼，激发学员积极性。

4. **教学素材** 图片：设计用药咨询的场景，纸质宣传资料、图片等资料；视频：描述用药咨询的网络视频或动漫，描述特殊剂型给药方式的视频等。

5. **教学活动** 分组讨论：成果展示并讨论完善；板书：请学员上台书写。

四、课堂呈现

用药咨询与信息检索

授课对象：住院药师。

开场：授课人自我介绍。

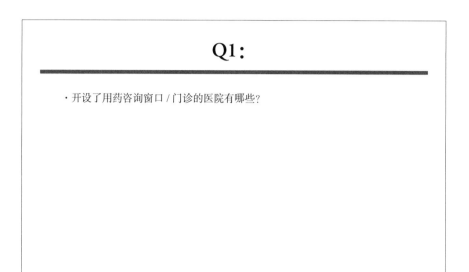

授课人提问：请问哪些学员所在医院已经开展了用药咨询工作，做了多少年？

说明：通过提问，现场统计用药咨询覆盖百分比。通过提问了解现场药师所在医院开展用药咨询的现状，如果开展较多，则有利于课题内容的深入互动；如果开展较少，则需要授课人在后续的授课中多启发。

Q2：

· 参与用药咨询工作的药师有哪些?

授课人提问：现场多少学员正在或曾经做过用药咨询工作？

说明：了解药师参与用药咨询的人数和百分比，重点记住每个组参与咨询工作的药师，有助于主要内容的讨论和发散。

Q3：

· 交流开展的方式?

现场交流：鼓励 1~2 名药师就用药咨询的模式或工作经验或工作中遇到的困难进行现场交流。

目标：通过互动，导入授课的主题——用药咨询与信息检索。

内容大纲

· 用药咨询的必要性
· 如何开展用药咨询
· 用药咨询的特殊情况
· 用药咨询的表现形式
· 用药咨询的发展动态

授课人介绍授课内容：用药咨询的必要性、如何开展用药咨询、用药咨询的特殊情况、用药咨询的表现形式、用药咨询的发展的方向。

目标：让学员快速了解授课内容。

内容大纲

· 用药咨询的必要性

· 如何开展用药咨询

· 用药咨询的特殊情况

· 药物信息服务的表现形式

· 用药咨询的发展动态

说明：引导式提问，让学习者提供答案，激发学习动机。

· 为什么要开展用药咨询工作？

授课人提问：为什么要开展用药咨询工作？

目标：请一或两个学员回答，给予鼓励和肯定，引出用药咨询必要性。

要我做——政策的强制性

· 《三级医院评审标准（2020 年版）实施细则》
· 《三级妇幼保健院评审标准实施细则（2016 年版）》

3.5.10.2 主动邀请患者参与医疗保健安全活动。	【C】1. 医务人员知晓重点环节，应邀请患者或其家属主动参与医疗保健安全管理的具体措施与流程，至少应做到，但不限：（1）患者在接受手术等有创诊疗前。（2）患者在接受介入诊疗前。（3）患者在接受腔镜诊疗前。（4）患者在接受麻醉前。（5）患者使用药物治疗前。（6）患者在接受输液前。（7）患者在接受输血前。【B】符合"C"，并药学人员向患者提供安全**用药咨询**（重点：高危药品、肿瘤治疗药品、抗菌药、中止妊娠药品等）。（1）向门急诊患者提供安全用药咨询。（2）向住院者提供安全用药咨询。【A】符合"B"，并医务处（科）、护理部等相关职能部门对患者参加医疗保健安全活动有定期的检查、总结、反馈，并提出整改措施。	3.27.2.4 按照《处方管理办法》落实药品调剂制度，遵守药品调剂操作规程，保障药品调剂质量。	【C】1. 按《医疗机构药事管理规定》和《处方管理办法》等有关规定制定药品调剂制度和操作规程。2. 调剂作业有足够的空间与照明，门急诊药房实行大窗口式或者柜台式发药；住院调剂室口服摆药区域环境清洁整齐、卫生符合要求。3. 有措施避免药品分装，如需药品分装，应有操作规程、适当的容器，外包装有药品名称、剂量及原包装的批号、效期和分装日期。4. 药品使用遵循先拆先用，先到先用的原则。5. 调剂处方流程合理，按有关规定做到"四查十对"。调剂过程至少有第二人核对，独立值班时双签字核对。6. 药品调剂时，药师以上人员承担审核、核对和发药工作，依据《处方管理办法》的相关要求审核处方/用药医嘱是否规范、适宜。7. 住院医嘱单按照处方管理，药师依据完整的用药医嘱作为调剂的依据，确保用药适当性及正确性。8. 有发药差错登记、分析和改进措施。9. 对药师进行定期的、有针对性的药学技能和差错防范培训。10. 由药学人员为就诊者提供用药咨询，有咨询记录，并针对就诊者咨询的常见问题开展合理用药宣传工作。

3.27.5 配备临床药师，参与临床药物治疗，提供用药咨询服务，加强质量控制，促进合理用药。			
3.27.5.1 开展以患者为中心、以合理用药为核心的临床药学工作。	【C】1. 根据《医疗机构药事管理规定》，至少配设 1 名专职临床药师，有工作制度和岗位职责。2. 以适当形式为全院医务人员提供适时的药物相关信息和咨询服务，将药品信息分析作为本院药品遴选的参考。		

授课人介绍：做好用药咨询——政策的强制性

· 《三级医院评审标准（2020 年版）实施细则》

· 《三级妇幼保健院评审标准实施细则（2016 年版）》

· 医院达标的必须条件

要我做——医改的需要

·《关于加强药事管理转变药学服务模式的通知》国卫办医发〔2017〕26 号

➢ 第四条　建立药师激励机制：有条件的医疗机构可以开设药师咨询门诊，为患者提供用药咨询和指导。

➢ 第五条　加强临床药师队伍建设：临床药师要积极参与临床药物治疗，实施药学查房和药师会诊，提供药品信息与用药咨询。

➢ 第十一条　推行信息化管理：为患者提供药品配送、用药指导服务，加强合理用药宣传，保障用药更加安全。

授课人介绍：做好用药咨询——医改的需要

文件要求我们做——《关于加强药事管理转变药学服务模式的通知》国卫办医发〔2017〕26 号：

第四条 建立药师激励机制：有条件的医疗机构可以开设药师咨询门诊，为患者提供用药咨询和指导。

第五条 加强临床药师队伍建设：临床药师要积极参与临床药物治疗，实施药学查房和药师会诊，提供药品信息与用药咨询。

第十一条　推行信息化管理：为患者提供药品配送、用药指导服务，加强合理用药宣传，保障用药更加安全。

这是推进医疗体制改革必须完成的工作。

要我做——药师必备的技能

➢ 医疗机构药事管理规定

发文字号：卫医政发〔2011〕11 号

颁发部门：卫生部、国家中医药管理局、总后勤部卫生部

·第五章　药学专业技术人员配置与管理

·第三十六条　医疗机构药师工作职责：

·（六）掌握与临床用药相关的药物信息，提供用药信息与药学咨询服务，向公众宣传合理用药知识。

授课人介绍：做好用药咨询———药师必备的技能

《医疗机构药事管理规定》（卫医政发〔2011〕11 号）

第五章　药学专业技术人员配置与管理

第三十六条　医疗机构药师工作职责：

（六）要求掌握与临床用药相关的药物信息，提供用药信息与药学咨询服务，向公众宣传合理用药知识。

我要做——个人职业发展的必要性

· 用药咨询是药学服务的一个重要内容，集实践性、技术性于一体
· 要胜任这一岗位的要求从业者必须具备很强的专业技术知识、沟通技巧和很强的自我学习能力

授课人介绍：做好用药咨询——个人职业发展的必要性

（1）用药咨询是药学服务的一个重要内容，集实践性、技术性于一体。

（2）这一岗位的胜任要求从业者必须具备很强的专业技术知识、沟通技巧和很强的自我学习能力。

授课人强调药师对待用药咨询的工作应从被动转向主动：从主观上代入学员参加学习的目的就是提高自己，通过不断学习强化自身能力，以及用药咨询是药师展示自身能力的重要舞台和平台，暗示学员在后续内容会着重讲用药咨询的发展方向。

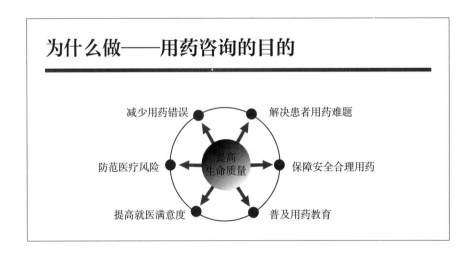

为什么做——用药咨询的目的

授课人介绍用药咨询的目的：解决患者用药难题、保障安全合理用药、普及用药教育、提高就医满意度、防范医疗风险、减少用药错误。（片中文字采用动画控制——弹出，可结合互动提问，逐渐展示其内容）

目标：通过讲授要我做、我要做，得出用药咨询的目的。

授课人介绍：从三个方面阐述用药咨询的意义。

目标：通过要我做，我要做，提炼用药咨询的意义。

说明：授课人重新展示内容提纲的片子，让学习者跟上授课思路。

怎么做?

➤ 用药咨询的对象?

➤ 用药咨询的内容?

➤ 用药咨询的流程?   视频:《药师关爱在您身边》

➤ 影响服务质量的因素?

➤ 文献检索的信息资源?

说明：此处可采取互动的教学方法，需要事先准备教具如下：准备壁报白纸及标记用粗笔；准备教学用视频（用药咨询案例展示或患者咨询实景拍摄提问片段等），视频时间以不超过 3 分钟为宜，例如《药师关爱在您身边》教学具体实施步骤：①下发壁报白纸和记号笔；②说要求：各组先看视频《药师关爱在您身边》，围绕 PPT 上展示的 5 个方面的问题，进行分组讨论 10 分钟，将讨论结果写在壁报白纸上；③各组展示壁报，并派代表简要陈述讨论结果；④授课人小结，让大家就这一问题达成共识。

用药咨询的对象

➤ 医师

➤ 药师

➤ 护士

➤ 患者

➤ 患者家属

说明：1. 分组进行展示，5 组依次展示一个主题，其他组可以补充。

2. 第 1 组展示用药咨询对象，时长 1 分钟。

3. 公布答案：医师、药师、护士、患者、患者家属。

用药咨询的内容

➢ 药品信息咨询

➢ 合理用药指导

➢ 患者用药教育

➢ 家庭药品管理

说明：1. 分组进行展示，5 组依次展示一个主题，其他组可以补充。

2. 第 2 组展示用药咨询内容，时长 1 分钟。

3. 公布答案：药品信息咨询、合理用药指导、患者用药教育、家庭药品管理。

用药咨询的内容会有很多，各人认识可能不尽相同，对学员的回答均予以肯定。总的概述大概就是以上四个方面。

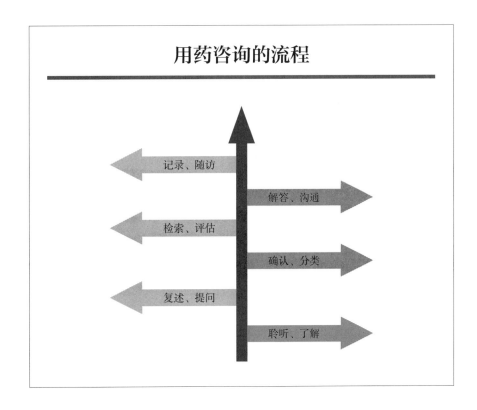

说明：1. 分组进行展示，5 组依次各展示一个主题，其他组可以补充。

2. 第 3 组展示用药咨询流程，时长 1 分钟。

3. 公布答案：解答、沟通→确认、分类→聆听、了解→复述、提问→检索、评估→记录、随访。

4. 在用药咨询过程中，首先必须确认患者的问题，并正确解答，做好记录。对于不能马上回答的问题需要给患者做好解释。

5. 如何规范咨询记录，作为伏笔，后文讨论。

影响服务质量的因素

1. 环境障碍：硬件

- □ 独立场地　　□ 工具书
- □ 办公桌椅　　□ 宣传材料
- □ 电脑　　　　□ 特殊剂型装置
- □ 网络

影响服务质量的因素

2. 个人障碍

学历职称要求

- □ 药学专业本科以上
- □ 主管药师以上专业技术职务

经过专门培训和考核

- □ 上岗培训
  - ➤ 用药咨询工作制度介绍
  - ➤ 合理用药软件介绍
  - ➤ 药物咨询记录填写要求
  - ➤ ADR 登记
  - ➤ 咨询沟通技巧
  - ➤ 常见问题的解答
- □ 标准化培训
  - ➤ 特殊剂型（吸入制剂、鼻喷剂、滴眼液、胰岛素等）
  - ➤ 常见药物用法用量

影响服务质量的因素

3. 患者障碍：特殊患者、特殊剂型

4. 时间障碍

5. 隐私保护障碍

说明：1. 分组进行展示，5 组依次各展示一个主题，其他组可以补充。

2. 第 4 组展示影响服务质量的因素，时长 2 分钟。

3. 公布答案：硬件障碍、个人障碍、特殊患者和特殊剂型装置、时间障碍、隐私保护障碍。按照 PPT 顺序依次讲解。特殊患者和特殊剂型会在下一个环节专题讲解，这个地方简单提及即可。时间障碍和隐私障碍简单表述。

文献检索的信息资源

- 遇到医师、护士、患者提出的用药问题时，如何通过查找相关文献数据来提供专业可信的咨询意见是药师必须掌握的一门专业技术；它是药学服务的一个重要组成部分
  - 三级信息资源（最实用）：图书、指南、数据库
  - 二级信息资源（主要用于检索一级文献）：CA、CNKI、VIP 等
  - 一级信息资源：原创性论著
  - 药学专业网站：NMPA、FDA
  - 公共网络资源：百度等

说明：该处内容简单描述即可，使听众对文献分级有所了解。

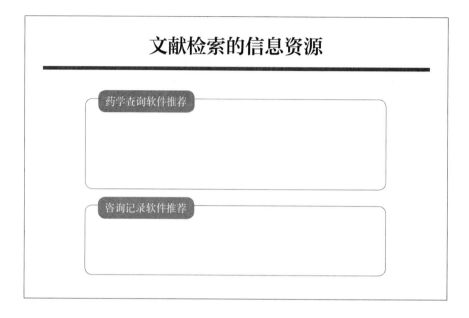

文献检索的信息资源

药学查询软件推荐

咨询记录软件推荐

说明：授课人介绍药学信息检索和咨询记录常用软件。

文献检索的信息资源

➢ 最直接的是药品说明书，也是具备法律效力的药品信息。

➢《马丁代尔药物大典》

➢《中华人民共和国药典》

➢《临床用药须知》

➢《陈新谦新编药物学》

说明：授课人强调药品说明书的法律重要性。

内容大纲

· 用药咨询的必要性

· 如何开展用药咨询

· 用药咨询的特殊情况

· 药物信息服务的表现形式

· 用药咨询的发展动态

说明：再次展示内容提纲的片子，让学习者跟上授课思路。

特殊剂型药物的用药咨询

· 剂型对药效的发挥有着极为重要的作用，可以改变药物的作用性质、作用速度，降低或消除药物的毒副作用，影响疗效等

说明：1. 用药咨询的特殊剂型和特殊患者是两类需要特别关注的内容，此处可运用剂型使用错误的药害案例报道或者视频。

2. 请学员列举特殊剂型使用错误的案例 1～2 个。

特殊剂型药物的用药咨询

视频：正确滴眼药水

说明：此处可使用视频、动漫播放，说明滴眼剂、吸入剂、控释片等特殊剂型的正确使用方法，3 分钟左右；必要时准备道具模拟现场，再请学员现场示范 4 分钟左右。1 分钟总结加深对特殊剂型正确使用的重要性的认识。

特殊人群的用药咨询

· 咨询工作中往往会遇到一些特殊的患者，如老年人、儿童、妊娠期女性等，这就需要药师掌握不同人员的生理特征
· 儿童几乎没有从医师或药师身上获得过用药指导，儿童的用药知识基本来自于家长
· 药师必须注重加强对家长的用药教育，并尝试为儿童提供直接的用药交流服务

说明：1. 儿童的器官功能与成人有着极大的不同，可列举 1 个媒体报道的儿童用药错误（剂量、用法等）的案例。

2. 有资料表明，在国内医药市场现有 3 500 多个品种药品中，90% 的药品无适用于儿童的剂型，其中写明供儿童使用的只有 70 多种。我国儿童用药中，约有 50% 左右是以成人用药减半对儿童使用，有 80% 的患儿家长表示，自己曾给孩子服用过减少分量的成人药。许多药品没写是否适用于儿童，不良反应也不明确。很多时候儿科医生往往是凭经验治病开药。我国儿童用药有 50% 是超说明书用药的。儿童不合理用药直接导致不良反应发生率居高不下，儿童用药不良反应发生率约 12.9%，其中新生儿用药不良反应发生率更高达 24.4%。

由于缺乏儿童专用药，儿科医师只能凭借临床经验用药，将成人剂量进行调整，处方中经常出现"半片""1/4 片"的用量描述，常常"靠手掰、用刀切、磨粉、称重"来掌握儿童用药的适宜用量，带来很多不便。以抗癫痫药拉莫三嗪（利必通）为例，药品规格是 50mg/片，一个 10kg 的孩子，起始剂量为 1.5mg，大约是药片规格的三十分之一。让家长把一个药片掰成三十分之一，这几乎不可能。此外，一些贵重药品由于缺少儿童适宜规格，每次将成人剂量的包装重新拆分，增加了药品费用和家庭负担。

3. 该张幻灯片的表述为切入下一张的演练做准备。

特殊人群的用药咨询

儿童用感冒退烧药物的差异（1ml 含量）

药物	适应症	成分	适用年龄
艾畅滴剂	——鼻塞、流涕、咳嗽	伪麻黄碱 9.375mg 右美沙芬 3.125mg	——婴幼儿滴剂
小白糖浆	——发热、咳嗽、流涕鼻塞	对乙酰氨基酚 16mg 伪麻黄碱 1.5mg 右美沙芬 0.5mg	——1~14 岁
泰诺口服溶液	——发热、头痛等	对乙酰氨基酚 32mg 伪麻黄碱 3mg 右美沙芬 1mg	——2~12 岁
泰诺林混悬滴剂	——高热	氯苯那敏 0.2mg 对乙酰氨基酚 100mg	——1~3 岁 3~12 岁

说明：通过儿童感冒用药的举例，重视儿童感冒药合并用药中存在的剂量超量、联合用药不当的现象，并可以请学员列举 1 个发生在身边的案例。

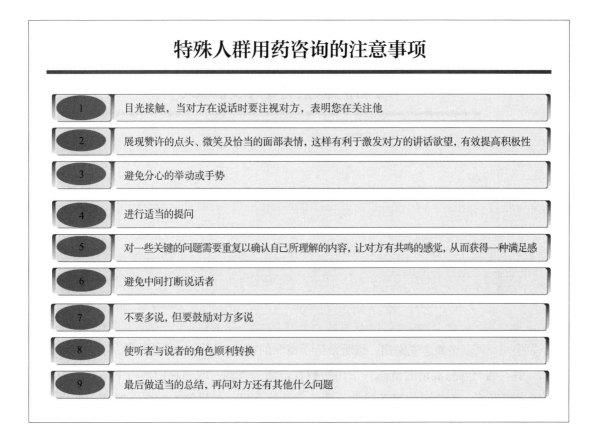

说明：1. 这一环节加入模拟儿童家长携带多种家庭备用的感冒药咨询药师正确的使用方法的部分，授课人做好道具和场景的设计，引入沟通中聆听与移情的要素。（6分钟演练+5分钟点评）

2. 这一环节的设计可加深学员对于咨询实战的认知，加深学员对之前咨询内容、咨询流程、咨询注意事项及文献信息的理解，尤其对咨询沟通中语言等细节的把控和理解。

3. 此环节演练务必控制在5分钟以内，给点评留下时间，可以请学员点评。

内容大纲

· 用药咨询的必要性
· 如何开展用药咨询
· 用药咨询的特殊情况
· 药物信息服务的表现形式
· 用药咨询的发展动态

说明：再次展示内容提纲的片子，让学习者跟上授课思路。

药物信息服务的表现形式

> 用药教育
> 用药咨询

两者的区别？

说明：1. 可以将概念先抛出，请听众给予概念的描述，授课人加以引导，增加互动性。

2. 引入两个容易混淆的概念——用药教育与用药咨询，明确它们是药学信息服务的两种不同表现形式，但主要的服务对象一致。通过这个环节的讲解加深听众对两者的意义和区别的理解。

药物信息服务的表现形式

· 用药教育的方式？
  ◆ 纸质宣传资料
  ◆ 讲座
  ◆ 电视
  ◆ 网络
  ◆ 视频

说明：先抛出问题由学员表述用药教育的方式，授课人可以选择部分图片佐证不同的用药教育方式，让学员了解多样化的用药教育现状。

药物信息服务的表现形式

· 用药咨询的方式?
  ◆ 咨询门诊
  ◆ 咨询窗口
  ◆ 义诊
  ◆ 电话咨询
  ◆ 网络咨询

说明：通过一定图片和案例的列举，让听众了解咨询的形式，然后请学员予以补充，完成用药咨询的多种方式。

药物信息服务的表现形式

· 用药咨询与用药教育
  ◆ 是为提高药师地位迈出的重要一步
  ◆ 是药师走近患者最直接和最有效的方式
  ◆ 是与医护人员沟通的桥梁
  ◆ 它们虽然有着一定的差异，但在具体的实施中均离不开药师扎实的专业技
    能、良好的沟通技巧、优秀的表达能力

说明：总结，重申用药咨询与用药教育的重要作用。

内容大纲

· 用药咨询的必要性
· 如何开展用药咨询
· 用药咨询的特殊情况
· 药物信息服务的表现形式
· 用药咨询的发展动态

说明：再次展示内容提纲的片子，让学习者跟上授课思路。

用药咨询的发展动态

- 药物重整（Med-Rec）：
  - 是指在患者入院、转科或出院时，通过复核及沟通患者，了解在医疗交接前后的整体用药情况，来保证患者用药安全的过程。其最终目的是通过消除故意的和非故意的处方的不一致，来预防医疗过程中的药物不良事件
  - 药物重整数据的搜集和整理工作是一个沉重的担子，由于工作步骤多，需要多种职业医务工作者共同参与，相关工作人员数量有限，这就导致药物重整服务的推广困难
  - 在药物重整服务模式中，药师可以通过收集比较患者用药史和治疗医嘱的差异，提供相应的面向患者、医护的咨询服务工作

说明：1. 通过用药咨询三个方面的动态，分别介绍药师在药物治疗方面的工作动态。

2. 第一个概念的描述。

3. 尝试提问听众是否知晓这一模式，并请知晓的听众分享概念和理解，探讨用药咨询在这一模式中的运用。

用药咨询的发展动态

- 合作药物治疗管理模式（CDTM）
  - 是一种跨领域学问互动的过程，目的是提供并选择适当的药物治疗、教育患者用药安全、监测患者疾病状况和持续不断地评估药物治疗的结果。其启动是在患者被医师确认诊断之后开始，药师和其他医疗提供者一起合作，有效地管理患者的药物治疗
  - CDTM 是一种新的药物治疗管理模式，更是一种全新的为患者服务的药物治疗合作观念

第二个概念参照 Med-Rec，尝试学员分享概念和理解，并探讨用药咨询的运用。

用药咨询的发展动态

> CDTM 为药学服务的一部分，包括但不仅限于以下的执业范围
> - 开始进行、修改和监测患者的药物治疗
> - 开始和执行相关的医疗检验
> - 评估患者对药物治疗的反应
> - 咨询和教育患者对药物的使用情况
> - 提供或推荐药物给患者使用

说明：结合学员前面分享的概况，加深学员对 CDTM 内容的印象，提出用药咨询的运用。

用药咨询的发展动态

> CDTM 中的核心要素就是通过协议确定团队中医师、药师各自的责、权、利
> 药师可以开展药学诊断并提供判断性服务
> 药师在接受医嘱后，发现可能出现的问题并针对问题进行介入，解决问题并记录过程行为
> 在这一过程中药师通过协议给予的责任和权力面向医师、患者提供合理建议并体现价值

说明：1. 请学员探讨药物重整与 CDTM 的区别点，两种都是团队工作，但 CDTM 有药师提供判断性服务，有协议明确的责、权、利，可延伸出部分协议处方权或者处置权。

2. 药物重整是针对所有患者，在诊疗的各个环节收集既往用药史，并与现用药品对比，提出药学建议。工作量大，但可以最大限度地确保药师在患者安全合理用药中作用的发挥。

用药咨询的发展动态

◆ 药物治疗管理（MTM）
- 是指具有药学专业技术优势的药师为患者提供用药教育、咨询指导等一系列专业化服务，从而提高用药依从性、预防患者用药错误，最终培训患者进行自我的用药管理，以提高疗效
- 其核心要素包括药物治疗回顾、个人药物记录、药物相关活动计划、干预和／或提出参考意见以及文档记录和随访

说明：概念的导入，同样可以请学员分享，授课人可以补充这一模式国内外发展的状况。（MTM 全部环节控制在 10 分钟内）

用药咨询的发展动态

- 在美国提供 MTM 服务的医疗机构可能没有 CDTM，因为药师与患者询问药物问题并不需要医师的同意，相反，几乎所有提供 CDTM 服务的机构都会提供 MTM
- 此模式的特点就是药师工作的独立性，在涉及药物使用的具体操作、不良反应观察、回访等方面，药师可以独立工作
- 北京朝阳医院药事部精准用药门诊：1 例低钠血症患者的药物治疗管理

说明：突出 MTM 与前两种模式的差异，强调药师在这种模式工作中的独立性。MTM 较前两种模式更适合开展用药咨询。授课人将通过列举的方式具体说明。

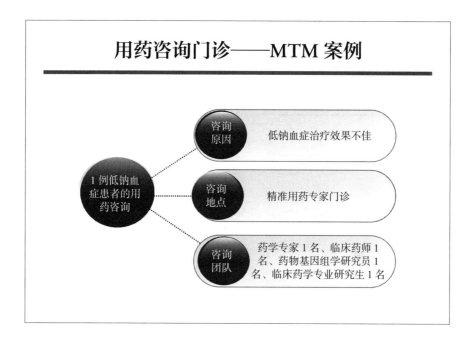

说明：介绍案例内容。

MTM 团队人员任务

药学专家及临床药师	了解患者的就诊需求、疾病情况、用药情况、评估用药依从性、进行用药重整、调整治疗方案、开展用药监护、用药咨询、患者教育及随访
药物基因组学研究员	评估患者是否需要进行相关用药的血药浓度监测及基因检测，出具相关的基因型检测报告，基于检测结果给出相应用药建议
临床药学专业研究生	患者建档、详细记录、跟踪随访、预约复诊

说明：通过案例加深学员对 MTM 的理解和记忆，进一步突出 MTM 最适宜用药咨询的开展。

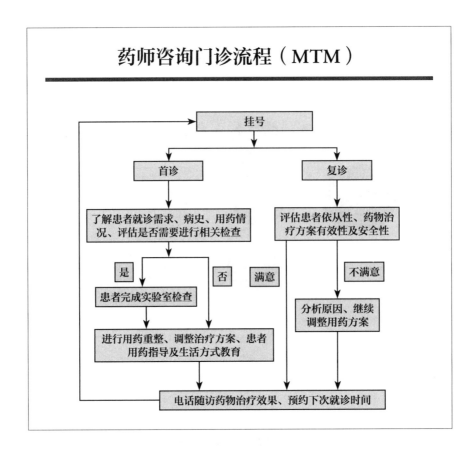

说明：1. 该流程图可根据时间的安排，抛出问题，请学员思考并讨论开展 MTM 与传统的咨询在流程上是否完全一致。在 1 分钟内讨论出结果并请学员分享，过程控制在 2 分钟内。

2. 由图可知，MTM 工作的内涵非常丰富，可加深听者印象。

用药咨询的发展动态

◆随着医院药学的发展，用药咨询逐渐从无到有、从点到面，部分医院在用药咨询方面取得了很大的成绩

·北京同仁医院的专病用药管理门诊

·北京安贞医院的用药咨询中心

·四川省人民医院的药学咨询专科门诊

·四川大学华西第二医院的孕宝在线及公众号咨询

·......

说明：随着前面三个模式的介绍，导入目前国内开展药师咨询门诊的现状，明确用药咨询工作已逐渐脱离传统的咨询窗口或咨询室，正在向咨询门诊发展。同时网络技术也已经运用到了用药咨询中。对上一主题中用药咨询表现形式再次阐述。

用药咨询的发展动态

（用图片、视频等形式展示）

说明：授课人可以用图片、视频等形式展示部分地区或医院开展药师咨询门诊、药师与医师联合门诊的内容。

用药咨询的发展动态

➤ 这些门诊或者在线咨询工作的实施大多实现了挂号收费，体现了药师的技术含量

➤ 尤其是专科门诊的设置更推进了全科药师向专科药师的发展

说明：对上一张幻灯片的总结。

用药咨询的发展动态

一、在医院门诊诊疗项目中增设"用药咨询"专业
· 与临床诊疗项目同步
二、建立独立的用药咨询诊室
· 与临床诊室平行，不能设在门诊药房
· 诊室独立，保护患者隐私
三、挂号及收费
· 患者就诊须先挂号
· 按职称收取挂号费，不能免费

说明：此处进行展望，由授课人快速富有激情地描述。

用药咨询的发展动态

四、药物咨询专业细分
· 出诊药师须具有明确的专业方向、具备相应能力（包括专业能力、沟通能力）
· 专业设置参考疾病分类，如神经专业（神经内科与神经外科）、消化专业（消化内科与胃肠外科）、呼吸专业（呼吸内科与胸外科）、心血管专业（心血管内科与心脏外科）、肿瘤专业（肿瘤内科与肿瘤外科）等

说明：此处进行展望，由授课人快速富有激情地描述。

用药咨询的发展动态

五、药师的协议处方权或协议医嘱处置权

- 培训并考核合格后，授予协议处方权或协议医嘱处置权

- 有"权"才能开具医疗文书（处方或医嘱）

- 希望因为《药师法》对药师责权明确，不仅可以"参谋"，还可以"诊断"。
  一种不用承担法律责任的专业技术职业，是根本没有生存基础的

说明：此处进行展望，由授课人快速富有激情地描述。

用药咨询的发展动态

六、用药咨询结果交给患者

- 患者在门诊咨询后，药师需将咨询结果交给患者，以用药咨询建议单或在门诊病历的适当页面写明用药方法等形式出现，以方便患者随时随地查询

七、追踪随访

- 对用药复杂或用药疗程长的患者定期随访

说明：希望药师未来将像医师一样实现按专业设置门诊，医保实现诊疗项目收费，最终实现药师获得协议处方权或医嘱处置权，有力发挥药师在安全合理用药中的作用。

用药咨询的发展动态

增设"用药咨询"专业	专业细分
建立用药咨询诊室	协议处方权或医嘱处置权
挂号及收费	……

说明：快速简要地总结陈述。

小结

- ➢ 用药咨询贯穿于药学服务的全过程
- ➢ 用药咨询是药学服务的有效体现形式
- ➢ 用药咨询是未来药师职业发展的新平台
- ➢ 用药咨询是用药安全的有力保障

说明：请学员对今天的内容进行纲要性总结，最后授课人用四句总结。

谢谢大家！

思考题

1. 医院药学信息服务的主要内容包括哪些方面?

2. 常用的药学信息资源主要分哪几大类? 每类请各举出几个代表性例子。

3. 如何对药学信息和药学文献的质量进行合理的评价?

参考文献

[1] 蒋新国 . 生物药剂学与药物动力学 . 北京:高等教育出版社,2009.

[2] CHRISTOPHER A L, DAWN B. Applied pharmaceutical practice. Chicago: Chicago Pharmaceutical Press, 2009.

[3] KIMBERLY A. GALT. Developing clinical practice skills for pharmacists.Bangkok:iGroup Press, 2006.143-155.

[4] 曾英彤,杨敏,伍俊妍,等 . 药学服务新模式——处方精简(Deprescribing). 今日药学,2017,27(6):390-393.

[5] 赵文敏,杨毅,田侃 . 美国药物治疗管理模式对我国基层医疗机构药学服务能力建设的启示 . 中国新药杂志 ,2019,28(11):1292-1296.

[6] 李信,张士靖,王燕鹏 . 网络环境下临床药学信息检索的思路与方法 . 医药导报 ,2014,33(3):275-278.

（李根，李澎灏，徐小薇）

第五章

药品不良事件管理技能与教学实践

本章要求

一、药学专业

1. **掌握** 用药差错定义；用药差错分级；药品不良反应定义；药品不良反应关联性评价。
2. **熟悉** 药品质量控制工作内容和流程。
3. **了解** 药品质量风险管理相关概念；药品质量风险防范方法。

二、教学方法

1. **掌握** 引导式教学方法。
2. **熟悉** 课堂呈现模式。
3. **了解** 行为主义、认知主义和建构主义教学方法。

第一节 药品不良事件管理技能

从广义上讲，药品不良事件（adverse drug event，ADE）是指药物治疗过程中出现的不良临床事件，该事件可能但不一定与药品的使用有因果关系。本书讨论的 ADE 只限于在药物治疗过程中出现的与药品及药品使用相关的由药品质量问题、药品不良反应或用药差错导致的不良事件。

一、药品质量风险管理

（一）历史上的药害事件

药害事件泛指由药品使用导致的患者生命或身体健康损害的事件，包括药品不良反应以及其他一切非预期药品作用导致的意外事件。主要有三种类型：一是由于药品质量缺陷（假药、劣药）导致损害的事件；二是由于合格药品使用过错（超剂量中毒、用错药和不合理用药等）导致损害的事件；三是合格药品在按说明书正常使用的情况下发生的不良损害，即药品不良反应事件。

例如，2001 年"梅花 K"黄柏胶囊事件，2003 年龙胆泻肝丸事件，2006 年奥美定事件、亮菌甲素注射液事件、鱼腥草注射剂事件和"欣弗"注射液事件，2007 年甲氨蝶呤注射液事件，2008 年博雅人免疫球蛋白事件、刺五加注射液事件，2009 年糖脂宁胶囊事件、瓜瓜胶植物复合胶囊（三消稳糖）事件、双黄连注射液事件，2010 年阿胶成品及其制品事件，2018 年长春长生疫苗事件等。这些药害事件带给我们的启示是：

1. 提高临床前研究水平，完善相关资料 不断提高临床前安全性研究技术水平，完善相关资料，提供全面、详细、科学的药品安全信息，对于降低药品对人体的危害具有重要的参考意义。

2. 加强药品上市前的严格审查 由于现代生产和运输技术的发展，药品经批准上市后，其产量巨大、应用范围广泛，如果药品本身存在的缺陷未能在上市前的研究中发现并加以控制，其不良影响和危害将极其巨大。因此，药品审批部门应对药品上市前的申报资料加强审查，以确保药品安全性。

3. 加强药品上市后的再评价 药品不良反应的产生是复杂的，既有药品的因素，也有人体的因素。此外，临床前的研究存在动物与人体的差异，上市前的各期临床试验也存在种种局限性，即使经过临床深入研究和新药审批部门的严格审查，药品在上市后还是会出现种种不良反应。因此，在药品上市并大规模应用于人群后，必须进行再评价，应鼓励厂商、医护人员、患者都重视药害事件，密切关注新出现的和严重的药害事件，及时采取有效的控制措施，杜绝药害事件的重复发生。

4. 重视药品整个生命周期的质量风险控制　由于药品从研发到使用的各个环节都可能出现各种各样的质量风险，对患者安全造成危害，同时对企业发展造成严重打击，对社会造成不利影响，因此必须从整体和宏观的角度对质量问题进行全面控制，通过监管、分析、评估等手段，将质量风险降至最低，以保证药品应用的安全性。

（二）药品质量风险管理

"风险"是危害发生的可能性和该危害严重性的组合。药品从研发到使用的整个过程，风险无处不在，但是，可以通过采取一定的措施控制、降低或规避风险，使安全性得到最大的保障。"风险管理"是系统性地运用管理方针和程序来实现对目标任务的风险分析、评价和控制。质量风险管理是贯穿药品研发、临床前试验、临床试验、上市、生产和销售直至该药品生命周期终止全过程的药品质量风险的评估、控制、通报和回顾的系统化过程。

1. 药品质量风险管理的重要性　一个药品，包括其各个组分的生产和使用过程中，必定会存在一定程度的风险。其中，质量方面的风险是其总体风险的一个重要组成部分。只有在整个产品生命周期中保持质量的稳定，才能确保产品的重要质量指标在产品生命周期的各阶段均与其临床研究阶段保持一致。通过在产品研发、生产、使用等各过程中对潜在的质量问题实施有效的质量风险管理方法，可以进一步确保患者使用到高质量的产品。此外，当遇到质量问题时，质量风险管理的实施有助于提升决策水平，使决策更加全面、合理。

《药品生产质量管理规范（2010 年修订）》中明确提出关于风险管理的要求：质量风险管理是对整个产品生命周期进行质量风险的评估、控制、沟通、审核的系统过程，运用时可采用前瞻或回顾的方式。应根据科学知识及经验对质量风险进行评估，并将质量风险与保护患者的最终目标相关联，以保证产品质量。质量风险管理应与存在风险的级别相适应，确定相应的方法、措施、形式和文件。

2. 药品质量风险环节　质量风险管理是一个贯穿产品生命周期的对其质量风险进行评估、控制、沟通和审核的系统化过程。药品使用中的各个环节都可能存在风险，包括医务人员是否规范合理的使用药品；护士使用和配制药品时是否严格按照标准操作；药品调剂过程中的差错；药品已知不良反应造成的风险；给药差错造成的风险；已知或未知的药品研发设计自身缺陷所带来的风险等。这些风险单独出现或共同出现，都可能导致公众健康伤害事件。

3. 药品质量风险的防范　药品质量风险无处不在，可考虑从以下几个方面对其风险进行防范。

（1）加强政府监管，完善相关法律法规：药品质量问题应该从源头把关，加强政府监管力度和职能，教育和引导药品生产经营企业守法经营。通过树立正确的药品监管指导思想和科学监管理念，加强药品研发、生产、流通、使用等关键环节的管理，严格审评、审批药品，制订科学的药品标准，规范新药、仿制药品的申报要求，建立健全药品市场准入和退出制度。加强对药品生产企业的动态监管，强化对违法违规行为的处罚和打击力度，充分发挥行业协会的自律作用，引导和约束企业诚信生产经营。

（2）完善药品使用过程中的监督管理机制，排除用药隐患：合格的药品在正确用法用量下仍可能出现药品不良反应，因此在使用过程中严格掌握适应证、用法用量是保证患者用药安全、排除用药隐患的最基本要求。医院应重视和加强临床合理用药工作，健全药品不良反应及信息反馈制度，对医师处方行为进行监督管理。通过制定临床合理用药的指南和共识意见，可提高各级医院医务人员合理用药水平，保障患者用药安全。

（3）重视临床药学工作，促进合理用药：临床药学是以患者为对象，研究药物及其剂型与机体相互作用和应用规律的综合性学科，旨在用客观科学指标来研究具体患者的合理用药，其核心问题是最大限度地发挥药物的临床疗效，确保患者安全合理的用药。临床药师可以利用药学知识，与临床医师、护士组成治疗团队，为患者的药物治疗提出改进意见和建议，指导护士做好药品保管和正确使用，协助医师收集、整理、分析、反馈药物安全信息，提供药品咨询服务，宣传合理用药知识，开展药物评价和药物利用研究。重视临床药学工作，推进临床药师制，可以充分发挥临床药师对合理用药的监督和推动作用。

（4）建立并完善差错上报制度：建立并完善用药差错上报制度，能够加强药品安全的使用监管，规范用药差错的报告和监测，及时、有效控制药品风险，保障患者用药安全。

（5）加强药品上市后再评价，完善药品召回制度：历史上的药害事件均对社会公众造成了巨大的伤害，是一次次惨痛的教训，但同时也促进和完善了相关法律法规的建立。完善药品上市后再评价制度，加强药物警戒，能够有效地发现潜在药品风险，及早采取应对措施，避免危害扩大化。对于可能存在安全风险的药品，在未证实其危害前，可以采取限制使用、黑框警告、鼓励报告等方法以规避严重不良事件风险。当药品风险得以明确，应坚决淘汰安全性、有效性得不到保证的品种，建立和完善药品召回制度，加强药品监管，保障公众用药安全。

药品召回制度是国际上盛行的、非常成熟的一种针对缺陷药品管理的有效模式，目前，美国、加拿大、澳大利亚、日本、韩国及欧盟等国家和地区都建立了相关的问题药品召回制度。我国《药品召回管理办法》是根据《中华人民共和国药品管理法》《中华人民共和国药品管理法实施条例》《国务院关于加强食品等产品安全监督管理的特别规定》制定，于 2007 年 12 月 6 日经国家食品药品监督管理局局务会审议通过，2007 年 12 月 10 日公布并施行，对保障广大人民群众用药安全，规范药品市场秩序，促进行业发展具有重大意义。

我国《药品召回管理办法》中规定：药品召回，是指由于研发、生产等原因可能使药品具有危及人体健康和生命安全的不合理危险时，药品生产企业（包括进口药品的境外制药厂商，下同）按照规定的程序收回已上市销售的存在安全隐患的药品。药品生产企业应当建立和完善药品召回制度，收集药品安全的相关信息，对可能具有安全隐患的药品进行调查、评估，召回存在安全隐患的药品。药品经营企业、使用单位应当协助药品生产企业履行召回义务，按照召回计划的要求，及时传达、反馈药品召回信息，控制和收回存在安全隐患的药品。药品经营企业、使用单位发现其经营、使用的药品存在安全隐患的，应当立即停止销售和使用该药品，通知药品生产企业或者供货商，并向药品监督管理部门报告。药品生产企业、经营企业和使用单位应当建立和保存完整的购销记录，保证销售药品的可溯源性。

药品召回是一种强化制药企业责任的预警措施，国家对已经上市销售的存在安全隐患的药品实施召回，以最大限度地减少药品可能对消费者造成的伤害，体现了政府对百姓用药安全的负责态度，有利于消费者权益得到保护。同时这也将促进药品生产企业不断加强药品原辅料的进货及生产流程的管理，促使药品经营企业及医疗机构规范进货渠道，有利于促进药品生产经营企业加强管理，提高质量意识。

二、用药差错识别与防范

调查发现，用药差错在医疗失误中所占的比率：英国为 22.2%，加拿大为 17.3%，澳大利亚为 19.7%，新西兰为 9.1%，美国为 24.7%，荷兰为 21.4%。发达国家一直都很重视用药差错的防范和管理工作，在美国，每年医院（不包括其他医疗机构）因用药差错而死亡的患者达数千例，对患者造成严重损害，每年增加医院成本费用约几十亿美元。近年来我国也有越来越多的人意识到用药差错防范的重要性和迫切性。

（一）用药差错概念与用药安全进展

1. **用药差错的定义**　用药差错与药品不良反应的定义是不同的（表 5-1）。2011 年卫生部颁布的《医疗机构药事管理规定》将用药差错（medication error，ME）定义为：合格药品在临床使用全过程中出现的，任何可以防范的用药不当。

美国用药差错报告与防范协调委员会（The National Coordinating Council for Medication Error Reporting and Prevention，NCC MERP）将用药差错定义为：医疗过程中，任何可以防范的、可能引起或导致不恰当的药物应用或伤害患者的事件。这类事件与专业实践、医疗用品、常规流程和系统有关,可发生于处方开具、处方传递、药品标签、包装、命名、调剂、分发、管理、教育、信息、监测、药品使用等多个环节中。

合理用药国际网络(INRUD)中国中心组临床安全用药监测网关于用药差错的定义为:指药品在临床使用及管理全过程中出现的、任何可以防范的用药疏失,这些疏失可导致患者发生潜在的或直接的损害。

表 5-1 用药差错与药品不良反应的区别

药品不良反应	用药差错
危害程度:轻~严重	危害程度:轻~严重
隐匿程度:低	隐匿程度:高
发生频率:高	发生频率:尚不明确
责任关联:低	责任关联:高
文化关联:低	文化关联:高
制度保障:有	制度保障:无
报告系统:较完善	报告系统:尚不完善

2. 用药安全的现状与进展 医疗风险无处不在,贯穿于疾病诊断、治疗与康复的全过程。21 世纪以来,患者安全领域逐渐引起广泛关注。面对日益严峻的患者安全形势,世界卫生组织世界患者安全联盟发起了"全球患者安全挑战"行动。中国医院协会也将提高用药安全列入中国患者安全十大目标,患者安全是医院认证与医疗质量管理的核心,用药安全已成为国内外研究的热点问题。

(1)国际用药安全领域的进展:美国、英国、加拿大、澳大利亚等发达国家在患者安全领域的政策、管理、方法、评估等方面已较为完备和成熟。

美英加澳四国均在 2000—2002 年发布了患者安全报告,美国的患者安全报告披露,美国每年多达 98 000 人死于医疗差错。英国的患者安全报告则指出,英国国民卫生服务部(National Health Service,NHS)未能从患者不良事件中吸取经验教训,潜在、可避免的不安全事件是导致患者无意伤害的关键,可以说 NHS 以前的医疗服务是失败的,并提议在 NHS 内形成一个公开的、报告体系健全的、重视患者安全的医疗实践大环境,建立全国系统收集原始信息的系统,从中吸取经验教训,采取有效的措施预防类似事件再次发生。

在法律法规层面,2005 年美国国会通过了《患者安全与质量改进法案》,旨在成立患者安全组织（Patient Safety Organization，PSO）和其他组织，共同致力于医疗风险的管理，同时以法律保护、鼓励和保障患者及相关医务人员的隐私权和安全信息。3年后，美国卫生部颁布《患者安全法规》，进一步强调PSO的重要性，促进患者安全事件分析。

在行业指南方面，英国和澳大利亚分别于2004年和2006年发布了患者安全指南，以行业规范的形式指导、监管和控制患者安全的质量。英国的《患者安全七个步骤参考指南》（*Seven Steps to Patient Safety*）明确了患者安全的相关定义，指南包括患者安全文化评估工具、事故树分析、电子学习工具、根本原因分析工具、相关培训、统计信息发布方式与患者安全改进措施等。而澳大利亚的《患者安全管理指南》（*Measurement for Improvement Toolkit*）主要涉及鉴别、调查分析、管理、反馈和学习方面，卫生部门可通过对上述要素的监测，来评价其患者安全事件的管理情况。

美国、英国、加拿大、澳大利亚亦建立了相对成熟的医疗不良事件上报系统（见表5-2）。其中美国用药安全实践协会（Institute for Safe Medication Practices，ISMP）的用药差错报告程序（MERP）、美国药典委员会的基于互联网的药物差错和不良药物反应报告程序（MEDMARX）。加拿大的用药差错报告与预警系统专门用于用药差错事件的上报，是覆盖全国的自愿上报系统。

用药差错报告与防范协调委员会于1995年由美国药典委员会创立，至今已发展成为由27个国家级组织组成的综合委员会，亦是全球最大、最权威的从事用药差错报告与防范的独立组织，其职责是通过会议、协调、合作来寻找用药差错的根本原因和解决办法，最终促进药品的合理使用。NCC MERP制定了用药差错的定义和9级分级标准，并不断修订，这些定义和标准被美国FDA等国家行政部门广泛采用。NCC MERP也发布了用药差错分类方法，这是一个非常重要的工具。用药差错分类方法用于标准化用药差错上报形式和语言，构建数据库以及分析报告，这也被广大医疗机构所应用。同时，NCC MERP发布了很多实用的用药差错防范建议书，截至2020年，共发布14个，如1998年发布、2007年修订的《医疗机构降低标签和包装相关用药差错的建议》和《制药企业防范标签和包装错误的建议》等。

表 5-2　四国医疗不良事件上报系统

国家/地区	系统名称	启用时间	报告性质	主管机构	目的	覆盖范围	上报事件类型
美国	用药差错报告程序(MERP)	1987	自愿	用药安全实践协会(ISMP)	·提供医疗差错的专业分析与预防推荐	全国	用药差错事件
	警讯事件数据库(Sentinel Event Database)	1995	部分强制	卫生保健组织认证联合会(JCAHO)	·提升对警讯事件发生原因与预防的认识	全国	警讯事件
	MEDMARX	1998	自愿	药典委员会	·追踪药品不良反应与用药错误，促进药品生产，并能高效记录、报告、分析，追踪和预防药品不良事件	全国	用药差错事件
	全国医疗安全网(NHSN)	2005	部分强制	美国疾病控制中心(CDC)	·向卫生部门提供院内感染及其预防措施依从性，多重耐药菌发病率与流行趋势，疫苗接种率，输血与血液制品相关不良事件数据	全国	医院感染
英国	国家报告与学习系统(NRLS)	2003	强制	国家患者安全中心(NPSA)	·收集、整理、储存上报患者安全事件报告，确定伤害风险 ·通过系列报告与警示等形式提供反馈信息，帮助医疗机构采取预防与应对措施，促进患者安全	全国NHS机构	所有患者安全事件
	严重事件报告学习框架(SIRL)	2010	强制	服务质量委员会(CQC)	·提供严重事件的全国统一定义 ·说明法律责任与义务 ·提供要求的信息与时间表；制定指南，确保所有事件报告给有关机构，接受独立调查(包括独立调查)，并进行学习	英格兰NHS机构	严重患者安全事件
加拿大	CMIRPS	2002	自愿	加拿大健康信息研究所(CIHI)	·协助收集、分析、传播医疗事件信息 ·加强用药系统安全性 ·通过减少可预防事故造成的潜在或实际伤害，支持资源有效利用	全国	用药差错事件
澳大利亚	AIMS	1998	部分强制	患者安全基金会(NPSF)	·医疗差错信息的收集、分类、分析、管理与学习	全国	医疗差错事件(近似差错、警讯事件)

（2）我国用药安全领域进展：近年来我国卫生部门对用药安全的风险防范意识逐步加强，并有多项规章制度出台。2007年卫生部制定的《处方管理办法》把用药安全的责任赋予了药师。其中第36条规定，"药师经处方审核后，认为存在用药不适宜时，应当告知处方医师，请其确认或者重新开具处方。药师发现严重不合理用药或者用药差错，应当拒绝调剂，及时告知处方医师，应当记录，按照有关规定报告"。2009年3月，《中共中央国务院关于深化医药卫生体制改革的意见》中，明确提出建立药品安全预警和应急处置机制。卫生部《2010年卫生工作要点》中指出：今后卫生部重点工作之一是药品质量和用药安全，要加强建立和完善药品安全风险预警机制的研究。2011年卫生部制定的《医疗机构药事管理规定》第18、19、20、21、24、27、28条从药品采购、储存、处方、调配、发放、使用、监测等不同方面规定了医疗机构的用药安全管理。其中第21条明确规定医疗机构应当建立药品不良反应、用药差错和药品损害事件监测报告制度。2011年新出台的《国家药品安全规划（2011—2015年）》，提出必须坚持安全第一、科学监管的原则，落实药品安全责任，提高监管效能，确保药品质量，全面提高药品安全保障能力，降低药品安全风险。

我国用药安全方面的政策体系正在逐步完善。各级医疗机构也在逐步组建并完善用药安全风险防范体系，药学部门开展了一系列的工作，包括防范医师处方环节差错的处方点评、医嘱审核；针对调配和发药环节的差错分享、"品管圈"建设；针对用药环节的患者教育等，在用药安全风险防范方面发挥了至关重要的作用。与此同时，我国用药差错报告体系的建设也开始起步。以北京市为例，北京市卫生局"临床安全用药工作组"22家医院于2011年启动用药差错报告系统，进行电子报表、鼓励上报、定期分享。在22家医院内部已经初步形成"非惩罚性文化"氛围，药师们基本掌握了用药差错的理念、分级、分类等概念，并正在采取积极的措施来防范、避免、减少用药差错的发生。

2012年9月，INRUD中国中心组临床安全用药组成立，卫生部医管司委托《药物不良反应杂志》社承担临床安全用药组和临床安全用药监测网的相关工作。截至2018年12月，全国已有1 000余家医疗机构加入了INRUD网络，共收到40 873余例用药差错信息。2014年12月由临床医学、临床药学、护理学、循证医学/流行病学、管理学及法学等多学科专家共同参与制定的《中国用药错误管理专家共识》（以下简称《共识》）发布，在《共识》指导下，已有16个用药各环节错误防范指导原则发表。

2014年INRUD临床安全用药组将美国健康促进研究所（Institute for Healthcare Improvement，IHI）研制的全面触发工具（Global Trigger Tool，GTT）进行了推广。GTT在审查病历的基础上引入了触发器（trigger）的概念，触发器即检测不良事件的线索，借助医院的信息化系统有目的地定位病历中可能与不良事件相关的内容，减少病历审查繁重的工作量，及早发现错误隐患。

用药安全主管（medication safety officer，MSO，也称用药安全总监）是用药安全的专家和管理者，已在美国和英国医药相关机构内普及并发挥重要作用。MSO 的岗位职责主要包括制订和践行安全方案、监督和改进用药安全系统、提供用药安全专业意见、管理与报告内部药物安全信息、接收与传达外部药物安全信息和管理用药安全培训。

（二）用药差错因素分析

1. **用药差错的根源**　用药（drug/medication use）是一个过程，完整的表达应是用药过程（drug/medication use process）。依次包括正确的诊断、处方或医嘱、调配、患者遵医嘱接受药疗、药效监测、治疗结束或修改治疗方案，开始新一轮的药疗。用药过程的参与者有医师（处方者）、药师、患者及其监护人，护士及相关的医务人员（如药物监测技师及行政负责人）。

上述用药过程的 6 个环节与涉及的 6 类人员是否都能做到合理用药，是保证用药过程不出错误的关键。由人才、资源、环境、质量管理支撑的诸多关键环节组成最佳组合，才能构成一个完善的用药系统（drug/medication use system）。可见用药不出差错并非易事，出了差错，首先可以从用药系统而非个人身上找原因。

2. **用药差错的原因**　产生用药差错的客观原因可能是医务人员未充分了解药物相关知识、缺乏患者的病程资料、不遵守医疗规范、记忆错误、转达失误、错误识别患者身份、剂量算错并遗漏核对、输液泵故障、缺乏监测、药物储存不当、配制错误、流程标准化不够等，也存在患者不能遵从医嘱的问题。常见的错误原因可概括为六个方面：

（1）沟通方面失误：处方或医嘱书写字迹潦草，可导致辨认错误，药名读音相似使处方者和给药者理解不同，写错剂量或剂量单位，使用缩写引起误解等。

（2）产品的缺陷：药品标签和包装缺陷导致的用药差错占全部差错报告的 20% 左右。包装外观相似的药品极易误导药师和护士拿错药品，药品标签的浓度表示方法不当也是剂量错误的原因之一，同种药物不同规格之间也常常引起用药剂量差错。

（3）工作流程和环境的缺陷：药师未执行双人核对制度、护士临时稀释药品、药品摆放凌乱、新手值班、工作过于繁忙、常有电话打扰等。计算机医嘱系统缺陷如自动审方时不能适时提示用药禁忌等。

（4）剂量计算错误：由于计算错误引发的伤害事件在儿科较为严重，儿童用量需要严格计算。对于静脉用药的浓度和化疗药给药剂量也必须认真对待，还必须掌握同类药品，例如激素或麻醉性镇痛药的等效剂量。使用输液泵给患者静脉给药时可能由于设定程序错误而导致输液浓度和速度发生偏差。

（5）给药错误：如给错患者、错过正常的给药时间、用口服或外用剂型注射给药等，有时还错将滴眼剂用于滴鼻，或将滴鼻剂滴进耳朵等。

（6）患者教育欠缺：医师或药师缺乏足够的时间和耐心教育患者如何用药，患者对药品储存条件、服用方法和时间、不良反应的对策和用药疗程等问题没有充分了解。有的患者会因为经济拮据而自行中断用药，还可能自行选购假药劣药。

（三）用药差错的分级（NCC MERP 分级方法）

NCC MERP 根据造成的后果对用药差错进行分级（图 5-1），上报者可根据分级判断流程图对事件进行分级（图 5-2）。NCC MERP 分级方法分级如下：

A 级：客观环境或条件可能引发差错（差错隐患）。

B 级：发生差错但未发给患者，或已发给患者但未使用。

C 级：患者已使用，但未造成伤害。

D 级：患者已使用，需要监测差错对患者的后果，并根据后果判断是否需要采取措施预防和减少伤害。

E 级：差错造成患者暂时性伤害，需要采取预防措施。

F 级：差错对患者的伤害可导致或延长患者住院。

G 级：差错导致患者永久性伤害。

H 级：差错导致患者生命垂危，需要应用维持生命的措施。

I 级：差错导致患者死亡。

上述 9 级可归纳为以下 4 个层级。第一层级：错误未发生（错误隐患），包括 A 级；第二层级：发生错误，但未造成患者伤害，包括 B、C、D 级；第三层级：发生错误，且造成患者伤害，包括 E、F、G、H 级；第四层级：发生错误，造成患者死亡，包括 I 级。

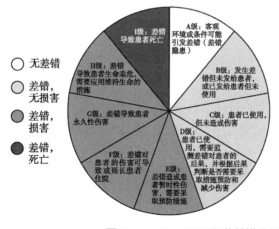

图 5-1　NCC MERP 用药差错分级

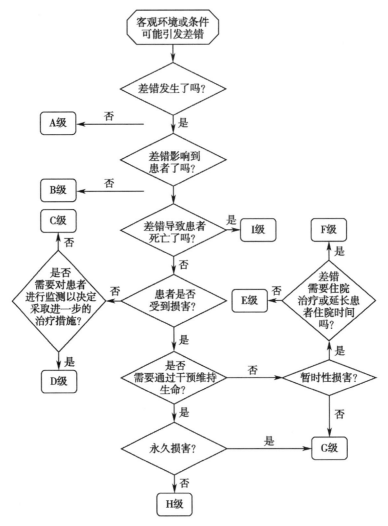

图 5-2　用药差错分级判断流程图

（四）用药差错的类型

用药差错包括处方差错、调剂差错、给药差错和患者依从错误等。美国卫生系统药师协会 2010 年将用药差错总结如表 5-3。

表 5-3　用药差错的类型

类型	定义
处方差错	错误的药物选择(基于适应证、禁忌证、已知过敏反应、现有药物治疗情况和其他因素)、剂量、剂型、数量、给药途径、浓度、给药速率,或者医师开具或授权开具的药物的临床指导不正确;处方或医嘱潦草导致的患者用药差错

续表

类型	定义
遗漏差错	在下次服药前,未能将医嘱药物提供给患者
用药时间错误	未按规定的给药时间间隔给药
未授权的用药差错	对患者的给药未经具有处方权医师的授权
剂量错误	对患者的给药剂量大于或小于处方剂量,或者对患者重复给药,即比处方的剂量多出一个或多个剂量单位
剂型错误	给患者药品的剂型与处方中规定的剂型不同
药物制备错误	给药前未能正确的调配或处理药品
给药技术错误	给药时使用的程序或技术不当
使用变质药物	使用过期、物理或化学完整性已被破坏的药品
监测错误	未检查处方的给药方案是否适宜、是否存在问题,或未使用合适的临床或实验室数据来评估患者对药物的反应
依从错误	患者未按照开具的医嘱用药
其他用药差错	除上述以外的任何用药差错

(五)发生用药差错的环节

根据用药差错的定义,用药差错可发生于处方、医嘱、转抄、药品标签与包装、药品名称、药物混合、配方、发药、给药、用药指导、监测及应用等环节。医师、药师、护士和患者都有可能是用药差错的责任人。根据合理用药原理,在药物使用过程中,用药差错主要发生在处方、转抄、配药、给药和监测 5 个环节。各个环节用药差错的比例也是不同的。

1. 处方环节 处方环节是在药物使用过程中,医师开出处方的阶段,即医师决定采用何种用药方案(包括选择药物,确定剂量、剂型、书写处方等)的过程。发生在该环节中的错误统称为处方错误(prescribing error)。

2. 转抄环节 转抄环节是在药物使用过程中,所有通过抄写(包括电子和人工记录)把医嘱传递给其他医护人员的阶段。发生在该环节中的错误统称为转抄错误(transcribing error)。

3. 配药环节 配药环节是在药物使用过程中,从药师评价医嘱到依次分发药物给其他医护人员和患者的阶段。整个调配阶段包括处方审核、登记/处理、准备、分发(包括自动化分发设备)的全过程。发生在该环节中的错误统称为调配错误(dispensing and distribution error)。

4. 给药环节 是在药物使用过程中，患者与药品接触的阶段。该环节包括在正确的时间把正确的药物分发给正确的患者，并告知患者药物信息。发生在该环节中的错误统称为给药错误（administering error）。

5. 监测环节 是在药物使用过程中，评估患者对药物的生理、心理反应并记录的阶段。发生在该环节中的错误统称为监测错误（monitoring error），包括用药监测不当或不足，未能根据患者症状、体征或实验室检查等对药物疗效和毒性做出正确的评估并及时采取措施。

（六）发现用药差错的方法

采用适当的检测方法来识别用药差错和 ADE 对于建立一个用药安全系统至关重要。发达国家采用的用药差错检测方法包括用药差错和 ADE 报告、病历审查、计算机检测、直接观察等。

1. 用药差错和 ADE 报告 自愿报告，尽管不能测量真实的错误发生率，但确实是根源性分析的基础，对于识别错误来源，如特定药品、剂量、剂型和用药途径，有重要价值。医务工作者可采取一系列行动促进用药差错的报告。首先，需要创建一个学习系统，通过这个系统，用药差错和预防措施可以报告，并且可作为一个学习的工具。第二，尽量了解错误问题，监测自然趋势，实施计划避免相似的错误再次发生。应当鼓励报告已经明确的用药差错和 ADE。医务工作者可从 ISMP 用药安全警戒信息、美国药典（USP）MEDMARX报告和美国医疗保健研究与质量局（AHRQ）（https://www.ahrq.gov/topics/medical-errors.html）网站上获取信息，了解已经发生的错误并积极采取行动避免。

自愿报告对于确认重大用药差错问题、并促进系统改进意义重大，但评价用药差错和 ADE 的发生率方面有局限性。Flynn 等在 36 个医疗机构比较了自愿报告和直接观察的不同，结果发现，直接观察发现的用药差错和 ADE 比自愿报告多 456 次。若想调查用药差错变化的真实数据，应采用其他更有力的监测方法。

2. 病历审查 这种方法需要检查患者病历，以发现可能已经发生的用药差错，如精神状态的改变、新的过敏或腹泻、解救药医嘱等。病历审查是一种发现用药差错和 ADE 的有效方法，但实施较为困难，病历审查者需要是接受过专业训练的医务人员。近年来，病例审查开始采用一种新的工具——由美国健康促进研究所（institute for healthcare improvement）设计的 ADE 检测工具。ADE 检测工具并不要求高深的计算机技术，如今已在社区医院的高危药品用药差错预防中显示出较高的性价比。

3. 计算机检测 到 2010 年，所有医疗机构的临床软件应该涵盖 ADE 的电子检测项目。这种方法能早期发现患者伤害，尽快地采取干预措施治疗患者。目前计算机化医师医嘱录入系统（CPOE）和电子医疗记录（HER）已经大力发展并实施，整合 ADE 电子检测工具就显得更加重要了。

　　ADE 电子检测系统需设立事件筛查标准，包括检查解救药品的医嘱（提示剂量或药品错误），筛查异常实验室结果等，可用于各种复杂的情况。当 ADE 电子检测系统检测到潜在的 ADE 时，需要进一步的临床调查来证实它的真实性。

　　4. 直接观察　从 1960 年开始，已有护士观察用药过程的研究，因为这种研究结果能监测用药过程错误的真实发生率。观察过程需要训练有素的护士或其他医务工作者观察护士的给药全过程，记录配药和给药过程，并与医嘱信息比对。任何患者接受药品和医师医嘱间的差异均被定义为给药错误。这些数据可用于评价整个药品分发系统的准确性——患者是否接受了正确的药品、剂量、剂型和用药途径。相对于自愿报告，直接观察的一个重要优点是不依赖于医务工作者是否意识到了错误（医务工作者通常并未意识到自身的错误）。直接观察最好由护士或药师实施，这种方法也被推荐用于 ADE 的研究。

　　上述方法各有优劣，也有不同的适用范围。对于住院患者，如果重点关注的是导致患者伤害的 ADE，则可选用表 5-4 中所列举的方法；如果是希望尽可能地发现所有用药差错，快速识别问题所在，实施可能的预防策略，可选用表 5-5 中列举的方法；对于门诊患者，表 5-6 中的方法则较为适合用于 ADE 和用药差错检测。

表 5-4　ADE 检测方法（住院患者）

检测方法	说明	数据来源	所需资源	优点	缺点
病历审查	查阅住院病历寻找 ADE 发生的证据	病历(包括电子和手写记录)、医嘱	经过培训的专业人员(护士、药师)	最有可能确认患者伤害事件；检测数量超过自我报告	在没有计算机数据的情况下非常费时
计算机检测	计算机扫描医嘱、实验室值，寻找 ADE 可能发生的信号；之后追踪结果	计算机触发的信号(如实验室结果、解毒药医嘱等)	软件、经过培训的专业人员	集中检查者注意力；最高的 ADE 预测能力；检测数量超过自我报告	主要发现与数量有关的不良事件；需要电子数据支持系统
电子记录	软件扫描病历，寻找 ADE 的证据并追踪结果	电子医疗记录，出院小结	软件、经过培训的专业人员	高效,检测 ADE 比例高	需要电子记录和出院小结
自愿报告	报告者提供事件报告	患者、医疗记录	报告者、报告监测系统和工作人员	数据充分,可识别用药差错和 ADE 趋势；事件描述可帮助工作人员找到错误原因	仅能检测到很小比例的事件

续表

检测方法	说明	数据来源	所需资源	优点	缺点
强制报告	访谈报告者,确认是否发生不良事件	报告者	工作人员实施访谈	除了自愿报告系统的优势,强制报告可在主治医查房和护士交班时实施	仅能检测到很小比例的事件

表 5-5 用药差错监测方法（住院患者）

检测方法	说明	数据来源	所需资源	优点	缺点
病历审查	查阅住院病历寻找用药差错发生的证据	病历	经过培训的专业人员	检测数量超过自我报告	在没有计算机数据的情况下非常费时
直接观察	观察者记录给药过程并和医嘱比较;观察者直接观察	个人行为	经过培训的观察者(护士、药师)	能检测到最多的给药错误;能确认其他方法无法识别的错误原因	主要关注给药环节的错误
自愿报告	报告者提供事件报告	患者、医疗记录	报告者、报告监测系统和工作人员	数据充分,可识别用药差错和ADE趋势;事件描述可帮助工作人员找到错误原因	仅能检测到很小比例的事件
强制报告	访谈报告者,确认是否发生不良事件	报告者	工作人员实施访谈	除了自愿报告系统的优势,强制报告可在主治医查房和护士交班时实施	仅能检测到很小比例的事件

表 5-6 ADE 和用药差错检测方法（门诊患者）

检测方法	说明	数据来源	所需资源	优点	缺点
病历审查	查阅门诊病历寻找 ADE 和用药差错发生的证据	门诊病历	经过培训的专业人员	最有可能确认患者伤害事件	与患者调查相比,ADE 检测到的数量少

检测方法	说明	数据来源	所需资源	优点	缺点
计算机检测	计算机扫描医嘱、实验室值，寻找 ADE 和用药差错可能发生的信号；之后追踪结果	计算机化实验室数据所触发的信号	软件	最有可能确认患者伤害事件	门诊时间紧，软件运行不可行
处方与调配药品核对	比较按处方调配的药品和原始医嘱的差别（发现调配错误）	调配好的药品	药师	发现调配错误的有效方法；可分析错误原因	必须有充足的人员和时间
自愿报告	患者和医务人员发现错误，向医务人员或其他组织报告	患者和医务人员	报告者	可分析错误原因	报告例数低，不能计算发生率
患者调查	患者诊疗后接受访谈，以发现 ADE 证据或调配差错	患者	医务人员	随访患者情况，获得更多信息	没有信息系统的情况下，比较费时

（七）预防用药差错的策略与实践

1. 倡导和建立正确的用药安全文化

（1）差错管理的两种观点：英国心理学家 Reason James 提出了差错管理的两种观点，即个人观和系统观，二者的比较见表 5-7。实践证明，采用系统观进行差错管理更能有效地规避风险，提升安全。

表 5-7 差错管理的两种观点比较

	个人观	系统观
错误原因	个人原因 人们的心理失常，如遗忘、注意力不集中、缺乏积极性、粗心大意、疏忽、轻率等	系统的问题而非人的行为失常 是人就会犯错误，即使最好机构内的最优秀的工作人员都有可能犯错误。当错误发生后，事情的关键不是先追究谁犯了这个错误，而是弄清系统出了什么问题以及为什么出现这些问题
防范对策	处罚犯错误的人，如点名批评、教育、罚款、甚至起诉威胁等，以提醒当事人和其他人更加小心，减少个人非正常行为的发生	从组织机构的角度系统设计防御错误的机制，减少犯错误的环境和机会

（2）新旧两种用药安全文化的比对：按照传统用药安全文化，我们往往将用药差错归咎于医务工作者个人。然而，传统思维方式除增加出错者的恐惧心情之外，无助于改善用药安全。因此，应从新的角度考虑导致用药差错根源，以避免用药差错再次发生（表5-8）。

表 5-8　新用药安全文化与传统观念的比较

传统用药安全文化	新用药安全文化
错误是谁造成的？	错误为什么发生？
惩罚用药错误相关个人	感谢,通过这件事发现了系统中的漏洞
用药错误很罕见	用药错误随时都可能发生
仅犯错误者参与	每名医务工作者都参与问题解决
增加用药程序以减少错误发生	简化和标准化程序减少错误发生
计算、比较不同组织、机构差错率	从差错报告中学习

先进的用药安全文化首先应该明确以患者为中心、患者的利益至高无上的理念。在组织的使命、愿景、价值观和战略目标中明确体现并传达患者安全的重要性；承认医疗操作的高危特性以及人无完人的现实。出现差错的时候，领导者要出现在工作场所，了解用药安全的第一手信息，且经常参加关于患者安全的讨论；领导者应该对组织防范用药差错的工作显示出积极态度，对工作人员积极工作的态度表示出赞赏；领导者善于利用差错来评价制度的可靠性和组织对风险的承受能力；更加关注制度的缺陷和风险，而不是个人的责任；发生差错时，领导者分担责任。对于有原因、非故意情况下违反规定的个人，不盲目对其进行惩罚，应该先分析事由，同时善于利用组织外的差错和危害报告来进行积极的制度变革，以降低内部类似差错的发生风险；对关键环节的安全操作，需要制订相应指南，对风险进行鉴定和评估。

（3）非惩罚报告系统与用药安全文化：我国的用药差错报告系统已经开始试点，用药安全文化理念的普及是建立并推行这一系统的关键所在。系统必须要赢得报告者的信任，并且证明该系统可以消除报告者的顾虑，才能被报告者接受。这个系统必须倡导用药安全文化，在这样的文化中报告人能够感到有安全保障，不必担心发生差错后被不公平地评判或者处罚。

非惩罚报告系统能够起到用药安全的预警作用。建立该报告系统的根本目的是从经验教训中学习。非惩罚报告系统纠正了传统方式较为封闭这一不足，避免了医务人员犯同样的错误，保障了患者的安全。

非惩罚报告系统可以促进用药安全文化的建设。在一个认为错误是不能被接受的"惩罚性"文化里，科室和个人会因担心暴露工作中的缺陷，而存在隐瞒不报的现象。非惩罚性用药不良事件呈报改变了以往不利于承认错误的"责备和惩罚"的管理方式，并把缺陷的发生作为一个改进系统、预防不良事件发生的机会，这种策略调动了医务人员的积极性，提高了医务人员参与安全管理的主动性，增强了责任感、自律性和安全意识。在工作中医务人员把患者的安全放在首位，体现以患者为中心的服务宗旨。医务人员自觉遵守各项规程，积极、主动地查找安全隐患，避免差错的发生，对发生的用药不良事件主动呈报，形成一种人人参与、人人关心的良好文化氛围，促进了用药安全文化的建设。

非惩罚报告系统可以融洽管理者与被管理者的关系。非惩罚性用药不良事件呈报充分体现了以人为本的管理理念，使被管理者感受到尊重、理解和关心，感受到管理者是真心帮助分析和解决问题，而不是惩罚，减轻了被管理者的思想压力，消除了抵触情绪，提高了工作的积极性，体现了管理者和被管理者的和谐一致，从而增强医疗团队的向心力和凝聚力。

非惩罚报告系统可以使用药安全质量得到提高。管理者能及时了解临床质量控制中存在的问题，通过对用药不良事件的分析，改进系统及流程。通过对用药不良事件采取及时、有效的防范措施，使用药安全问题得到有效的改进，用药安全质量得到持续提高。

事实表明在非惩罚性的环境下，员工更乐于指出系统的缺陷，报告各类不良事件和安全方面的隐患，从而使系统更健全、周密、完善；非惩罚的报告系统是保证患者安全的重要条件，是用药安全管理的有效途径。

2. ASHP 制订的预防用药差错指南 ASHP 对医疗机构管理部门、医师、药师、护士和药企分别提出了用药差错预防建议。

（1）针对医疗机构管理部门的建议

1）成立药事管理委员会，由药师、医师、护士和其他医务人员组成，制定政策，对药物进行评价、选择。

2）使用 DUE 系统，由具有代表性的药学人员、护士、医师、质量认证人员、培训人员、事故管理人员和法律顾问组成，对收集数据的可靠性和错误用药报告进行评估，制订药品质量改进和安全使用的计划。把重心集中在监控发生高频错误的药物使用上，包括特殊药品（例如抗生素、抗肿瘤药、麻醉药和心血管用药）和注射剂（例如钾制剂、镇静剂、肝素钠、利多卡因、普鲁卡因、硫酸镁和胰岛素）。

3）医院应明确各部门医嘱执行、药品调配和使用的责任和权利，在药师调配处方之前，所有系统都应为其提供建议，开方医师需变更医嘱应在给药之前告知并记录。治疗变化应及时告知看护人员。

4）做好人员管理工作，提供继续教育和技能培训的机会。药学部门应联合护士、事故管理人员和医务人员，引导继续教育和培训过程，讨论错误用药的发生原因和预防错误的方法。这个计划要求相关协会参与，通过报刊或其他方式来传播这些信息。

5）药剂部门要对所有药品的采购、调配负责，并能管理所有药物使用。应保持适当的药房服务时间，需要在医院设置 24 小时药房服务，没有 24 小时服务的应设置经授权的无药师的紧急药物目录。在营业时间以外，准备好夜间药柜或用其他方法避免非药师（如护士）进入药房。不能实行 24 小时药房服务的部门，药师必须"随时待命"。

6）除紧急情况外，所有药物（注射剂和非注射剂）都要由药房为每个患者调配。在护理部应减少存放非急救药的现象。经常出现严重的药物治疗错误或安全范围窄的药物要给予特别的警告，例如需稀释的浓溶液（如浓缩的利多卡因和氯化钾注射液）。药房人员应定期检查库存药物包装、标签，外用药和内服药需分开储存。

7）所有停止使用和不用的药物应立刻退回到药房，出院患者不能带无标签的药物回家，除非是根据州或联邦法规被定为门诊患者使用的药物。出院患者应得到所有药物的使用说明。

8）潜在错误应及时被识别并降低到最少，使用足够的人员从事药品的调配，避免因超负荷造成工作人员疲劳，产生调配错误；调配应有适宜的操作环境，避免在易被打扰的工作环境中工作。

9）建议使用药品计算机管理系统，因为它能自动检测药物使用的剂量、过敏情况、药物相互作用等其他方面信息。如有可能，使用条形码技术将有助于鉴别患者、药品和护理者。用药使用记录或标签能帮助护士解释和提供药物治疗的有效证明。

（2）针对医师的建议：开处方是用药差错产生的起始点。估计有 1% 患者是由于医疗管理不善而遭受危害，引起药物产生相关并发症是医疗事件中最普遍的类型。

1）为了要确定适当的药物治疗方案，医师应全面学习当前的知识，包括文献回顾、与药师讨论、与其他医师会诊、参加专业的继续教育培训课程等。在处理不典型病例时查找资料也是很有必要的。

2）医师在开具新药或增加药物剂量前需考虑患者总体情况和药物间的相互作用。为了使患者得到最佳治疗方案，适当地监测临床症状和体征及检验数据是必需的。

3）医师应熟悉开医嘱的程序，参与药物使用评估，开出新的医嘱时需提醒护士和其他人员。

4）医嘱应该是完整的，应包括患者姓名、药物通用名、商品名、用药途径和部位、剂型、剂量、浓度、用药数量、用药次数和开方者姓名。在某些情况下，还应具体写明稀释比例和使用时间。

5）要确保医嘱清楚而不含糊，开方者应该：

a. 不使用不规范、不明确的缩写，例如，不写 q.d. 而要写"每日 1 次"，因为这可能被误认为 q.i.d.（每日 4 次），或被误认为 o.d（右眼）。

b. 不使用不清楚的用法说明，如"按说明书服用"。

c. 使用精确的药物剂量单位（如 mg），而不写剂型单位（例如 1 片或 1 瓶）。复方药物是例外，要说明剂型单位的数量。

d. 按照标准命名法开药方，使用药物的通用名（联邦政府用名或美国选定药名）、正式名或商品名（如果医疗需要）。避免下列各项：地方性命名、化学名、不被认可的缩写药名、只写首字母或化学符号。

e. 在小数表达时使用引导零（例如 0.5ml），而不使用末尾零（例如 5.0ml），因为可能导致 10 倍的过量用药。尽可能避免使用小数。（例如，不写 0.5g 而写 500mg）。

f. "units"（单位）应拼写出全名，例如，10 单位胰岛素，不缩写成"10U"，因为可能被误认为是"100"。

6）开医嘱或写处方（包括签名）时字迹应清晰易读。字迹不好的开方者需要把药方打印出来，如果计算机系统不能录入，手写的药方必须易读（不能仅凭经验来辨认）。字迹模糊的手写处方应被视为是潜在的错误。

7）口授药物、处方和医嘱应只能在开方者没条件写或直接录入计算机时进行。开方者应缓慢、清晰地叙述药方，以免混淆。在药物剂量方面要给予特别的警示，接收者要再复读药方，当读到药名时应拼读二次。口述药方应记录并复印，复印件放置到患者病历中，以供开方者查询校对。

8）尽可能开口服药，而不开注射剂。

9）开方医师尽可能地与患者、看护者交流，说明药方使用注意事项和任何需预防和监测的情况。

（3）针对药师的建议：为避免用药差错，药师应发挥其关键作用，其价值在于干预治疗错误的发生。理想的模式是药师与开方者合作来开展、执行、监控治疗计划。药师要注意到调配药物的各个环节，不要在任何个环节引起用药差错。在药学服务方面应做到：
①药师应及时了解专业领域的知识，查阅文献，与其他药师和医务工作者磋商讨论。药师应参与到药物治疗、监控的过程中来，包括治疗的正确性评价和药物使用正确性评价；重复检查可能的相互作用和评价相关临床和实验数据；给医师和护士提供有关药物治疗状况和正确使用药物的信息和建议。开展 DUE 工作，以确保药物使用的安全、有效、合理。
②药师应熟悉用药程序、调配规程和安全配发药品的过程，以及正确提供药品给住院和门诊患者的措施，尤其要熟悉系统中预防或检测错误的部分，要让药房人员、医师、护士清

楚明白高危药品、特殊管理药品的使用规程。③药师应监测药物的临床使用，确保药物的分发和储存符合规定，帮助护士提高给患者用药的安全性。药房人员应复查管理部门的反馈，这种复查过程可以暴露用药安全系统的薄弱点和由治疗错误（例如遗漏剂量和使用未经认可的药物）引起的问题。④药师应经常了解患者的临床信息（包括药物治疗、过敏史、诊断、妊娠状态、潜在药物相互作用、药品不良反应和检验数据）来帮助选择适宜的治疗手段。为给就医患者提供药物治疗信息，当给门诊患者发药时，药师应告知并证实患者或看护者是否已知道用药原因、特殊情况的观察和及时通知；对于住院患者，也应在适当的情况下告知患者、家属或其他看护者。⑤药师应保留完整的记录，以便鉴别患者收到的错误用药信息的来源。

药师在调配药品时应做到：①调配时，药师应维护一个秩序井然和清洁干净的工作环境，每次配方尽可能一次完成。药师不应假设或推测医嘱，如果发现问题，调配前应先与开方的医师联系确认。②在非紧急情况下，药师在发药前应重复检查原始的用药记录，药师至少要参与自查处方、标签（药名、成分）和剂量计算。高危药物，在可能的情况下，要做第二次核对（最好是另一个药师）。药师要确保以下内容正确，药名、标签、包装、数量、剂量和说明书。③单剂量调配系统被推崇为较好的药品调配方法，从而使护士前期操作（如测算、再包装和计算）最小化，也就是使护士的操作错误减至最小。④药师应重新核对辅助标签的使用，谨慎地使用以减少用药差错发生（例如标明"摇匀""仅外用""不可用于注射"）。⑤药师应根据医院的政策和流程，在收到医嘱后确保药物及时传输到护理室。由于某种原因，药物未发出或迟发出（例如发现过敏症、禁忌证等问题），药师应告知护士并说明原因。

（4）针对护士的建议：护士的优势在于直接照护患者，帮助患者用药，他们比其他任何医疗者更易发现和报告用药差错。护士作为药物使用三组合（医师、药师和护士）的终点，在减少药害事件的发生中起重要作用。

因此，临床护士应做到：①护士应熟悉医嘱和药物使用系统。②反复核查患者期望的治疗结果、治疗方案和可能出现的药物间的相互作用。有问题时要从药师、医务人员和其他护士处获得足够的用药信息，必要时要与医师进行适当的交流。③在药品使用前，所有的医嘱要经核实，护士应在第一次给药前仔细核对发药单，认真复查最初的医嘱，抄写指令应避免扩大含义。护士必须进行药物检查，如有效期和大致外观检查，如果出现异常，要与药学部门联系，查明事情原因。④每一个药品使用前应证实患者的身份是否属实，并确保剂量正确，用药后还要观察患者情况。⑤所有药物使用要按预定的次序进行，药物在使用前不能去掉包装和标签。使用结束后立即完整记录使用情况。⑥当标准药物浓度或剂量不合适时，应有另一个人（例如其他药师或护士）计算并检查剂量、滴速和其他数据。

⑦药物调配系统不能"借用"药物，即从一个患者（或另一个医院）借用到另一个患者身上。⑧如果对患者的药物剂量存在疑问，就需要核查，必要时与药师或医师联系。⑨要了解所有的药物设备（例如输液泵）操作，了解其发生错误的概率和情况。⑩护士要与患者交流，了解患者使用药物的情况，告知注意事项，第一次使用时要提供足够的警示。

当患者对一个药物提出问题时，护士应耐心听取、解答问题。如果可能，应在药物使用之前再核查一遍，避免可预防的错误发生（如错误的患者、错误的用药途经和已经服用过的药物）。如果患者拒绝服用一种药，应记录在病历中。

（5）针对药品生产企业和流通企业的建议

1）药品生产企业应与医师、护士、药师一起讨论药名、标签和包装，因为不合适的包装和标签，会导致严重的用药差错。

2）不用看起来像或发音相似的商品名，避免使用相似的包装或标签。

3）标签上显著的位置应是与安全用药最有关的信息，例如产品名称和浓度；特殊的说明应印在标签的明显处，例如服用前需稀释；不太显著的位置写厂名和标志。

患者安全、用药安全是国际社会共同关注的热点问题。用药差错和药品不良反应一样，是用药安全的重要组成部分。美国等发达国家经过 20 余年的发展，已有比较成熟的用药安全文化和配套的制度、法规和系统。我国卫生部门对用药安全风险防范的意识也在逐步加强，相关的政策制度相继出台，报告体系也在一些区域开始试行。尽管在技术层面和欧美国家仍有不小的差距，但毕竟有了良好的开端。医疗安全是今后国家卫生健康委员会的一项重点工作，这些政策无疑为建立中国特色的用药差错报告体系提供了良好的契机。

三、药品不良反应

（一）药品不良反应的定义

WHO 国际药物监测合作中心（现称乌普萨拉监测中心，Uppsala Monitoring Centre，UMC）对药品不良反应（adverse drug reaction，ADR）的定义：A reaction which is noxious and unintended, and which occurs at doses normally used in man for the prophylaxis, diagnosis, or therapy of disease, or for the modification of physiological function.

我国卫生部在 2011 年 5 月 4 日新颁布的《药品不良反应报告和监测管理办法》（以下简称《办法》）中将 ADR 定义为：合格药品在正常用法用量下出现的与用药目的无关的有害反应。上述定义排除了超量用药、误用和滥用药物引起的反应。此外，药品质量必须是合格的，假药、劣药产生的不良后果不属于药品不良反应范畴。

《办法》中还对与药品不良反应相关的术语进行了明确界定。

严重药品不良反应是指因使用药品引起以下损害情形之一的反应：①导致死亡；②危及生命；③致癌、致畸、致出生缺陷；④导致显著的或者永久的人体伤残或者器官功能的损伤；⑤导致住院或者住院时间延长；⑥导致其他重要医学事件，如不进行治疗可能出现上述所列情况的。

新的药品不良反应是指药品说明书中未载明的不良反应。说明书中已有描述，但不良反应发生的性质、程度、后果或者频率与说明书描述不一致或者更严重的，按照新的药品不良反应处理。

药品群体不良事件是指同一药品在使用过程中，在相对集中的时间、区域内，对一定数量人群的身体健康或者生命安全造成损害或者威胁，需要予以紧急处置的事件。同一药品：指同一生产企业生产的同一药品名称、同一剂型、同一规格的药品。

（二）药品不良反应的分类与类型

1. 分类方法

（1）传统分类法：1977 年，Rawlins 和 Thompson 设计的药品不良反应分类法，由于简单、实用，20 余年来被广泛采用。此分类法根据药品不良反应与药理作用有无关联而将其分为 A 型和 B 型两类。

1）A 型药品不良反应：又称为剂量相关的不良反应（dose-related adverse reaction）。特点：①由正常药理作用增强所致，通常与剂量相关；②可预测，停药或减量后症状减轻或消失；③一般发生率高、致死率低；④与药物制剂的差异、药代动力学差异及药效学差异等因素有关。副作用、毒性反应、继发反应、后遗效应、首剂效应和撤药反应等均属 A 型药品不良反应。

2）B 型药品不良反应：又称为剂量不相关的不良反应（non-dose-related adverse reaction）。特点：①与正常药理作用无关；②通常与使用剂量无关；③难以预测；④发生率低，死亡率高；⑤该反应可为药物有效成分或其代谢产物，药物添加剂、增溶剂、赋形剂等所引起，也可由于遗传因素导致的个体差异所引发。药物变态反应和特异质反应属于 B 型药品不良反应。

此外，还有更细的根据药理作用关系的分类方法，A 型药品不良反应与原分类方法一致，而对 B 型药品不良反应重新进行了定义分类。该分类法以发生机制为基础，具体包括 A 类反应（augmented reaction），即扩大的反应；B 类反应（bugs reaction），即由某些微生物异常生长引起的不良反应，如广谱抗生素的应用导致肠道菌群失调；C 类反应（chemical reaction），即化学反应，如输液引起静脉炎、赋形剂刺激引起注射部位疼痛、非甾体抗炎药引起胃肠道黏膜损伤等；D 类反应（delivery reaction），即给药反应，这类不良反应是因药物特定的给药方式而引起的，典型特点是改变给药方式即不会发生或终止，如注射液中微粒起的血栓形成或血管栓塞；E类反应（exit reaction），即撤药反应，通常所说的撤药反应是生理依赖的表现，与剂量相比，可能更多与给药疗程相关；F类反应（familial reaction），即家族性反应，某些不良反应仅发生在少数由遗传因子决定的敏感个体中；G类反应（gene toxicity reaction），即基因毒性反应，一些药物能引起基因损伤，出现致癌、致畸、致突变；H类反应（hypersensitivity reaction），即过敏反应；U类反应（unclassified reaction），即未分类反应，为机制不明确的一些不能分入以上各分类之中的不良反应，如伏立康唑引起视觉异常、他汀类药物引起横纹肌溶解等。

（2）新分类法：上述分类方法对机制明确的药品不良反应的药理学分类基础是剂量依赖性和不良反应的预测性。用此法指明一种反应属于哪种类型有时是困难的，甚至是不可能的，且不能恰当地把不良反应的其他类型归类。因此，出现了一个基于剂量相关性、反应发生时间和患者易感性三个层面的立体分类系统，即药品不良反应DoTS分类法——Do（dose）即不良反应发生时与治疗量相关的剂量，T（time-course）即不良反应的时间过程，S（susceptibility factor）指个体的易感因素。例如，甾体类药物引起的骨质疏松：Do—副作用，T—晚期，S—年龄与性别；异烟肼引起的肝毒性：Do—副作用，T—中期，S—遗传（药物代谢）、年龄、外源因素（乙醇）和疾病（营养不良）。

用DoTS法分类对于促进医师深入认识药品不良反应，对药物的发展与规范、药物监督、患者监护及对药品不良反应的预防、诊断和治疗都具有重要的指导意义。

2. 类型　从总体上来说，药品的不良反应可能涉及人体的各个系统、器官、组织，其临床表现与常见病、多发病的表现很相似。主要包括：

（1）副作用（side effect）：一种药物常有多种药理作用，在正常剂量情况下，伴随其治疗作用而出现的与用药目的无关的反应称为副作用。它是药物的固有反应，在疾病的预防和治疗中几乎必然出现。一般来说，该类反应多为可逆性功能变化，停药后通常较快消退。如抗肿瘤药物导致的食欲缺乏、恶心呕吐，糖皮质激素引发的高血糖等。

（2）毒性作用（toxic effect）：是指因用药剂量过大或时间过长，有时用药量不大，但是患者存在着某些遗传缺陷，或患有其他疾病以及对此种药物的敏感性较高，而出现的一些症状。如长期大量服用氨基糖苷类抗生素（卡那霉素、庆大霉素等）所引起的听神经损伤，也叫药物中毒性耳聋，就是药物毒性作用的结果。

（3）变态反应（allergic reaction）：是致敏患者对某种药物的特殊反应。药物或药物在体内的代谢产物作为抗原与机体特异抗体反应或激发致敏淋巴细胞而造成组织损伤或生理功能紊乱。该反应仅发生在少数患者身上，和已知药物作用的性质无关，和剂量无线性关系，反应性质各不相同，不易预知。

（4）继发反应（secondary reaction）：继发反应不是药物本身的效应，而是药物主要作用的间接结果，如广谱抗生素长期应用可改变正常肠道菌群的关系，使肠道菌群失调导致二重感染；噻嗪类利尿药引起的低血钾可以使患者对强心药地高辛不耐受；青霉素类引起的赫氏反应也属于继发反应。

（5）后效应（after effect）：指停药后血药浓度已降至最低有效浓度以下，生物效应仍存在。比如抗生素后效应，就是指细菌与抗生素短暂接触，当药物浓度下降，低于最低抑菌浓度（MIC）或消除后，细菌的生长仍受到持续抑制的效应。

（6）特异质反应（idiosyncratic reaction）：又称特异质遗传素质反应，是个体对有些药物的异常敏感的反映，该反应和遗传有关，与药理作用无关，大多是由于机体缺乏某种酶，使药物在体内代谢受阻所致。如葡萄糖-6-磷酸脱氢酶缺乏者服用磺胺类药物引发溶血、黄疸等。

（7）其他：药品不良反应的临床表现还有致癌、致突变和致畸作用等。

（三）药品不良反应的发生机制

药品不良反应发生的机制比较复杂，A型和B型两大类发生机制各有不同。

1. A型药品不良反应的发病机制

（1）药代动力学方面的因素

1）药物的吸收：例如肝硬化的患者首过效应显著减弱，使得有显著首过效应的药物如哌替啶、普萘洛尔、哌唑嗪、氯丙嗪等药物的生物利用度增加，易引起药物毒性反应。

2）药物的分布：例如蛋白结合率极高的药物阿司匹林、水合氯醛等会与磺酰脲类降糖药、抗癫痫药等竞争性结合血浆蛋白，使后者游离浓度增高，易引起药物毒性。长期处于营养不良状态的患者血浆蛋白水平低，也可造成某些血浆蛋白结合率很高的药物游离浓度增高，易引起药物毒性反应。

特定药物与某些组织的亲和力高也影响药物的分布，例如地高辛与骨骼肌的结合力很强，骨骼肌战栗时，如运动或寒战，会使地高辛的血药浓度增高。

3）药物的代谢：非常多见而广泛。例如葡萄柚是CYP3A4抑制剂，会抑制经CYP3A4代谢的药物（如抗抑郁药、环孢素、他汀类药物等）的代谢，造成后者血药浓度升高。

4）药物的排泄：例如高龄或肾病患者肾小球滤过功能减退，延迟药物清除。

（2）影响体内的离子平衡：例如强心苷类药物可以增加心肌细胞的钙离子浓度，增加心肌收缩力，但是同时又能降低钾离子的浓度，引起心律失常等不良反应。

（3）靶器官的敏感性增强：例如血钾减低或者使用排钾利尿剂的患者，心脏对于强心苷的敏感性增强，容易发生不良反应。

2. B型药品不良反应的机制

（1）药物方面的因素：许多不良反应并非由药物有效成分本身导致的。例如青霉素的过敏反应主要是由于其分期或降解产物如青霉素噻唑酸、青霉烯酸等与机体血浆蛋白结合形成抗原而引起的。

（2）机体的因素：许多患者体内在遗传、新陈代谢、酶系统等方面存在一些异常或缺陷。例如有些人红细胞膜内的葡萄糖-6-磷酸脱氢酶有缺陷，服用常规剂量的苯妥英钠、甲基多巴、利福平或磺胺类药物后，容易出现溶血性反应。

（四）药品不良反应的影响因素

1. 机体方面的因素　包括用药者的种族和民族、性别、年龄、血型、病理状态、饮食及个体差异对药品不良反应的影响。

2. 环境因素　例如环境污染物中的铅能抑制 δ- 氨基酮戊酸脱水酶的活性，抑制体内血红蛋白的合成；有机磷农药能抑制体内的胆碱酯酶；臭氧能抑制羟化酶的活性，也能引起人体的不良反应。

3. 药物相互作用

（1）药代动力学的相互作用：包括①影响药物的吸收，如胺碘酮与地高辛合用，后者的血浓度会显著升高。②影响与血浆蛋白的结合，例如水杨酸类药物、苯妥英钠可竞争性置换华法林，引起凝血障碍、出血等。③影响药物的生物转化，例如雷尼替丁、达那唑可抑制环孢素的代谢。④影响肾脏的排泄，例如酸性药物会抑制甲氨蝶呤经肾脏清除，磺胺类药物会与青霉素类药物竞争肾小管排泄，使得药品不良反应增加。

（2）药效学的相互作用：两种药物合用时，一种药物可以对另一药物的血药浓度没有明显影响，但可以改变后者的药理效应。作用方式包括①改变组织或受体的敏感性；②对受体以外部位的影响；③改变体液和电解质的平衡。

4. 药用赋形剂的不良反应　药用辅料，系指生产药品和调配处方时使用的赋形剂和附加剂；是除活性成分以外，在安全性方面已进行了合理的评估，并且包含在药物制剂中的物质。

长期以来，药用赋形剂被认为是无活性成分，其安全性没有得到企业和研究机构甚至监管部门的重视。但随着新剂型的逐渐增多，药用赋形剂的安全性问题日益显现。以下介绍有关药用赋形剂的不良反应（表5-9）。

表5-9　药用赋形剂及其不良反应

赋形剂名称	主要不良反应	代表药物
丙二醇	乳酸中毒、溶血、血清高渗、中枢抑制、肾毒性	注射液：复合维生素B、硝酸甘油、依托咪酯、苯巴比妥、地西泮等
β- 环糊精	肾毒性、溶血	注射用伊曲康唑、注射用伏立康唑等

赋形剂名称	主要不良反应	代表药物
聚氧乙烯蓖麻油聚合物	严重过敏、高脂血症、脂蛋白异常、红细胞聚集、周围神经病变	注射液：环孢素、地西泮、紫杉醇、丙泊酚等
苯甲醇	溶血、低血压、局部刺激、过敏、臀肌挛缩	依托泊苷、胺碘酮、沙丁胺醇气雾剂等
乙醇	局部刺激、溶血、过敏	氢化可的松注射液、前列腺素 E_2 注射液等
聚维酮	过敏、关节炎、淋巴结炎、肝脾大	帕拉米松注射液、普鲁卡因注射液等
羧甲基纤维素	过敏	醋酸泼尼松龙注射液、注射用醋酸曲普瑞林、促皮质素注射液等
聚山梨酯 80	过敏	依托咪酯、依托泊苷、多西他赛、复合维生素注射液、阿西洛韦乳膏等
乳糖	腹泻、腹痛、腹胀、龋齿、牙龈炎	硝酸甘油片等
亚硫酸盐	过敏、支气管痉挛、荨麻疹、腹泻、转氨酶升高	注射液：肾上腺素、地塞米松、多巴胺、去甲肾上腺素、丙泊酚等
防腐剂	眼部炎症反应(滴眼剂)、皮肤过敏、儿童神经功能紊乱	沙丁胺醇气雾剂、异丙托溴铵气雾剂、倍氯米松气雾剂等
甜味剂	头痛、加重神经系统疾病、过敏、渗透性腹泻	丙戊酸钠糖浆等
着色剂	阿司匹林不耐受三联征、接触性皮炎、消化道不耐受反应	阿司匹林等

（五）药品不良反应的监测

目前，我国的药品不良反应监测工作进入法制化阶段，《中华人民共和国药品管理法》第八十一条明确规定我国实行药品不良反应报告制度；《药品不良反应报告和监测管理办法》中对医疗机构的报告和监测职责作了具体的规定，强调报告药品不良反应是医务人员应尽的法律义务，并明确药品不良反应报告和监测是指药品不良反应的发现、报告、评价和控制的过程。常用药品不良反应监测方法包括自发呈报、医院集中监测、处方事件监测、病例对照研究、队列研究、记录联结等。

1. 组织架构 我国药品不良反应监测工作经过 20 余年的发展，已形成基本框架。全国的药品不良反应监测专业技术机构由国家药品不良反应监测中心、31 个省级不良反应监测中心（包括 31 个省、自治区、直辖市）以及解放军、新疆生产建设兵团和基层药品不良反应监测机构组成。近年来，我国的病例报告稳步增长，1999 年至 2019 年，国家药品不良反应监测系统累计收到"药品不良反应／事件报告表"近 1 519 万份，其中 80% 以上来自医疗机构。

新《办法》中要求医疗机构应当建立药品不良反应报告和监测管理制度，应当设立或者指定机构并配备专职人员，承担本单位的药品不良反应报告和监测工作。通常具有如下组织构架（供参考）：

（1）领导小组：医疗机构药事管理组织/委员会下设ADR监测管理领导小组。

（2）办公室：ADR监测办公室设在医疗机构药学部门，药学部门负责人兼办公室主任，另设专职药师负责医疗机构ADR监测与报告的日常工作。

（3）监测哨点：医疗机构ADR监测点主要设置在药品使用和调剂部门，如各病区、门（急）诊部、注射室、药房等。

（4）监测员和联络员：根据各监测点的工作性质、组织结构分别可设置主治医师、护士长、临床药师作为ADR监测员和联络员。

2. 工作流程

（1）报告采集

1）医疗机构的临床医务人员均有义务和责任按规定记录和报告所发现的ADR；报告人可填写纸质"药品不良反应/事件报告表"报送院ADR监测办公室，有条件的医疗机构可通过院内医疗局域网实施电子系统报告；

2）报告要求：报告人遵守"可疑即报"的原则报告所发生的药品不良反应/事件；

3）ADR监测专职药师应在收到ADR报告后登记入册；

4）ADR监测专职药师需甄别新的、严重的ADR和一般的ADR，按不同的报告程序处理。

（2）报告评价

1）ADR监测专职药师应根据国家相关推荐评分标准评价收集到的所有ADR报告，同步进行报告真实性、完整性、准确性的再审查。

2）ADR监测专职药师对新的严重的ADR判定有疑问时，应及时组织有关专家进行分析与评价，写出评价意见。

3）ADR联络员应按规定通过国家药品不良反应监测信息网络报告至上级监测中心。新《办法》对医疗机构报告时限的要求是：对于个例报告，新的严重的ADR应于发现或者获知之日起15日内报告，其中死亡病例需立即报告；其他药品不良反应应当在30日内报告。有随访信息的，应随时报告；对于药品群体不良事件，应立即通过电话或者传真等方式报上级监测部门、卫生行政部门，必要时可以越级报告。

4）ADR监测专职药师应定期分析ADR报告总体情况，提出减少和防止ADR重复发生的建议。

5）ADR监测专职药师应对重点ADR开展后续调查和随访工作。

（3）报告反馈

1）ADR 监测专职药师应及时向报告人、上级主管部门反馈 ADR 报告的分析评价信息，并采取有效措施减少和防止 ADR 的重复发生。

2）ADR 监测办公室应注意筛选风险信号，及时公告和定期通报国内外及机构内部的药品安全性信息。

（4）宣教培训

1）应组织筹划药品安全相关知识培训。

2）应充分利用院内网络、刊物、海报、会议等形式宣传 ADR 监测工作。

3. 报告和监测系统　随着 ADR 病例报告数量持续快速增长，提供先进和便捷的报告技术手段是必须解决的问题。2009 年，国家药品不良反应监测中心启动了国家药品不良反应监测体系项目的运行（登录界面详见图 5-3），该系统在 2012 年正式上线。

新《办法》中明确要求药品不良反应 / 事件报告途径应为国家药品不良反应监测信息网络，即"国家药品不良反应监测系统"在线报告，需要特别指出的是，群体不良事件因涉及人数多、性质和后果更为严重，因此要求在报告方式上，以最快的速度、最有效的方式报告，如电话报告、传真报告。群体事件原则上应逐级报告，但根据事件紧急程度和性质严重程度，必要时可越级报告。

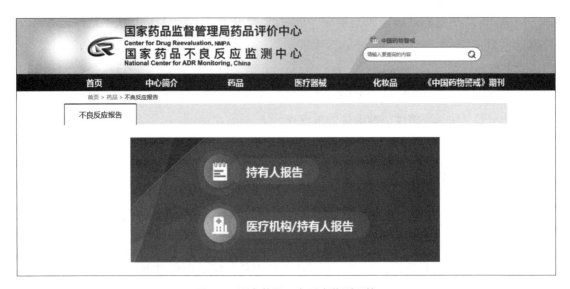

图 5-3　国家药品不良反应监测系统

在互联网输入 www.adrs.org.cn，即可进入"国家药品不良反应监测系统"进行在线报告。新版"药品不良反应 / 事件报告表"界面大致分为报告的基本情况、患者基本情况、使用药品情况、不良反应发生及转归、关联性评价、报告人和报告单位信息六部分。新增了"相关重要信息"勾选项，注意此栏中的过敏史是指药物过敏史之外的其他过敏经历，如花粉过敏、牛奶过敏等，药物过敏史应在"既往药品不良反应/事件"一栏说明；怀疑药品部分新增了"批准文号"栏目，增加该项的目的是减少电子报告录入的工作量。因为药品批准文号是药品生产合法性的标志，每个批准文号是与药品生产企业、药品名称、规格相对应的，在产品的说明书和包装标签上都可以找到批准文号。

（六）药品不良反应的关联性评价

1. 药品不良反应的评价原则　药品不良反应因果关系的评价是ADR监测工作的重要内容，其评价的可靠程度非常重要，应当是在分析报表相关资料、借助参考文献的基础上做出的综合性评价。ADR的表达叙述过于简单、怀疑引起ADR的药品及其他信息资料欠缺者，都将直接影响评价结果。目前，国际上对ADR因果关系评价有多种方法，如Karsh和Lasagna方法、计分推算法及贝叶斯不良反应诊断法等，其中以第一种最为常用，我国借鉴此法并结合国情制定了ADR因果关系分析评价原则：

（1）时间方面的联系：即报告不良反应分析栏中"用药与不良反应的出现有无合理的时间关系"。除了先因后果这个先决条件外，原因与结果的间隔时间也应符合已知的规律；青霉素引起的过敏性休克或死亡在用药后几分钟至几小时发生；吩噻嗪类引发肝损害一般为服药3~4周以后出现，培门冬酶引发的肝损伤在停药后30~60天才能恢复。另外还应注意，先后关系不一定是因果关系，而因果关系必须有先后关系。

（2）是否为已知的ADR：即报告不良反应分析栏中"反应是否符合该药已知的不良反应类型"。与现有资料（或生物学上的合理性）是否一致，即从其他相关文献中已知的观点看因果关系的合理性，如动物试验的数据、病理生理学的理论、其他有关问题的研究成果等；另外以往是否已有对该药反应的报道和评述。但是，如果不符合，也不能轻易否定，因为不少药物的ADR还未被完全认知。

（3）去激发：即报告不良反应栏中停药或减量后反应是否消失或减轻。这是验证可疑不良反应最简单的方法，撤药后症状改善，应辨别是撤药作用、使用了拮抗药物的结果，还是病理变化的结果。撤药后症状未改善的，要区分是否药品不良反应已造成组织损伤，组织损伤比功能性损害恢复时间更长。

（4）再激发：即报告不良反应栏中可疑药品是否再次出现同样的反应/事件，再激发或者再暴露试验后ADR重现即可确定因果关系。但是，在临床实践中，出于对患者安全的考虑，多数情况下不可能实施再激发试验。

（5）有否其他原因或混杂因素：即不良反应/事件是否可用并用药的作用、病情进展及其他治疗的影响解释。此外，手术或诊断过程产生的影响，放疗、化疗、心因性反应均应考虑。

2. 药品不良反应的因果关系评价表　依据上述评价准则，《办法》规定统一使用的制式报告表中，将药品不良反应/事件的关联性评价结果分为肯定、很可能、可能、可能无关、待评价、无法评价6级，需要具体掌握的分级要点如下（详见表5-10）：

（1）肯定：用药及反应发生时间顺序合理；停药以后反应停止，或迅速减轻或好转（根据机体免疫状态某些 ADR 反应可出现在停药数天以后）；再次使用，反应再现，并可能明显加重（即再激发试验阳性）；同时有文献资料佐证；并已排除原患疾病等其他混杂因素影响。

（2）很可能：无重复用药史，余同"肯定"，或虽然有合并用药，但基本可排除合并用药导致反应发生的可能性。

（3）可能：用药与反应发生时间关系密切，同时有文献资料佐证；但引发 ADR 的药品不止一种，或原患疾病病情进展因素不能除外。

（4）可能无关：ADR 与用药时间相关性不密切，反应表现与已知该药 ADR 不相吻合，原患疾病发展同样可能有类似的临床表现。

（5）待评价：报告内容填写不齐全，等待补充后再评价，或因果关系难以定论，缺乏文献资料佐证。

（6）无法评价：报告缺项太多，因果关系难以定论，资料又无法补充。

表 5-10　药品不良反应因果关系评价表

	①	②	③	④	⑤
肯定	+	+	+	+	−
很可能	+	+	+	?	−
可能	+	±	± ?	?	± ?
可能无关	−	−	± ?	?	± ?
待评价	需要补充材料才能评价				
无法评价	评价的必须资料无法获得				

注：+表示肯定；−表示否定；±表示难以肯定或否定；?表示不明

①用药与不良反应/事件的出现有无合理的时间关系？②反应是否符合该药已知的不良反应类型？③停药或减量后，反应是否消失或减轻？④再次使用可疑药品是否再次出现同样反应/事件？⑤反应/事件是否可用并用药的作用、患者病情的进展、其他治疗的影响来解释？

（七）药品不良反应报告的填写

报告应包括事件发生、发展的完整过程。记录不良反应表现、动态变化、持续时间、相关治疗和有关的实验室辅助检查结果。要能反映出事件的时间联系、病程进展、合并用药、既往病史、撤药和再次用药以及其他混杂因素。

1. 报告填写基本要求 一份填报较好的药品不良反应/事件报告内容应包括事件（不良反应）的发生发展的大致完整过程，即不良反应表现、动态变化、持续时间、相关治疗和有关的实验室辅助检查结果；要能反应出事件的时间联系、病程进展、合并用药、既往病史、撤药和再次用药以及其他混杂因素。

填写药品不良反应的表现过程既要简明扼要，又要包括整个反应过程的动态变化，同时注意使用规范的医学术语。表格中所提供的内容，必须达到使评价人能够对该报告进行药源性疾病的诊断和鉴别诊断，这才是填写合格的报告。

2. 报告填写注意事项

（1）怀疑与药品有关的妊娠异常或出生缺陷的病例

患者姓名的填写：①当女性患者妊娠期间使用药物，且胎儿状态异常时，建立一个与母亲病历关联的胎儿病历，且不良反应/事件名称中适当的包括先天的、新生的、胎儿的术语；②当一位男性患者使用药物时，其女性伴侣妊娠，且胎儿状态异常时，建立一个父亲的病历，关联一个母亲和一个胎儿的病历；③分娩期并发症，即使与药物没有时间上的关联，也应该当作一个可疑药品不良反应，患者姓名是产妇的姓名。

不良反应/事件发生时间：①当一个新生儿被发现有出生缺陷，发生时间就是该婴儿的出生日期；②当一个胎儿因为先天缺陷而发生早产或流产时，发生时间就是终止妊娠的时间，也是孕妇不良反应出现结果的时间。

（2）患者在院外用药，很多信息不详的病例：应尽可能多地填写项目，其中必填项为患者姓名、患者联系方式、不良反应名称、不良反应发生时间、怀疑药品名称（最好提供通用名和厂家）、用药剂量、用药起止时间、院外就诊/购药单位、原患疾病、不良反应结果、报告人、报告人联系方式，并在报告表备注处注明"本例报告为院外用药"。

（3）不良反应/事件名称一栏填写症状、体征或诊断的选择：如果没有作出诊断，就只能以症状作为首选不良反应/事件名称，不能假定诊断；如果有诊断，则以诊断作为首选不良反应/事件名称，不用单个的症状/体征。如某患者服用药物A后出现黄疸、手掌瘙痒及肝炎，报告术语选择：肝炎。

当有多个初步诊断时，只选择症状作为不良反应/事件名称；如：某患者使用药物B后出现呼吸困难，医师认为呼吸困难可能是由充血性心力衰竭、肺栓塞或心肌梗死所致。报告术语选择：呼吸困难。

当不良反应导致的结果 / 并发症与事件本身代表不同的医学概念，且能够对事件起到补充作用时，结果 / 并发症也应选入不良反应 / 事件名称。如某患者使用药物 A 后出现上消化道出血及出血性休克。报告术语选择：上消化道出血和出血性休克。

两个或两个以上的不良反应 / 事件名称，医学重要性较强的应置于首位；如具有同等医学重要性，则未预期到的不良反应 / 事件置于首位。根据医师的医学判断填写能恰当描述事件的词语（一组症状时填写患者最突出的主诉症状）。如果填表者熟悉 WHO-ART 和 MedDRA 术语，请选择标准术语。

（4）不良反应的结果是死亡时，不良反应 / 事件名称一栏的填写：死亡不作为一个不良反应 / 事件名称，只作为一种结果（猝死、胎儿或新生儿死亡除外），死亡病例的不良反应 / 事件名称尽可能选取描述主要死因的术语，而不是立即导致的死因。如患者使用某药物后出现败血症，继发多器官衰竭，死亡。不良反应名称选择：致命性败血症。

（5）不良反应 / 事件过程描述及处理情况应填写要点：应体现出"3 个时间、3 个项目和 2 个尽可能"。

3 个时间：不良反应发生的时间；采取措施干预不良反应的时间；不良反应终结的时间。

3 个项目：第一次药品不良反应出现时的相关症状、体征和相关检查；药品不良反应动态变化的相关症状、体征和相关检查；发生药品不良反应后采取的干预措施结果。

2 个尽可能：不良反应 / 事件的表现填写时要尽可能明确、具体。如为过敏型皮疹，要填写皮疹的类型、性质、部位、面积大小等；如为心律失常，要填写何种心律失常；如为上消化道出血，有呕血者需估计呕血量的多少；严重病例应注意生命体征指标（体温、血压、脉搏、呼吸）的记录；与可疑不良反应 / 事件有关的辅助检查结果要尽可能明确填写。

（6）改变怀疑药品剂量或疗程时用药起止时间的填写：用药起止时间是指使用药品的同一剂量的开始时间和停止时间。如果用药过程中改变剂量应另行填写该剂量的用药起止时间，并予以注明。

（7）怀疑药品使用不足 1 日时用药起止时间的填写：如果使用某种药品不足 1 日，需注明用药的持续时间。例如，肌内注射后或静脉滴注多长时间出现不良反应。

（8）报告表中的并用药品具体所指范围及确定：并用药品指患者同时使用的其他药品，且报告人认为这些药品与不良反应发生关系不明确但不能排除因认知受限难以判断，留待今后分析。填写并用药品的意义在于对今后的药物安全性数据分析影响深远（如发现药品不良相互作用的线索）。不要遗忘非处方药、避孕药、中草药、减肥药等。

并用药品的信息可能提供以前不知道的药品之间的相互作用的线索，或者可以提供不良反应的另外的解释，如药品不良相互作用导致的不良反应。

（9）不良反应的结果选择：本次不良反应指采取相应的医疗措施后的结果，不是指原患疾病的结局。例如患者的不良反应已经痊愈，后来又死于原患疾病或与不良反应无关的并发症，此栏仍应填"治愈"。

不良反应经治疗后明显减轻，在填写报告表时没有痊愈，但是经过一段时间可以痊愈时，选择"好转"。

不良反应经治疗后，未能痊愈而留有后遗症时，应注明后遗症的表现。后遗症即永久的或长期的生理功能障碍，应具体填写其临床表现，注意不应将恢复期或恢复阶段的某些症状视为后遗症。因疾病导致机体组织器官功能明显障碍，且持续半年以上未愈称为后遗症。

（10）如果患者最终死亡，对原患疾病的影响是否填写死亡：患者出现死亡结局时，应注明死亡时间并进行死因分析：是原患疾病导致死亡，还是不良反应导致。在分析基础上作出选择。

四、案例实践

药品安全性问题常常由用药差错、药品质量问题以及某些药物固有的不安全因素造成，其最初以不良反应/事件的形式表现出来，医务人员往往难以解释和判断不良反应/事件的性质和归因。日常监测工作中，应重点关注以下不良反应/事件报告及典型案例。

（1）新的未预期的不良反应/事件，尤其是严重的不良反应/事件。

（2）说明书中列出的事件的严重程度明显增加。

（3）说明书中列出的事件的发生频率明显增加。

（4）新的药品-药品、药品-食物的相互作用。

（5）药品名称、说明书、包装或用法的混淆产生的不良事件。

（6）用药差错导致患者伤害的不良事件。

（7）群体事件。

【案例1】常用药物罕见的严重不良反应

病例报告：患者女性，28岁，复发急性淋巴细胞白血病，无伴随疾病，既往甲磺酸伊马替尼引起皮疹，无其他食品、药品过敏史。因联合化疗于××××年10月11日给予甲氨蝶呤（7.5g，持续静脉滴注4小时），以及长春地辛（4mg，静脉滴注30分钟）。长春地辛输注时间约50分钟，随后以2.67g/（h·m²）速度静脉滴注甲氨蝶呤开始5分钟后出现持续剧烈咳嗽，咳大量黄色泡沫样痰，伴呕吐胃内容物。测指氧显示血氧饱和度由94%下降至60%~70%，血压104/67mmHg，心率81次/分，听诊双肺满布粗湿啰音，未闻及异常心音，无颈静脉怒张。

立即停止甲氨蝶呤输注，嘱患者端坐位，给予吸氧、呋塞米 20mg 静脉推注，地塞米松 5mg 入壶。咳嗽、憋喘较前减轻，咳出大量黄痰后血氧饱和度可恢复至 90% 以上，双肺湿啰音较前显著减少，残留少许细湿啰音。考虑为甲氨蝶呤引起的急性肺水肿。随后尝试给予 0.167g/（h·m²）低速继续泵入甲氨蝶呤，同时给予地塞米松 5mg 静脉注射，24 小时滴注完毕。20 小时后测甲氨蝶呤血药浓度为 1.24μmol/L，44 小时复测甲氨蝶呤血药浓度 0.19μmol/L，提示甲氨蝶呤清除顺利。2 天后患者咳嗽、喘憋症状消失，未再闻及肺部啰音，血氧饱和度可达 98%，4 天后查肺部 CT 显示正常。

警示分析： 甲氨蝶呤说明书中提示可能发生肺部不良反应，造成干咳、呼吸困难，但临床当中少见，偶发甲氨蝶呤相关的间质性肺炎、胸腔积液。本病例起病迅速，表现为突发剧烈咳嗽、咳痰、血氧饱和度降低以及肺部大量啰音，高度提示肺水肿。患者为无基础疾病的年轻女性，既往无心肺问题，并用药物仅有长春地辛，原发病和并用药物均无法解释突发肺水肿的表现。复习文献发现早在 1977 年即有病例报道，患者口服甲氨蝶呤及环磷酰胺后出现咳嗽、高热、呼吸困难，10 小时后患者死亡。目前有极少病例报道。分析关联性：考虑判定为很可能。

临床警示： ①甲氨蝶呤引起肺损伤的机制尚未完全清楚，但认为与其拮抗叶酸的作用机制无关，而免疫细胞介导的过敏性损伤的可能性较大，属于 B 型药品不良反应，不好预测、危险程度高。用药时应对此不良反应有所了解，特别是第一次给药的患者建议低速静脉滴注，密切观察，备好辅助呼吸设备、急救药品等。②为明确不良反应表现，建议在化疗开始前查基础胸片，在出现不良反应时急查床旁胸片，最后再复查明确影像学转归。本病例的影像学证据偏少。③当患者出现甲氨蝶呤相关急性肺损伤表现时应该立即停药，积极治疗，但大剂量甲氨蝶呤在治疗急性淋巴细胞白血病中具有决定性的意义，若就此弃用可能使患者丧失最佳治疗机会，待症状缓解后可尝试调慢速度，在密切观察下继续使用。

【案例 2】 常用药物未在说明书中列出的不良反应

病例报告： 患者女性，26 岁，主诉"腰背痛 6 月，发热伴颈肩痛 4 月，加重 2 月"。患者 6 个月前出现持续性腰背痛，VAS 4 分，活动后稍有改善。4 个月前出现发热，T_{max} 39℃，抗生素效果欠佳，解热药有效。2 个月前疼痛范围及程度加重，VAS 8 分，并出现弯腰受限、翻身困难。既往诊断甲状腺功能亢进 10 年，曾服用甲巯咪唑后出现粒细胞缺乏，随后改服丙硫氧嘧啶 9 年。查甲状腺功能：FT_3 6.35ng/dl ↑，FT_4 2.40ng/dl ↑，TSH 0.017μIU/ml ↓，抗甲状腺受体抗体、抗甲状腺球蛋白抗体、抗甲状腺过氧化物酶抗体均阴性。血沉 119mm/h，高敏 C 反应蛋白 190.06mg/L，补体 C3 1.885g/L ↑。抗核抗体（ANA）斑点型 1：80（＋），抗中性粒细胞胞质抗体（ANCA）核周型 1：40（＋），髓过氧化物酶（MPO）-ANCA 92 RU/ml（＋），余均阴性。甲状腺超声：弥漫性病变。躯干 PET/CT：颈段及胸段（T12）脊髓放射性摄取弥漫性增高，SUV1.5，考虑良性改变。颈、胸椎增强磁共振成像：扫描范围内脊膜增厚并强化。头颅增强磁共振成像：未见明显脑膜增厚及强化灶。腰椎穿刺测得脑脊液压力 120mmH₂O，呈淡黄色胶冻样。脑脊液实验室检查：WBC 30×10⁶/L，单核 100%，蛋白 42g/L，葡萄糖 1.9mol/L↓，氯化物 116mmol/L↓，病原学检查未见异常。

临床考虑有血管炎的可能性，立即停用丙硫氧嘧啶，考虑行 ¹³¹I 治疗甲状腺功能亢进。给予泼尼松龙 1g/d 冲击治疗 3 天，序贯泼尼松 60mg/d，规律减量。同时加用环磷酰胺 0.4g q.w. 静脉滴注。患者未再发热，颈肩痛及腰背痛明显好转。复查血沉 20mm/h，高敏 C 反应蛋白 1.97mg/L，腰穿脑脊液压力 100mmH₂O，脑脊液：WBC 6×10⁶/L，单核 100%，蛋白 1.09g/L，葡萄糖 2.8mol/L，氯化物 120mmol/L。3 个月后泼尼松减量至 15mg/d，患者未再出现发热、颈肩痛及腰背痛，脊柱活动无受限。复查胸椎磁共振成像：脊膜略增厚伴强化，较前减轻。

警示分析： 丙硫氧嘧啶属于硫脲类抗甲状腺药物，虽然被公认不良反应较小，但仍有发生低血糖、血细胞减少、肝损伤、血管炎、脱发、药物热及低钙血症等的危险，近年来不断有丙硫氧嘧啶导致 ANCA 相关血管炎的病例报道。本例患者原发病和用药单纯，分析关联性，考虑判定为很可能；若考虑伴随疾病无法排除，认为是未知不良反应也可以判定为可能。

临床警示： ①在临床用药过程当中需要有所了解，当长期服用丙硫氧嘧啶的患者出现多系统受累的全身症状，且炎性指标升高，MPO-ANCA 阳性时，应考虑到药物因素。②在国外报道的病例中，87% 丙硫氧嘧啶相关的血管炎患者，抗 MPO 抗体阳性。并且与原发性小血管炎不同的是，丙硫氧嘧啶诱发的 ANCA 阳性小血管炎患者多为中青年女性，特别是长疗程、大剂量服用丙硫氧嘧啶的患者。③治疗建议首先停药，而且由于丙硫氧嘧啶与甲巯咪唑存在交叉免疫反应，因此不建议换药而建议采用 ¹³¹I 治疗，并使用糖皮质激素。本例患者已经有重要脏器损伤（中枢神经系统），故给予糖皮质激素冲击 3 天并加用环磷酰胺。

【案例 3】药物相互作用：地尔硫䓬与美托洛尔诱发心律失常伴心源性休克

病例报告： 患者，女性，79 岁，因劳累引起头昏 20 天，在街道医院就诊时发现血压升高（180/100mmHg），给予硝苯地平 10mg b.i.d. 治疗，3 天后症状缓解，自行停药 1 周，再发血压升高，测血压 200/100mmHg。于某医院门诊就诊，给予地尔硫䓬（合心爽）30mg b.i.d.，美托洛尔 50mg b.i.d.，曲克芦丁 130mg q.d.，服药 2 天，于用药第 2 天晚间感头昏加重，出现黄视和一过性黑蒙，自觉心悸、胸闷、乏力。到医院急诊时查体：体温 35℃，脉搏 35 次/分，呼吸 30 次/分，血压 60/30mmHg，急性痛苦面容，面色苍白，神志清楚。

胸廓畸形，前胸隆起，右胸部见大片手术瘢痕（曾行右乳癌根治术）。两肺呼吸音清晰，无干湿性啰音，心界叩诊不清，心率 35 次 / 分，律齐，心音弱，各瓣膜听诊区未闻及病理性杂音。心电图提示：Ⅲ° 房室传导阻滞，结性自主心律，心动过缓。血钾 3.45mmol/L，钠 128.4mmol/L，氯 99.4mmol/L，钙 2.5mmol/L；尿素氮 6.3mmol/L，肌酐 96.4 μmol/L。

警示分析： 患者为老年人，平时无高血压病史，劳累头昏后发现血压升高，给予地尔硫草和美托洛尔联合用药后，出现头昏加重，心悸、胸闷、黄视等症状，该患者出现的临床表现是地尔硫草和美托洛尔的药理作用引起的心脏传导异常、心率减慢、血压下降而造成的药源性心律失常（结性自主心律、心动过缓，Ⅲ° 房室传导阻滞），心源性休克。因及时停用两种药物，并对症给予了阿托品、多巴胺、异丙基肾上腺素、多巴酚丁胺等药物治疗，及时地控制了病情发展，2 小时内纠正了休克和心律失常。对症治疗 10 天后复查心电图恢复正常。实验室检查示血清总胆红素 10 μmol/L，直接胆红素 3.7 μmol/L，谷丙转氨酶 53U/L，谷草转氨酶 53 U/L，总蛋白 63.8g/L，白蛋白 36.6g/L，球蛋白 27.2g/L，白球比值 1.3，肾功能正常，治愈。

【案例 4】超敏反应综合征：卡马西平致重症多形红斑型药疹

病例报告： 患者女性，66 岁，因"全身红斑 3 天"入院。2 周前因偏头痛口服卡马西平，10 天后出现全身红斑、瘙痒，伴发热，体温波动于 37.5～38℃，且红斑逐渐增多、加重，并出现水疱，口腔、外阴黏膜糜烂。既往糖尿病 3 年，规律服用阿卡波糖，血糖控制良好；偏头痛 10 年；青霉素过敏。入院皮肤科查体：躯干四肢散在片状靶形红斑，大小不一的水疱，疱壁松弛，部分水疱破溃形成糜烂。口腔、外阴黏膜糜烂，有脓性分泌物。血常规：WBC 11.3×10^9/L，NEU 80%，LYM 14%，HGB 140g/L，PLT 187×10^9/L；尿常规：WBC 100/μl，大便潜血阳性。血沉 25mm/h。

给予氢化可的松 400mg/d 静脉滴注，4 天后因下肢水肿改为甲泼尼松 80mg/d 静脉滴注，同时予补液 2 000ml/d，3 天后皮损好转，改为甲泼尼龙 60mg/d p.o.，此后每 4 天减量 10mg，逐渐减量至停药。

警示分析： 重症药疹是卡马西平已知的严重不良反应之一，对于重症药疹的治疗原则主要有四个方面：①停药，告知患者及家属以后停用过敏药物以及相似药物，若使用解热镇痛药一定要有医师的指导。②促进药物排泄，最基本的方案是水化，每日 3 000～4 000ml，若有进食障碍需要胶体、晶体兼顾，并监测出入量。③抗过敏治疗，基本药物是糖皮质激素，原则是早期足量应用。④并发症的对症治疗，重症药疹可能合并高热、低蛋白血症、肝功能损害等。

（李玉珍，郭代红，李晓玲，陈超，谭昀，杜熙，杨莉，沈江华，温爱萍）

附：药品不良反应 / 事件报告表（2017 版）

药品不良反应 / 事件报告表

报告类型 *：新的□ 严重□ 一般□

* **新的药品不良反应**：是指药品说明书中未载明的不良反应。

* **严重药品不良反应**：是指有下列情形之一者：①引起死亡；②致畸、致癌或出生缺陷；③对生命有危险并能导致人体永久的或显著的伤残；④对器官功能产生永久损伤；⑤导致住院或住院时间延长。

患者姓名：	性别:男□ 女□	出生日期： 年 月 日 或年龄：	民族：	体重 /kg：	患者联系方式：
原患疾病：	病历号 / 门诊号:(如为门诊患者注明门诊即可)		既往药品不良反应 / 事件:有□_____ 无□ 不详□ 家族药品不良反应 / 事件:有□_____ 无□ 不详□		

相关重要信息:吸烟史□ 饮酒史□ 妊娠期□ 肝病史□ 肾病史□ 过敏史□_____ 其他□_____

药品	批准文号	商品名称	通用名称（含剂型）	生产厂家	生产批号	用法用量（次剂量、途径、日次数）	用药起止时间	用药原因
怀疑药品								
并用药品								

不良反应 / 事件名称：	不良反应 / 事件发生时间： 年 月 日

不良反应 / 事件过程描述(可附页)：

患者于___月___日开始用药,用药____(分钟 / 小时 / 天)后,于___月___日开始出现不良反应症状,包括：_____。

不良反应处理情况:患者出现不良反应后(是□,于___月___日;否□)停药。临床(是□,于___月___日,使用_____药物;否□)

进行对症治疗,(治疗 / 停药)____(分钟 / 小时 / 天)后,患者的不良反应转归：_____

_____。

不良反应发生前后检验结果(时间 + 检验值):_____。

| 不良反应 / 事件的结果：痊愈□ | 好转□ | 未好转□ | 不详□ | 有后遗症□ | 表现：_____ |
| 死亡□ | 直接死因：_____ | | 死亡时间： | 年 | 月 | 日 |

不良反应分析	1. 用药与不良反应的出现有无合理的时间关系？	有□ 无□
	2. 反应是否符合该药已知的不良反应类型？	是□ 否□ 不明□
	3. 停药或减量后，反应是否消失或减轻？	是□ 否□ 不明□ 未停药或减量□
	4. 再次使用可疑药品后是否再次出现同样反应？	是□ 否□ 不明□ 未再使用□
	5. 反应是否可用并用药的作用、患者病情的进展、其他治疗的影响来解释？ 是□ 否□ 不明□

| 对原患疾病的影响：不明显□ 病程延长□ 病情加重□ 导致后遗症□ 导致死亡□ |

| 关联性评价 | 报告人评价： 肯定□ 很可能□ 可能□ 可能无关□ 待评价□ 无法评价□ 签名： |
| | 报告单位评价： 肯定□ 很可能□ 可能□ 可能无关□ 待评价□ 无法评价□ 签名： |

| 报告人信息 | 联系电话： | 职业：医师□ 药师□ 护士□ 其他□____ |
| | 电子邮箱： | 签名： | 科室： |

第二节 用药差错识别与防范的教学实践

一、教案

时间轴		内容与层次			教法学法		资源材料
时段/min	时长/min	模块	主题	内容要点	教学策略	学习活动	
60	3	主题导入	引入用药错误事件	引起学生关注与思考	AGE/DATE	图片 / 引入	网络、新闻
	2		ME 定义	ME 的定义	AGE	图片引入	临床实践
	6			ADE、ADR、ME 的关系	DATE	漫画图片引入，分组讨论，各组分别介绍概念及相互关系，并记录于黑板上	
	4			使用概念判断案例	DATE	分组讨论判断案例中药害事件	

续表

时间轴		内容与层次			教法学法		资源材料
时段/min	时长/min	模块	主题	内容要点	教学策略	学习活动	
60	2	内容与主题	ME 的定义	ME 的定义	AGE		
	8			工作实践中遇到的ME	DATE	学员讨论与发言	临床实践
	2		ME 的分层与分级	ME 的分层与分级	AGE	图片引入	
	8			案例分析与讨论	DATE	学员讨论与发言	临床实践
	6		ME 防范	ME 的发生原因	DATE	学员讨论	
	3			ME 发生的环节	AGE	图片介绍	
	3			ME 的防范措施	AGE	图片引入	
	3	课程收结	ME 的内容小结	ME 的概念、评价/分级、防范	AGE	图片引入	
	10		目标、收获、感受、知识点	运用 ME 的概念、评价/分级、防范措施举例、讲述	DATE	使用幸运转盘,学员总结	

二、教案解析

1. **教学内容的选择**　用药差错（ME）的基本概念、评价/分级以及防范等内容。

2. **教学方法**　采用 AGE 法介绍概念；采用 DATE 法互动,提高学员参与性,加深理解。

（1）以用药差错案例开场导入,引起学生关注与思考。

（2）通过关联旧知获取新知。

（3）用同理心原则教学 ME 分级原则,引出 ME 分级原则的总结归纳图。

（4）引导式教学,通过有效聆听、确认理解、有效提问、概括总结、有效反馈等,指引学员寻找答案。

（5）设计学员讨论环节,相互交流,分享心得,激发学员学习积极性。

（6）板书由主讲人或学员书写,在某些教学阶段适当添加板书,可以调动学员学习的积极性与参与性,加深学习印象。

3. **教学技巧**

（1）分组讨论:主要是在案例分析环节,就每个案例提出的问题,大家分组讨论,各自表达感想,最后由各组推选一人汇报组内讨论结果。

（2）开放式提问：提问方法以开放式提问为主，多提引导性问题，提高学员主动性，可以把自己真实的想法表达出来。

（3）小组竞赛，激发积极性：分组讨论后，各小组会有代表发言，表述本组讨论的结果，最后与正确答案对照，答对或者答案接近的小组可获得一定奖励。

（4）注意进程管理：建立清晰目标，有效控制时间。

（5）适时回顾总结、概括要点、确认理解。

4. 教学素材

（1）视频：在 PPT 中插入视频，除了在特定的环节引出主题，同时可以活跃课堂氛围，提高学员的参与性。

（2）图片：引用图片主要目的是对 PPT 进行修饰，让学员在观看时不会觉得枯燥。

（3）案例：案例来源于实际工作，为近年新发的鲜活案例，与时俱进，会更易于学员理解教学内容。

三、课堂呈现

用药差错的识别与防范

听课对象：刚刚学习过药品不良反应部分内容的药师。

说明：根据建构主义学习理论的基本原则，"引导式教学"就是要在授课人与学习者以及学习者与学习者之间，建立积极的氛围，授课人提供相应资源和方法，激励学习者主动达成个人或团队的学习目标。培训课程的开场，就是要在理性与情感两个方面，尽可能地吸引学习者的关注、激发出学习者的兴趣，进而引导其进入良性的学习状态。本次课程以用药差错新闻视频开场，引起学习者的关注。

用药差错导致的死亡发生率为车祸的7.4倍

说明：在图例中将用药致死率与车祸致死率进行对比，提示学员用药导致的死亡并非小概率事件，导出本次课程的主题：用药差错。

分组讨论：您所知道的用药差错

说明：建构主义学习理论认为，人对新知的学习一定是建立在已有的旧知基础上的，授课人在引入新知识时，需要引导学员调动已有的认知或经验（旧知），并与之关联。因此，设计了参与度更高的分组讨论的环节——举例说明"您所知道的用药差错"，介绍其日常工作中发现的或听说的用药差错，由授课人记录在白板上或由小组成员记录在白纸上，以供后续讨论使用。

授课人在这个环节（包括后面所有需要学员参与的环节）过程中需要注意激发动机，动机是引起个体行为，维持并促使该行为朝向某一目标进行的内部动力。授课人还要在课堂上下，时时处处鼓励学员，帮助学员建立成功的信心，创造积极、开放、乐观的学习氛围，让学习者感受到正向的情绪渲染（详见第一章）。

举例：您所知道的用药差错

· 花粉过敏患者服用普适泰
· 患儿肌内注射地西泮
· 长春新碱鞘内注射
· 抗病毒药阿糖腺苷错开为化疗药阿糖胞苷
· ……

说明：在讨论和记录结束后，由授课人对一些"用药差错"进行举例，对学员的记录进行补充。最后与学员共同形成本次课程的共识——有必要关注用药差错！这是开场的目的。授课人在开始正式课程之前，就本课程的师生定位、主题意义和学习收益，甚至包括对学员的要求等，彼此达成一致，为课程开始构建一个良好的学习环境。

思考：是否有必要关注用药差错

说明：授课人开场通常利用导入的方式，让上面几项内容呈现得既新颖，又能引导学习者思考的方向和维度，形式多样活泼，最大限度地引发学习者的关注与思考。

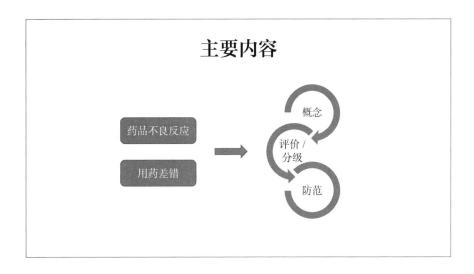

说明：本章主要内容的概述，包括药品不良反应（adverse drug reaction，ADR）和用药差错（medication error，ME），本次课程主要在 ADR 的基础之上介绍 ME 的概念、评价 / 分级、以及防范的内容。

1. 用药差错的概念

·用药差错（medical error，ME）
·指药品在临床使用及管理全过程中出现的、任何可以防范的
用药疏失，这些疏失可导致患者发生潜在的或直接的损害

——《中国用药错误管理专家共识》

说明：本部分内容为学员未学过的内容，采取讲授式教学模式（简称 AGE 模式，详见第一章）。给学员介绍用药错误的概念，突出显示概念中需要特别注意的关键点，包括在临床使用及管理全过程都可能出现、可以防范、属于用药疏失、可对患者造成潜在或直接的损害。并在 PPT 中给出概念出处，便于感兴趣的学员进一步自学。

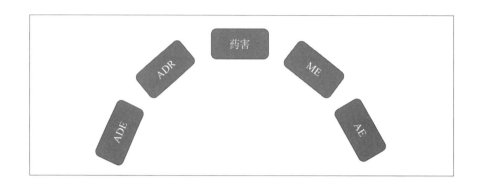

说明：罗列在实际工作中容易混淆的几个缩写和概念。

先介绍"药害事件"的定义：泛指由药品使用导致的患者生命或身体健康损害的事件，包括药品不良反应以及其他一切非预期药物作用导致的意外事件。

如果教学时间允许，也可以设置小组讨论环节，以考查其对这些概念的理解程度。通过短时间的讨论，每组分别介绍其理解的这几个缩写的概念是什么，相互关系是怎样的，记录在黑板上，在讨论的过程中，逐渐达成共识，形成学员公认的概念和相互关系。

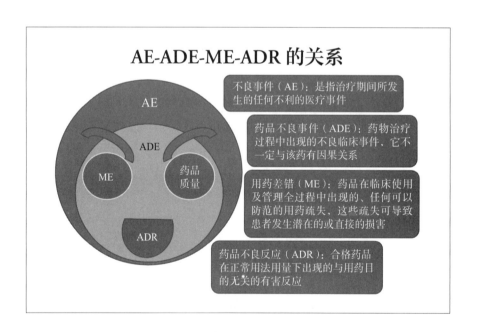

展示授课人总结的这几个缩写的概念和相互关系，与学员的讨论结果进行对比，促使学员思考自己对概念的理解是否存在偏差。授课人在这里应注意，对学员的认真思考和关联旧知的能力给予肯定，让学习者时刻感受到正向的情绪渲染，让学习者感受到个人价值的体现，时刻注意激发学习动机（详见第一章）。

讨论：判断属于哪类药害事件？

说明：为了考查学员对这些概念的理解情况，授课人事先设计几个临床案例，并打印出来，提前分给各个小组，每个小组负责一个案例的分析，介绍其属于哪类药害事件，原因是什么，其他组负责补充和发表不同意见，最终达成共识，同时与授课人意见比对。

在分组讨论环节需注意：授课人在培训课堂上的行走路线是有讲究的。一般而言，当需要学习者自己思考、相互讨论，提出自己的观点时，授课人可以一边提出要求，一边走入学习者中间（理想的培训课堂是分组岛式布局）；当需要归纳整合学习者的各种观点，提炼升华时，授课人可以一边归纳、提炼，一边面向学习者退回到讲台（特别注意，这里是"退回"，而不是转身背对学员走回）。授课人应时刻注意激发学习动机；注意课堂提问的技巧（详见第一章）。

案例 -1

· 2006 年 5 月广东部分患者使用齐齐哈尔第二制药有限公司生产的"亮菌甲素注射液"，出现急性肾衰竭或神经损伤，最终导致 13 人死亡

· 调查发现：辅料以二甘醇代替丙二醇

假药——不合格药品！

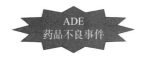

说明：通过这个案例，可以让学习者回答药物不良反应的定义，从而掌握 ADR 与 ADE 的区别。

案例 -2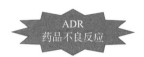

患者，女，67 岁，3 年前因为发现血压轻度升高开始服用苯磺酸氨氯地平（络活喜，5mg q.d. 口服），否认其他疾病和服用其他药物。服药 2 年后出现口腔溃疡，经过对症处理可以缓解，以后反复出现溃疡，且溃疡持续时间越来越长，药物治疗不易缓解，并先后行各项检查排除耳鼻喉疾病、甲状腺疾病及内分泌疾病。临床药师查阅相关数据库均未查到氨氯地平导致口腔溃疡的报道，但《马丁代尔药物大典》述氨氯地平的不良反应都参阅硝苯地平，而硝苯地平导致口腔溃疡已有明确的文献报道。建议先停用苯磺酸氨氯地平，停药第 5 天起患者诉疼痛逐渐缓解痊愈，随访 1 年未再诉口腔疼痛。

合格药品；正常用法用量；与用药目的无关；有害

说明：这个案例进一步强化了 ADR 定义的四要素。

案例 -3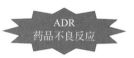

· 患者，男，52 岁，因"胸闷 2 月余，加重 1 天"于门诊就诊，5 月 30 日行冠状动脉造影 CT 增强扫描
· 10:00 给予碘过敏试验，静脉推注碘普罗胺注射液 1ml，5 分钟后患者出现恶心，报告医生，给予静脉推注地塞米松注射液 10mg 后，症状有好转，继续观察，患者未出现其他不良反应
· 11:50 行冠状动脉 CT 增强扫描，期间静脉推注剩余的碘普罗胺注射液，CT 扫描完毕，患者又出现恶心症状，考虑过敏反应，立即静脉推注地塞米松注射液 10mg 并给予吸氧
· 2 分钟后患者出现胸闷、气促、呼吸困难，立即送急诊科抢救，患者呈昏迷状，转至 ICU 继续救治，最终抢救无效死亡

说明：这个案例提示学习者，严重不良反应的危害。

案例 -4

- 患者，男，40 日（新生儿）。因轻度咳嗽 10 天，间断性抽搐 3 天入院进行治疗，医院诊断为佝偻病性低钙症、上呼吸道感染、药物性皮疹，医嘱给予 7ml 10% 葡萄糖注射液 + 5ml 5% 氯化钙注射液，缓慢静脉注射
- 药师误将 10ml 的 10%KCl 注射液当成 10ml 的 5% $CaCl_2$ 注射液发出。护士在配液过程中未核查，误将 KCl 当作 $CaCl_2$ 抽取 5ml，加入到 7ml 的 10% 葡萄糖注射液中，给患儿静脉缓慢注射
- 静脉给药后，患儿面色苍白、口周发灰，继而双瞳孔散大、对光反射消失、呼吸心跳停止死亡

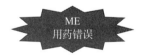

说明：通过这个案例，让学习者掌握 ADR 与 ME 的区别。

案例 -5

- 患者，男，4 岁，诊断为室上性心动过速，在导管室行电生理检查和射频消融术，动脉穿刺后，口头医嘱静脉注射肝素 900U，半小时后射频消融成功，医生发现静脉压迫止血困难
- 追问护士肝素用量，发现注射肝素 9 000U（10 倍），立刻给予鱼精蛋白进行拮抗，持续监测活动凝血时间（ACT），ACT 正常后，拔除鞘管压迫 40 分钟，转回病房
- 患者恢复顺利，安全出院

ME
用药错误

说明：丰富的案例呈现，可以巩固学习者对基本概念的掌握。

2. ME 分级与分层

A 级：客观环境或条件可能引发错误（错误隐患）

B 级：发生错误但未发给患者，或已发给患者但患者未使用

C 级：患者已使用，但未造成伤害

D 级：患者已使用，需要监测错误对患者的后果，并根据后果判断是否需要采取措施预防和减少伤害

E 级：错误造成患者暂时性伤害，需要采取预防措施

F 级：错误对患者的伤害可导致住院或延长住院时间

G 级：错误导致患者永久性伤害

H 级：错误导致患者生命垂危，需采取维持生命的措施（如心肺复苏、除颤、插管等）

I 级：错误导致患者死亡

——《中国用药错误管理专家共识》

说明：给学员展示 ME 的分级与分层，询问学员看到这些分级原则的感受。

记不住！

说明：以同理心的原则展示张幻灯片，这应该是学员看到刚才的 ME 分级原则的心情，崩溃呀！应该怎样才能记住呢？引出后面对 ME 分级原则的总结归纳图。

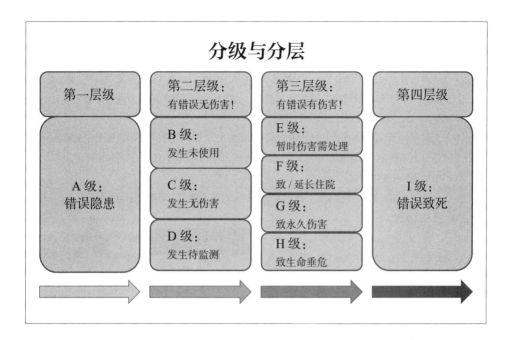

说明：这张图展示了 ME 的分级原则，根据对患者造成的伤害程度，将不同级别对应不同的层级，颜色的加深表示对患者造成的伤害逐渐增强。通过视觉感官的方式，帮助学员记忆复杂的知识点。

讨论：判断属于哪级 ME？

说明：为了考查学员对 ME 分级与分层的理解情况，授课人事先设计几个临床案例，并打印出来，提前分给各个小组，每个小组负责一个案例的分析，介绍其属于哪级 ME，原因是什么，其他组负责补充和发表不同意见，最终达成共识，同时与授课人意见比对。

案例 -1

· 患者，男，40 日（新生儿）。因轻度咳嗽 10 天，间断性抽搐 3 天入院进行治疗，医院诊断为佝偻病性低钙症、上呼吸道感染、药物性皮疹，医嘱给予 7ml 10% 葡萄糖溶液 + 5ml 5% 氯化钙，缓慢静脉注射

· 药师误将 10ml 的 10%KCl 注射液当成 10ml 的 5% $CaCl_2$ 注射液发出。护士在配液过程中未核查，误将 KCl 当作 $CaCl_2$ 抽取 5ml，加入到 7ml 的 10% 葡萄糖溶液中，给患儿静脉缓慢注射

· 静脉给药后，患儿面色苍白、口周发灰，继而双瞳孔散大、对光反射消失、呼吸心跳停止死亡

错误致死　★ I 级

说明：本课程进行的中间部分设置了较多的小组讨论环节，因为研究表明，学员在学习的过程中的关注度符合 "学习关注度曲线"。教学实验证明，成人学习关注度具有"开始高，中间低，结尾再高"的 U 字形特点，而且持续关注的时长，不超过 90 分钟。授课人在设计 DATE 模式时，要充分结合"学习关注度曲线"，在关注度高时，只要低度教学刺激，就能起到及时有效的引导，取得预期学习成效；而在课程中间时段要重视学习者学习关注度降低的现象，需要高强度教学刺激，及时强化引导，加强学习者自主与协助式学习（详见第一章）。

案例 -2

· 患者，男，4 岁，诊断为室上性心动过速，在导管室行电生理检查和射频消融术，动脉穿刺后，口头医嘱给予肝素 900U，半小时后射频消融成功，医生发现静脉压迫止血困难

· 追问护士肝素用量，发现注射肝素 9 000U（10 倍），立刻给与鱼精蛋白进行拮抗，持续监测活动凝血时间（ACT），ACT 正常后，拔除鞘管压迫 40 分钟，转回病房

· 患者恢复顺利，安全出院

暂时伤害需处理　★ E 级

说明：这个案例强调暂时伤害需及时处理，防止发生更大的伤害。

案例 -3

· 患者，男，外伤后出血不止来院就医，急诊医师开具处方"注射用血凝酶"，由于对药品不熟悉，错开为"凝血酶冻干粉"，急诊药房药师未审核出错误，发出"凝血酶冻干粉"

· 患者取药后，护士将凝血酶冻干粉溶解后给予静脉注射，注射后患者出现肢体麻木、青紫

· 护士立即通知医生，住院抢救处理

继续追踪此案例，住院后患者发生脑梗死，导致右侧肢体行动不便，言语不利！

永久性伤害   G 级

说明：高危药品易出差错，授课人可以向学习者提问，有什么措施可以防止类似案例发生？

ME 发生的原因？

说明：设置小组讨论环节，每个小组分析发生 ME 的原因，写在事先准备好的白纸上，以供课堂交流。选取某一组的分析结果用作课堂交流，其他组在此基础上进行补充，最终达成共识。

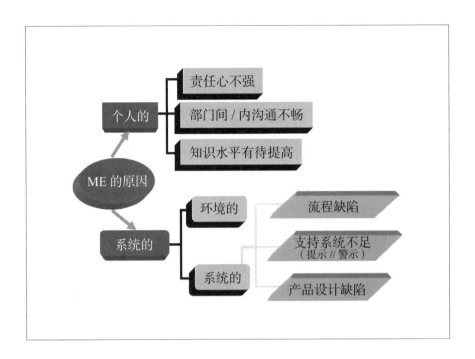

说明：展示授课人总结的 ME 发生原因，与课堂共识进行比对，同时进行归类，给出较完整的汇总，加深学员对这部分学习内容的理解。

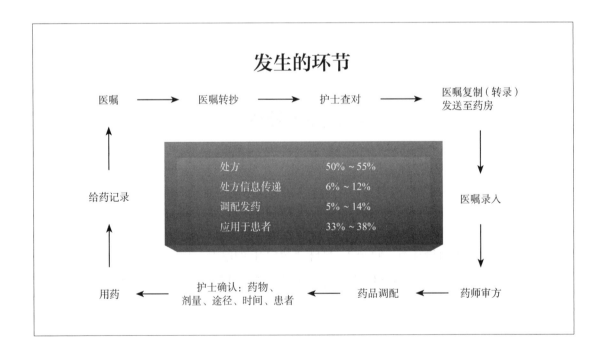

说明：组织各组学员讨论，以流程图的形式展示 ME 可能发生的环节，加深学员对这部分学习内容的理解。

思考

· 请您详细描述一个 ME 案例

· 您觉得应该怎样避免这样的错误再次发生?

说明：设置小组讨论环节，每个小组分享一个 ME 具体案例，包括完整的事件经过，写在事先准备好的白纸上，以供课堂交流。根据时间，选取 1~2 组的案例用作课堂交流，在黑板上记录讨论出的 ME 防范措施，其他组可补充其他的防范措施，最终达成共识。

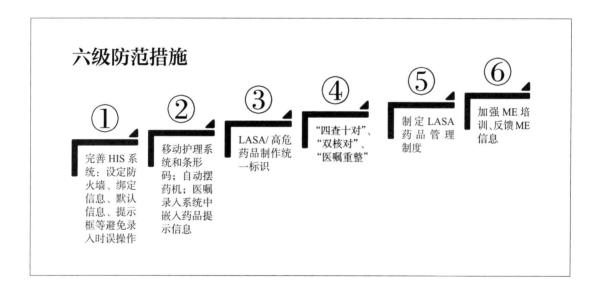

说明：展示授课人总结的 ME 防范措施，与课堂共识进行比对，同时进行归类，加深学员对这部分学习内容的理解。

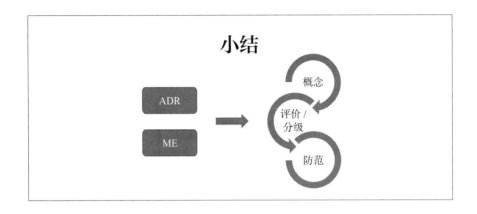

收尾：课堂的结尾不仅仅是要对一堂课的学习内容进行总结，还需要强调重点，归纳升华学习者的收获，引导式教学提倡课程收结先由学习者开展，这既是调动参与，促进主动学习，又能检验学员掌握的水平（详见第一章）。（注：为了使学员关联刚刚讲过的内容，小结部分应首先展示此次课程的主要内容框架。）

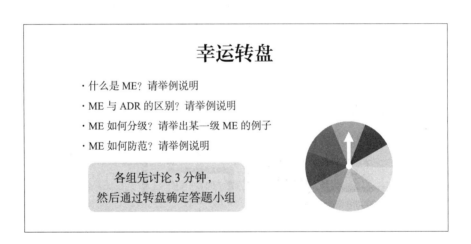

说明：为了调动学员的积极性，设置"幸运转盘"环节（需在课前准备转盘），按照此次课程的教学目标设计简答题。首先进行小组讨论，对每个问题均进行思考，然后通过幸运转盘选出答题的小组。通过这个环节的设计，可以在游戏的轻松环境中温习此次课程内容，加深学员对主要内容的理解。

THANKS!

说明：成功的教学活动需要师生共同努力，感谢学习者的积极参与！

思考题

1. 如何进行药品质量风险管理？
2. 请列举您工作当中的用药差错实例，并写出可能的防范措施。

（王春祥，温爱萍，沈江华，胡杨）

参考文献

[1] 国家药品监督管理局 . 个例药品不良反应收集和报告指导原则 .（2018-12-19）[2021-03-16]. https://www.nmpa.gov.cn/xxgk/ggtg/qtggtg/20181221172901438.html.

[2] REISS B S, HALL G D. Guide to Federal Pharmacy Law. 6th ed. London: Apothecary Press, 2009: 133-137.

[3] 陈嘉音，袁丽，杨悦 . 我国建立计算机化药品不良反应 / 事件报告质量评估体系的构想 . 中国药物警戒 ,2017,14(11):674-679,686.

[4] MICHAEL R. Medication Errors. 2nd ed.Washington.DC:American Pharmacists Association, 2007.

[5] KOZMA C M, REEDER C E, SCHULZ R M. Economic, clinical, and humanistic outcomes: a planning model for pharmacoeconomic research. Clinical therapeutics, 1993, 15(6):1121-1132.

[6] 国家药典委员会 . 中国药典 .2020 年版 . 北京：中国医药科技出版社 ,2020.

[7] 闫素英，王育琴，张丽，等 . 基于药物警戒信号提取的医院药事风险管理实践浅析 . 药物流行病学杂志 ,2010,19(8):437-438.

[8] 张晓乐，刘芳 . 用药错误 . 北京：人民卫生出版社，2017.

[9] PHILIP A, JULIE A W, BOOTMAN J L, et al. Preventing medication errors. Washington, DC:The National Academies Press, 2007.

[10] 徐慧敏, 黎萍, 徐勤蓉, 等. 无惩罚呈报在护理安全管理中的应用. 中国医院, 2010,14(4):65-67.

第六章

药学沟通技巧与人文礼仪

本章要求

一、药学专业

1. **掌握** 沟通的概念、功能与要素；沟通的障碍；沟通的技巧。

2. **熟悉** 与特殊患者、医务人员的沟通技巧。

3. **了解** 如何对患者进行用药教育，及其过程中的药学服务礼仪。

二、教学方法

1. **掌握** 引导式教学的方法。

（1）开场亲切问候，拉近与学员间的距离；自我介绍，建立与学员之间的信任。

（2）直奔主题，明确引导式培训的方法和理念，以及主要的教学内容。

（3）课堂导入，通过提问、案例导入、分组讨论、师生交流、PPT 演示、关联旧知等模式激发学员学习动机，达成共识。

2. **熟悉** 本章的课堂呈现模式包括 PPT 演示及讲解、板书、分组讨论、案例分析、关联旧知、调动参与、陈述贯通、回顾总结。

3. **了解** 行为主义、认知主义和建构主义三大教学理论。

如今，药师已经意识到药房的工作不仅包括制剂和调剂，还包括在整个药学监护过程中和患者以及其他医疗专业人员进行的交流。在药学监护的实践中，药师有责任直接为患者提供服务。从以患者为中心的角度来说，药师向患者提供药学服务有助于提高监护水平；从药师的角度来看，通过提供药学服务有助于提高药师的竞争力和满意度。向患者提供药学服务是目前药师工作中的关键部分。

然而，良好的药学服务不仅需要药师扎实的专业技术技能，更要求药师具有娴熟的沟通技能和规范的服务礼仪，本章主要讲解药师在提供药学服务过程中的沟通技巧和服务礼仪。

第一节　药学沟通技巧

随着现代医疗事业的发展，以患者为中心的药学服务成为药师的主要职责之一。药师通过药学服务提高疗效、防止药害事件乃至相关死亡的发生，在患者恢复健康的过程中起重要作用。药师与患者建立了一种新的关系——帮助患者达到治疗目的的"伙伴"关系。药师与患者之间的信息、思想和情感互动产生了沟通。药师在服务患者的过程中应具有良好的沟通能力，在与患者沟通时能够表现出其专业性，语言通俗易懂，获得患者的认可。

一、概述

（一）沟通的概念

为什么要沟通？这个问题听起来，好像和问"为什么要吃饭"或"为什么要睡觉"一样令人可笑。吃饭是因为饥饿，睡觉是因为困倦。因此，对于我们来说，沟通是一种自然的、必需的、无所不在的日常活动。

古希腊哲学家亚里士多德曾经说过，一个人不跟别人打交道，他不是一个神就是一个兽。读者可以回忆一下自己昨天在路上，或在家里，或在工作单位等地遇到的印象深刻的沟通事件。

沟通指人与人之间采用一定方法、有目的地交流和交换信息、思想和情感，达到建立共识、分享利益并发展关系的过程。药师所指的"与患者沟通"不仅包括用药方面的咨询，还包括以患者教育为目标的活动。根据不同情况和患者需要，药患沟通在很大程度上是将咨询和教育相结合的。因此，药患沟通的定义应该是药师与患者建立一种相互信任的关系，交流患者将要或已经使用的药物，目的是对用药相关问题进行教育，来帮助患者从用药过程中获得最大的益处。

（二）药师与患者沟通的特点

药师与患者之间的沟通属于沟通的范畴，但又有其自身的特点：

1. 社会性 人际沟通是复杂的社会活动，在运行过程中会受到各种社会因素的影响，药师与患者之间的沟通也不例外。

2. 专业性 药师与患者交流的主要内容与疾病和药物治疗有关，围绕着合理用药而展开，因此，具有很强的专业性。

3. 服务性 药师与患者的沟通，主要是药师运用医药学专业知识，向患者提供药品信息，指导其合理用药，实质上是药师向患者提供药学服务。

美国普林斯顿大学的一份调查报告显示，成功的沟通 =75%（沟通能力）+25%（专业技术、智慧、经验）。药师与患者沟通的特点实际上对药师的能力提出了更高要求，药师不仅要掌握丰富的医药专业知识，还需要培养良好的沟通能力。

（三）药师沟通的功能

我们可以看出，药患之间的沟通是必要的帮助过程。药师作为"帮助者"的作用已经被很多药学组织明确定义了，1991 年国际药学联合会指出"药学实践的任务是帮助人们更好地使用药物"。为保证患者在接受药物治疗时获得预期的治疗效果，现代医疗提倡医师、护师和药师组成治疗团队，共同治疗患者。药师承担了比以往更多的责任。这个角色转变要求药师从"以药品为中心"转向"以患者为中心"。"以患者为中心"要求药师能够与患者建立相互信任的关系，相互交流信息，将患者带入治疗决策过程中，并且帮助患者达到预期疗效。有效的沟通是完成这些职责的中心和必要的手段。

1. 沟通的功能 药师与患者的沟通有两个基本功能：

（1）在两者间建立相互信任的思想和情感联系。

（2）提供信息交换的途径，有助于获知患者的健康状况、完成疾病的治疗和评价治疗对患者生活质量的影响。

与患者建立相互信任的关系并不是一件容易的事。药师患者之间关系的质量至关重要。药师为患者服务的所有专业活动都在此关系的基础上进行，目的是使药师和患者相互理解，共同实现满意的治疗效果。药师必须以患者的合理需求为中心，并对药师的工作重新定义。比如，我们的目标从为患者提供药物转变为向患者提供足够的信息，促使患者明白他们的治疗方案，并能正确、安全地使用药物，帮助患者达到预期的治疗效果。

处方模式基本上聚焦于医疗工作者所作的决策和采取的行动。患者通常被视为医疗活动的客体，而不是一个能影响治疗结果的积极参与者。药物治疗是医学干预的最常见手段。通常药师认为开处方与发药是用药过程中的关键环节，但在大多数情况下更重要的是患者或其家属将药物带回家使用后的效果。从未接受过专业训练的患者具有相当的自主权，可能用很多方式决定和控制药物治疗过程。很多患者可能在未咨询医师或药师的情况下自行改变治疗方案。如果忽略了患者的这一决定性作用，医师或药师就难以正确评价药物治疗的效果。医师或药师无疑会认为患者的这种"自由"是不应该的。换个角度分析，如果医师或药师能意识到患者的确是药物治疗的最后控制者，并加以影响，也许会进一步提高药物治疗的效果。相对于扼制患者的这种自主性，更有意义的做法是提高患者参与和控制治疗策略的程度，使医患的意见达成一致。

2. 鼓励患者积极参与疗效监测　医务人员，包括药师，可以更努力地使患者及其家人、护理人员在监测药物效果和将效果反馈给医务人员中扮演更积极的角色。患者提供的疗效监测信息对于判断药物是否达到预期疗效很有必要。尽管国际标准化比值（INR）和糖化血红蛋白（HbA1c）可以科学地提供治疗效果的监测，但对许多慢性疾病，医务人员还是要部分或全部依赖于患者对治疗结果的反馈。其他一些疾病，比如哮喘、心绞痛、胃食管反流等则基本依靠患者对症状的自述。

（四）药患沟通的原则和要素

药师与患者或患者家属之间的良好沟通，是保证患者安全有效用药的必不可少的实践活动。良好有效的沟通需要我们掌握一定的原则、方法和技巧。

1. 沟通的基本原则　下面是一位药师与患者沟通的例子：

> 患者：请您帮我看看这张处方，是治疗肩膀疼的吧？
>
> 药师：哦。您的处方中有止痛药和肌肉松弛药。这两种药都是每日3次，饭后服用的。可能会有头晕或站立不稳的副作用，要注意一些，服药后请不要开车。
>
> 患者：哦，好的。
>
> 药师：那么，还有其他问题吗？
>
> 患者：嗯，没有了。
>
> 药师：好，这是药品说明书，请您拿好。

上述对话中，药师并未考虑到以下问题：

（1）患者是否能够理解什么是肌肉松弛药？

（2）如果出现了眩晕或站立不稳，他是否知道该如何处理？

（3）患者平时是否驾车？他能够理解药师为什么让他服用该药品后不要开车吗？

这个例子说明，在实际工作中，并不是所有药师都能与患者进行良好的沟通，因此药患之间的沟通必须遵循一定的原则：

（1）废话原则：沟通从心开始。在现实生活中，人类内心的交流是从废话开始的。例如在现实生活中，北方人早晨见了面通常会问："您吃了吗？"这句话从内容和信息上来看都是一句废话，但是从情感上说是有沟通和交流的，表示我尊重您、我重视您、我体贴您、我关心您。这是一个很重要的沟通，这个沟通是不能够被废弃的。所以我们说，沟通从废话开始。

（2）以人为本：现代社会的发展以人为核心，要以满足人的需求为价值取向。人们现在的就医需求，已经从单纯的生理需求向生理、心理、社会综合型需求转变。人们不仅需要优秀的医疗技术服务，还需要从心理上得到关怀和尊重。因此，以人为本的理念顺应了现代医学模式的转变。要尽可能满足患者的需求，给其更多的人文关怀，使其感到满意，以达到以患者为中心的目的。

（3）诚信原则：诚信是一个社会赖以生存和发展的基石，也是药患沟通的基础和根本。也就是说，只有讲诚信才能建立一个良好的药患关系。要做到这一点，药师与患者要互相信任。尤其是作为医务人员，要特别注意如何获得患者的信任。

（4）平等原则：药患双方是平等的，这是沟通的前提。实践证明，随着医学模式由单纯的生物模式向生物—心理—社会医学模式的转变，平等的合作关系，将日益体现出新型药患关系的发展趋势。

（5）合作原则：沟通的目的之一是为了合作，因此，作为药师要以合作的心态对待沟通。在沟通的过程中，双方相互理解、信任和支持是十分重要的，而这些能否形成和强化，取决于双方是否具有真诚的合作意识。

（6）开放原则：药师要学会用开放的方式与患者进行沟通，而不是用封闭的方式去谈话，否则会让患者无法继续表达，使得沟通受阻。

2. 沟通的要素　沟通可以通过多种媒介进行，比如大众传媒（电视、广播）、集体（会议、讲座、讨论组），而我们侧重的是两个个体之间一对一的沟通。这种沟通形式我们可以描述为信息在甲处产生并传递，随后由乙接收并编译吸收的过程。这个过程可以用图6-1所示的模型来表示，它包含了5个重要的要素：信息发送者、信息、信息接收者、信息反馈以及障碍。

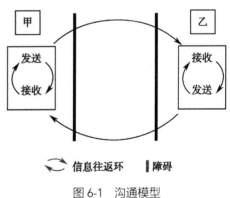

图6-1　沟通模型

（1）信息发送者（sender）：在人际沟通的过程中，信息发送者将产生的信息传递给另一个人。

（2）信息（message）：在人际沟通的过程中，信息由一个人传递给另一个人。信息可以是思想、想法、情绪、消息等，可以以语言/非语言方式传播。

（3）信息接收者（receiver）：信息接收者从信息发送者那里接收信息。作为接收者药师将信息进行"编译"并以某种方式理解它，可能是也可能不是患者的本意。在此过程中，药

师大多会将语言 / 非语言信息一起考虑进去。

（4）信息反馈（feedback）：信息反馈指的是信息接收者将其所理解的意思返回给发送者。大多数情况下，接收者并不是被动地吸收信息，他们做出的回应包含了他们自己的信息。在信息往返环中，初始的信息发送者成为反馈信息的接收者。在人际交往中，人们总是交替地扮演信息发送者、接收者的角色。在刚才提过的场景中，药师起初是信息接收者，当药师反馈信息时就转变为信息发送者。反馈可以很简单，比如单纯点一下头，也可以复杂，比如重复所接收到的信息以确保无误。沟通过程中大多数人更多地关注信息本身而忽略了反馈的机会。反馈使沟通成了"双向的互动"而不是"单向的独白"。

（5）障碍（barrier）：沟通过程中众多干扰因素和障碍可能会影响相互沟通的准确性。

此外，沟通还要遵循六大行为要点：

（1）微笑。微笑是人与人之间最有效的沟通方式，它可以瞬间拉近人们的距离。

（2）聆听。交谈时，需要认真聆听对方说话，了解对方真正想表达的意思。

（3）记录。书面记录更有利于信息的准确传播，使交流更加顺畅。

（4）真诚表达。唯有真诚才能打动人，它是沟通的基础。

（5）目光交流。眼睛是心灵的窗户，只有通过目光的交流，才能看到对方心里真正的想法。

（6）心灵沟通。通过以上的方式方法，最终达到心灵沟通的目的。

3. 药患沟通中药师的职责　作为信息发送者，药师的职责是确保信息以最清晰的方式传递并可为对方所理解。药师为确保信息被患者正确接收，可以要求对方予以反馈并澄清所有误解。作为信息接收者，药师需仔细聆听患者的陈述。药师可以通过反馈性地陈述自己的理解以确保理解无误。很多时候我们依赖于自己的臆断，认为反馈并不必要，但是研究表明，如果没有适当的反馈，误解便可能发生。而误解恰恰是药师在与患者、医师及其他医务人员沟通时所无法承受的，因为这可能对患者造成伤害。另外，药师还需要注意到干扰因素和障碍的存在，且设法消除它。

4. 防止误解　误解（misunderstanding），或者说歧义，即在理解上会产生两种可能的行为或句子。

> 　　王药师为了帮助某患者认识酒精的危害，桌上放着了三个杯子，一杯装有蛆蚓，一杯盛有清水，一杯盛有烈酒。药师分别在清水和烈酒两个杯子中，各放入一条蛆蚓。患者定睛观察一会后，发现清水杯里的蛆蚓依旧生龙活虎，烈酒杯中的蛆蚓扭动两三下后，不动了。
>
> 　　王药师问：从这个实验中，你受到什么启发？
>
> 　　患者沉思片刻：如果我们经常喝酒，肚子里就不会长虫了！

王药师的本意是想让患者认识到酒精的危害性，教育患者以后要尽量少饮酒，但患者却理解成酒精是可以用来消毒杀虫的了。

"蚯蚓与酒"这样一个简单的示范例子，都会让人产生如此巨大的歧见，可见人际沟通中试图让对方准确理解自己的意思有多么的困难！然而消除误解或歧义在其他情况下更要难很多倍。因为我们通常会以为对方理解的就是我们想表达的，我们往往意识不到不同的人对我们说的词句可能有不同的理解。为此，我们必须记住人们对信息的理解是基于其各自的生活环境、价值观和经验的。沟通过程中的许多问题正是源于我们没有意识到这一差异性。一位首次服用某种药物的患者和一位已服用该种药物数年的患者，显然会对该药物有不同的感知。

误解也容易发生在电话沟通中。2011年，一名志愿捐赠器官的37岁男子，因头部外伤送医院急救，次日宣告不治。家属在不知男子是艾滋病感染者的情况下，联络某医院器官捐赠小组。器官捐赠协调者和医院检验人员仅以电话确认结果，不幸混淆血液检测艾滋病的结果 positive（阳性）与 negative（阴性），检验人员也并未二次确认就进行移植手术。结果发生误将一名艾滋病感染者的器官移植给5名病患，导致这5人均感染上艾滋病毒的重大医疗事故。

防止误解的一个关键是假设患者未理解药师所讲的话，这有助于了解患者的总体用药经历及某种特定药物的用药经历。如果患者对药物有负面情绪，那么他们很可能不愿意谈论甚至不愿意继续服用。那么药师就需要问一些问题以确定患者对药物的感知。比如，您以前吃过这种药吗？您听说过这种药的什么信息吗？用这种药的过程中您感觉怎么样？很多情况下，了解对方越多，理解对方越深，就越容易想到他们如何解读自己的信息。如果是电话咨询，对于用法用量等重要事项，应以简单明了的方式说明，并要求患者记录和复述等方式确认患者已真正理解。

（五）影响药患沟通的障碍

在沟通的过程中，存在着许多可能干扰甚至打断人与人之间互动的障碍。在药学实践中这些潜在的障碍实在太多，甚至导致药师与患者之间基本不存在沟通与交流。这些障碍包括环境因素（比如拥挤、嘈杂）、药师和患者双方的恐惧和紧张、某些影响工作环境的行政决策以及沟通时间有限。

清除沟通中的障碍要分"两步走"：首先，要意识到障碍的存在；其次采取适当的行动来克服它们。要想有效的沟通，当沟通不顺利时，就必须意识到问题的存在，尝试分析为什么沟通无法顺利进行（一个甚至多个障碍），然后才可能找到办法克服它们。

1. 环境障碍　前面说过沟通过程中有5个要素：信息发送者、信息、信息接收者、信息反馈以及障碍。任意一个要素都可以导致沟通的链条中断。信息的发送与接收、反馈都必须清晰。环境中有很多可以使人分心受干扰的因素，因此沟通行为所在的环境是至关重要的。最明显的障碍之一是将药师与患者分隔开的发药窗。它们的存在有 2 个原因：一是明确地为患者指明药师的位置；二是它们为药师提供了私密的工作空间。但是这样有时患者无法与药师深入交谈，因而有了药师不想与其交谈的印象。发药窗口对于某些患者会有威吓作用使他们的沟通意愿减弱。

拥挤和嘈杂的环境无疑是一个影响沟通的因素。比如患者在窗口取药时，药师在接听电话，这会给患者以不愿与其沟通的印象。特别要提的是当双方的听力范围内有其他人时，沟通互动的隐私性会受到限制。隐私并不意味着要有一个独立的房间，而是患者、药师要感觉到隐私得到保障。比如，药师可以用植物、盆栽或某些分隔物创造一个相对独立谈话空间。增加隐私性有时相当容易，比如转过身，不要面向繁忙的工作区间。

克服环境障碍的要点之一是要找出障碍是哪一种。最好的方法是设身处地站在患者的角度思考，即同理心。药房的设计最初是为了给药师提供独立的空间调配和储存药品。而当今药师—患者的沟通则要求药师"触手可及"，并为药师和患者提供沟通的场地。这可能只需要对药房进行简单的改造就可以实现。国内多家医院开设药物咨询室可以专门为一些患者提供安静而舒适的环境进行药品信息的询问，患者也能够接受正规的用药培训，这也是为患者提供药学服务的一大进步。

2. 个人障碍　很多个性特点可以影响沟通。缺乏对自己沟通能力的认识会影响到沟通的方式。不自信的人和内向的人常常会避免与人交谈。很多人认为说话方式是天生的，但其实沟通技巧是可以通过学习、锻炼培养出来的。当然，跟其他技巧一样需要坚持不懈的练习。大多数情况下，人的表现是建立在其既往的经历和经验上的。也就是说，过往好的经历可以使人在面对挑战时变得更自信。我们必须提醒自己，世上并没有沟通专家，也没有人能百分之百完美地进行沟通，每个人都是在实践中成长的。另一个来自个人的障碍是内向的程度，特别是药师。极度内向的人在大多数情况下会回避沟通，他们对沟通过程中已然存在和可能存在的障碍高度紧张。克服这种障碍比克服其他障碍要难，需要更多的时间和努力，甚至需要专业的协助。

当您在听人说话时，心里可能还在想着一些事情，这里称之为"内心的独白"。它可以使您对患者讲的话的关注度降低，因为您的部分注意力集中在您自己的思想上。这种情况通常来自您对说话者妄断的成见（第一印象）。内心独白是有必要的，因它有助于将所听到的信息分类梳理。但如果将它放在首要位置而忽略了聆听，它就成为了一个影响沟通的因素，我们有必要意识到这一点。另外，这样还会显得不礼貌。还有一个原因是人们害怕自己处于困境中。比如，我们不知道我们该说什么。如果一个癌症患者向我们诉说其对死亡的恐惧，这种害怕置身困境的恐惧或焦虑在"说对的话"上施加了巨大的压力，并可能使我们不敢与人交谈。但一旦对于沟通的紧张感被克服了，这种情况就会好转。还有一个原因是药师的职业价值观。很多药师认为与患者交谈不是一个优先级别高的行为，他们可能认为患者并不想与他们交谈。对这一项个人障碍药师必须有所觉察。

3. **患者障碍** 与患者有关的沟通障碍也有很多。比如，患者认为建立和谐的沟通环境是药师的责任。又如，当患者认为药师的知识不够全面，他们可能就不会提问或遵从药师的指导。还有如果他们觉得药师不愿意与他们交谈，他们就根本不会走上前来。因此，我们必须改变患者对药师的错误认识，要让他们知道我们真诚地希望与他们沟通并且我们正在这样做。

另一个阻碍沟通的因素是患者认为医务人员并不注意患者感受。有些患者觉得医务人员不会在意患者感受而只在意疾病。显然这些人并没有体会过医务人员给予的关爱与同情。这种氛围会使患者与医务人员沟通的热情降低。

患者对自己的病情认识也可能成为沟通的障碍。有些患者可能觉得自己的病相对比较轻，在看过医师之后不需要与药师或其他医务人员进一步沟通。相反，有些患者可能会因疾病产生焦虑，更加敏感而不愿意与医务人员交流。更有甚者认为他们只需要知道药物标签上列出的信息就已经足够。药师应该说服患者让他们对药物有更多的了解，也可以纠正患者对其疾病、所用药物的错误认识。

4. **行政性和财政障碍** 竞争日益激烈的医疗市场让某些医院不堪重负，为了生存与发展，这些医院无形之中把经济利益放大，导致医患沟通障碍。比如，部分医院管理层认为药师对患者的教育、与患者的沟通并没有显著地提高医疗效益；有的医院管理者认为对患者的教育代价昂贵而又不具重要性。

5. **时间障碍** 据调查，大城市中大型综合医院日均门诊量巨大，平均每个患者的接诊时间很短，超负荷的工作量使医护人员根本没有时间与患者进行充分沟通。另外，选择适当的时间与患者交流也很重要。比如一位带着患儿的母亲，候诊了很长时间，窗口取药排队等候后遇见药师，这时并不是处于与药师沟通的最佳时机，她的当务之急是要回家安置好生病的孩子。解决的办法是稍后再通过电话等其他手段与患者联系。因此，应该选择药师和患者双方都比较空闲的时间段。

6. **隐私保护障碍** 某些患者心有芥蒂，不愿意把地址、电话留给药师，其防范心理造成沟通障碍。

二、药师沟通技巧

随着医院体制改革和临床药学的发展，医院药品供应和医院制剂工作功能转弱，门诊药房作用逐步淡化，医院药学部门将以药品供应为中心转向以患者为中心的药学服务模式，开展以合理用药为核心的临床药学工作。药师通过与患者直接接触，对其用药相关事宜进行直接的和负责的监督保护，使其获得改善生命质量的有效治疗。面对各类患者，药师不仅必须具备专业技术能力，也必须具备沟通方法与运用技巧，将患者引导到药物治疗决策过程中，实现安全、有效地用药。

药师，包括住院药师和临床药师。在日常工作中，药师需要通过有效沟通，将信息以最清晰的方式传递给患者，并为对方所理解，并将患者带入药物治疗决策过程中，且帮助患者达到预期疗效。通过沟通，药师可以与患者建立相互信任的思想和情感联系；也可以提供信息的交换，有助于获知患者的健康状况，完成疾病治疗和评价治疗对患者生活质量的影响等。

以下两种沟通案例读者可以进行比较：

案例1：

家属：唉……他病了这么久，有时候我都怀疑他还能不能好起来，我不知道我还能坚持多久。

药师：噢，小王肯定能好起来的。您一直是个坚强的人，一定要坚持下去。

家属：但这么长时间了，刘主任也没能把他治好。

案例2：

家属：唉……他病了这么久，有时候我都怀疑他还能不能好起来，我不知道我还能坚持多久。

药师：看到小王病了这么久，您一定很痛心。

家属：是的，我简直都绝望了。

很明显，案例2的沟通方式更能够得到家属的理解，药师站在患者或家属的角度思考、看待问题，有助于沟通的继续进行。因此，药患沟通除了要求药师具有良好的教育背景、广泛的知识、丰富的实践经验、合适的工作场所及信息方面的支持外，还要求药师具有学习能力和良好的沟通能力。

世界医学教育联合会《福冈宣言》指出："所有医务人员必须学会交流和改善人际关系的技能，缺少共鸣（同情）应该看作和技术不够一样，是无能的表现"。因此，药师一定要重视沟通技巧在药学服务工作中的意义。那么，药师到底应该如何沟通呢？

（一）与患者或家属沟通技巧

1. **安抚**　安抚，即安顿抚慰发怒或焦虑的人，使其平静下来。药师在与患者或其家属交流过程中，安抚是必不可少的一个环节。试问，面对一个暴躁、焦虑的人，即便您同他说的事无巨细，他真正能接收到的信息有多少呢？

> 李某，男，49岁。其妻梁某，46岁。二人带16岁女儿小娜于医院就诊后，按处方来门诊药房取药。药品内包装为不透光的铝箔。患者小娜服用2粒后，本应该有8粒剩余药品，结果发现有2粒胶囊位置是空的，没有胶囊，故而怀疑我院药品来源不正规，要求给予说法。
>
> 梁某："药师，你们药质量有问题，我们孩子都吃了两粒了，有副作用怎么办，你们给个说法吧！"说着拿出了吃过两粒后的一板铝箔覆盖的药品。
>
> 药师："病人，请问有什么问题？"
>
> 梁某："你们这个药有两粒儿是空的，肯定不是正规厂家的药"
>
> 李某："你们也太没有道德了，这样的药也往外卖！"
>
> 药师："我们的药品都是统一招标采购的，供货的厂家也都是经过GMP认证的，质量绝对有保障，您大可以放心。这个药是铝箔包装的，我们看不到里面，没办法每一粒药都检查，我们给您补一盒吧。"
>
> 梁某："还补什么啊！你们的药我们可不敢再用了，之前吃了两粒，我们担心有副作用，你们给个说法吧"
>
> 药师："你们都已经服用过了，出现什么问题了吗？"
>
> 梁某："我们现在是没出现问题，可是你能保证我们永远都没有问题嘛？"
>
> 药师："您这让我们怎么保证啊。"
>
> 李某："保证不了就得给我个说法，你们今天必须给我一个交代！"

接下来你会怎么办？

很明显，该名患者已处于暴躁状态，这种时候无论你跟他如何解释他可能都会觉得你是在狡辩。我们只有让患者先冷静下来，才能进一步处理和解决问题。

（1）非语言安抚：美国传播学家艾伯特·梅拉比安曾提出一个公式：信息的全部表达 =7% 语调 +38% 声音 +55% 肢体语言。而一个人的魅力组成 =20% 长相 +20% 表情 +20% 动作 +30% 打扮 +10% 语言。如果您与一个陌生人接触5分钟，您会根据哪些特征来评价他？或许是头发、眼神、表情、衣着、语言、仪表、动作、神态、服装这些特征。除了语言外，与他人交往过程中，其他非语言的交流也非常重要。

非语言安抚是指通过身体动作、体态、语气语调、空间距离等方式交流信息、进行沟通的过程。其主要表现方式有目光接触、面部表情、手势、体态和肢体语言、身体接触、空间距离、眼神表情甚至服装仪表等。非语言安抚在沟通过程中所起到的作用主要表现在可以用非语言符号代替语言所表达的意思（比如脸色）；用非语言符号来强调语言所表达的意思（比如手势）；用非语言符号作为语言沟通的辅助工具（比如图片）等。所以在药师对患者安抚的过程中，非语言沟通也是重要的组成部分。

1）注意面部表情：面部表情及眼神是身上最易引起注意的部位，在与患者或家属交流时，首先应保持自然，适当微笑，但要注意分寸，要让对方感受到您了解他的感受，对方接收到这个友善的信息后才会愿意和您有进一步的交流。在接下来的沟通过程中面部表情应对患者或家属的倾诉给出适当的反应，以表示您在专心听其陈述，同时要注意眼神的接触，要做到说话时正视对方，但又不能只盯着对方眼睛，可以转移至其他面部部位，但也不要频繁逃避，切忌以敌视的眼神望着患者，保持眼神持续接触的时间约占交谈总时间的50%～75%，同时视线外的情况也要关注到。

2）适当的回应：可以拍拍患者的肩膀或者手以示安抚，但要特别注意，有的人对此很反感，所以一定注意观察患者前后的反应。当然也要注意保护好自己，比如对于患有某些传染性疾病的患者，药师可能会先做好防护，如戴上手套等，而此时的接触也有可能引起患者的反感，使药患间逐渐消失的距离感再次扩大，药师要充分权衡，做出最恰当的回应。

3）注意面谈的距离：在安抚过程中，与对方的距离不要太近也不要太远，保持适宜即可，一般来说45～120cm为宜，太近容易引起对方紧张或反感；直接面对面的方式患者也很容易有紧张情绪，推荐使用90°角的座位方式；对于卧床患者，不要站着与其沟通，最好能够坐在病床旁，保持视线与患者同高的水平为好。

4）身体姿态：身体不要向前弯曲偷窥患者，更不要做出盛气凌人的姿态靠在椅背上，会给对方造成不愉快的感觉。正确的姿态应当是，很接纳对方，虚心聆听患者说话。

5）适当的间隔：患者或家属整理自己的情绪需要一定的时间，一定要空出一段时间给他们思考，切记不要使之出现不自在的感觉。

6）服装与仪表：药师在工作期间主要以穿着白大褂等工作服为主，一定要保证服装干净、整洁、规范，不要邋里邋遢，会令患者或家属对药师的专业性产生质疑，从而加重暴躁的情绪。

此外，还要注意教导其他工作人员注意回避，并嘱咐其他患者不要围观。利用具有隐密性的空间。

药学服务中的非语言安抚我们要注意以下几个方面：

要做到"四可"，即做到外表可心、神态可亲、举止可敬、技术可信；"四轻"，说话轻、走路轻、关门轻、操作轻。

（2）语言安抚："说话"给人的印象是单方面行动，而"对话"却是一个双方互动的行为。通过交流促进对话进行，进而得到想要的答案或实现想要的结果。美好的语言、语义的清楚表达、语法的规范使用、语调语气的恰当运用，不仅能够消除药师与患者在时间和空间上的距离，还能减轻患者的心理防御、抗拒感及焦躁不安的心情，从而达到安抚的作用，使药学服务得到更好的效果。

语言上的沟通首先要从打招呼开始，然后确认患者的姓名和药师自我介绍，接下来才是服药、医疗说明等重要事项。而打招呼首要的就是要确定对患者的称呼，药师可以对来人统称"病人"，但不排除替家人或朋友咨询的健康人士对此称呼产生反感；在知道患者姓名的情况下也可直呼患者姓名，或者 ×× 先生/女士等；对上了年纪的患者可称呼其为"叔叔""阿姨"等；还有一种保守的叫法——同志，比如"老同志""小同志"等。

当然，迅速准确地确认对方姓名也很重要。在互不相识时，我们通常会问对方："请问您贵姓？"或者已知对方身份再次确认的，我们可能会问："您是 ×× 吗？"可是您确定对方清楚地明白了吗？比如，您问对方："你姓胡吗？"对方很自然的回答："我很幸福。"多尴尬！

语言安抚的技巧主要包括专注技巧和观察技巧。专注技巧就是药师在与患者交流时，要时刻专注不离主题，要吸引患者的注意力，引发患者兴趣，以防分心，通过与患者交流，了解患者当时或一段时间的心理状态，必要时可以先处理心情再处理事情。观察技巧，在与患者说话的同时，要注意观察对方的表情与反应，观察对方所说内容与肢体动作是否一致，观察彼此间的互动，以便掌握患者当时的真实状态，从而更好地帮助患者。

除了聆听，提问是药患间交流的重要环节，药师在与患者语言交流时势必会询问患者一些问题，对患者的提问方式主要包括开放式提问和封闭式提问。

1）开放式提问：例如，药师询问患者"您哪里不舒服？""您现在情况怎么样？"等，都属于开放式提问。这种提问方式的好处是，患者是主动的，可以把自己最担心的话题拿出来自由诉说，对于患者来说可以得到极大的满足。但是，有的患者也可能说起来没完没了，甚至跑题，耽误彼此的时间。

2）封闭式提问："×× 疼是吗？"患者对这类问题的回答可以是"是"或"不是"。药师如果还想扩大话题，可再追加提问选项，如"×× 刺痛吗？"这类提问方式的优点是，药师可以迅速有效地从患者处收集到有用的信息；就患者而言，可能会觉得不是很满足，并不能畅所欲言。

最有效的提问方法是将二者有效结合，药师要注意把握好度，既要满足患者倾诉的愿望，同时要收集有效的信息，还不能让患者的话语影响到药师的正常工作与判断。

药师与患者的语言交流技巧应注意以下几个方面：

1）善用安慰性语言：药师应当学会说安慰性的语言。例如在药学查房时，对患者主动问候"您今天气色不错啊！""您的儿女很孝顺啊！"等，让患者听后感到亲切愉快。同时对于不同的患者可以采用不同的安慰内容，例如治疗疗程较长的患者，要安慰他安心养病，吃好睡好病也会慢慢地好起来。

2）鼓励性语言：药师对患者的鼓励，实际上是对患者的心理支持。所以，药师应当学会对不同的患者使用不同的鼓励性用语。例如查房时可对新入院的患者说："我们这里治疗您这种疾病非常有心得，同时我们药师也会密切关注您的病情，相信您这病一定能很快康复。"对治疗中的患者则可说："从这几天的情况看，我们的治疗方案效果很明显，您只要积极配合我们的治疗，很快就会出院了！"对即将出院的患者可说："出院后要注意休息，按时按量服药，记得回来复查，您肯定可以恢复健康的！"。

3）劝说性语言：患者一时不愿做的事，往往可经药师的劝说后顺从。例如，一位20岁的女性患者，患"系统性红斑狼疮"需要服用激素，因害怕激素的副作用，担心长期服药会使自已变胖，服用一段时间后就擅自中断用药，家人再三劝说无效。而药师反复应用专业知识耐心讲解激素应用的原则，告知患者激素用药不宜骤减骤停，也不能擅自停药，以免引起原有疾病的加重，从而使得患者欣然接受治疗。

4）积极的暗示性语言：积极的暗示性语言可以使患者潜移默化地在心理活动中受到良好的刺激。比如，看到患者精神比较好，就暗示说："看您气色越来越好，说明这个治疗方案疗效很好啊。"

5）指令性语言：对有的患者，药师使用指令性的语言也是必需的。例如对应用青霉素类药物的患者必须让其先做皮试，结果为阴性后才能发药。发放高锰酸钾外用片时，要告诉患者如何稀释，切勿口服，并注意药物浓度和颜色等。药师在表达这种言语时，要充满自信感，显示出相当的权威性。

在药师与患者语言交流过程中，应注意避免以下内容：

1）直接伤害性语言：患者最害怕听到的语言包括训斥、指责、威胁、讥讽等。例如，某位患者对药袋上的说明不理解而向药师咨询，药师说："真笨！这也不懂。"还有的药师当面告诉患者疾病治疗无望，或是无药可治等。这些语言既对患者的病情起不到帮助作用，又可能会加重患者病情。

2）消极暗示性语言：药师有意或无意的言语给患者造成严重的消极情绪。例如一位接受化疗的患者担忧地问药师："注射这药有危险吗？"药师冷冰冰地说："那谁敢保证没有危险！反正有报道说有的患者注射这药致死了！"结果这个患者拒绝应用该药物，延误了疾病的最佳治疗时机。

3）窃窃私语：由于患者渴望知道自己的病情和药物治疗情况，患者会留意医务人员的言谈，并往往与自己的病情相联系。药师之间或医师与药师在患者面前窃窃私语，患者听到只言片语后乱加猜疑，或根本没听清而纯属错觉，这都容易给患者带来痛苦或严重后果。

4）模棱两可的语言或者方言、俗语等：药师在药学服务中应注意语义表达要清楚明白，词能达意，在解释药品标签或说明书时，要依据不同患者理解能力加以解释，既要使患者一听就能明白、理解，又要使用准确的医学术语，不要使用模棱两可的话或者方言。要注意"可能、大概"等词的使用，防止词不达意造成患者误解或理解困难。

比如，药师对患者说："你太厉害了？"怎么去理解厉害？是能力强？又或是脾气大？其实，药师可能是想鼓励或表扬患者，可是，由于"厉害"一词存在歧义，反而会造成患者不高兴。更有甚者可能会引起更大的伤害，甚至造成患者死亡。如某患儿，女，4周岁，因高热、惊厥，由家长带去医院就诊，医师诊断后，处方水合氯醛口服，水合氯醛药品包装标有刻度，医师根据患儿体重等因素计算出剂量，并告知家长口服一个刻度的量。但是，该名医师未使用标准的用语，只是告知家长服用"一道儿"，而家长理解错误，从离开医院后直到回到家中的一路上一直在给患儿服用该药品，导致患儿出现心律失常、呼吸和循环衰竭等症状，最终抢救无效死亡。可见，如若使用不标准的用语或医学术语会给家庭甚至全社会带来多大的影响和伤害。

5）敏感语言：如"不知道""不是我负责""您去问别人吧""没办法""医院（国家）规定"等。

6）引爆语：药师的言语中如果出现"那是你的问题""办不到""不可能""规定不行就是不行"等强硬的措辞，随时会点燃患者的暴脾气，药患矛盾一触即发。

急事，慢慢地说；大事，清楚地说；小事，幽默地说；没把握的事，谨慎地说；没发生的事，不要胡说；做不到的事，别乱说；伤害人的事，不能说。这就是说话的艺术，也是沟通的艺术。

2. 聆听　当我们提及有效的沟通技巧时，通常首先想到的是清晰的表述，但是良好的聆听技巧也是有效沟通的重要基础。您可能会遇到一些人对您所倾诉的内容表示理解或者赞同，您会觉得遇上知音，并可能会参考其给予的建议，这种情况在药师和患者沟通时也同样存在。聆听患者的讲述，试图去理解他们所想、所感是一种很有效的沟通方法。

听（listen）是对声波振动的获得；而聆听（hear）是对信息的理解。聆听，属于有效沟通的必要部分，以求思想达成一致和感情的通畅。

　　狭义的聆听是指借助听觉器官接收言语信息，进而通过思维活动，达到认知、理解的全过程；广义的聆听还包括文字交流等方式。聆听主体者是听者，而倾诉的主体者是诉说者。两者一唱一和有排解矛盾或者宣泄感情等意义。聆听者作为真挚的朋友或者辅导者，要虚心、耐心、诚心和善意为诉说者排忧解难。聆听不但要用耳去听，还要用眼去看、用心去悟。通过聆听，药师可以获取患者重要的信息，激发对方的谈话欲，从中发现说服对方的关键。通过聆听过程中适当的反馈，可以使药师与患者建立友谊和取得患者的信任。药师的聆听能力能较大程度地影响到药师从患者处所接收信息的准确性，从而影响到后续工作的开展。如果药师认真去聆听并尝试着理解，肯定会有所收获。

　　在聆听的过程中，药师还必须适当地把自己的感情反馈给患者，这种反馈是双向的，既影响到患者，也影响到药师。因此好的反应往往能帮助药师更容易地和患者进行沟通，而这里就牵涉到一个移情手法的应用。

　　（1）聆听的技巧

　　1）分析式聆听：即在对方倾诉过程中仔细聆听，小心提问，并从对方的话语中发现逻辑关系，并寻找到解决问题的线索。例如，询问患者："您对换药的做法感到不满，那么您认为怎么做才对？"从患者的回答中分析出患者的想法，进而寻找到解决问题的办法。

　　2）复合式聆听：前面说过，聆听是耳、眼、口、思想的高度统一。在聆听过程中，药师要积极引导患者多说我们想要知道的内容，并适时给出聆听回应。

　　（2）聆听的要点

　　1）目光接触：当对方在说话时，要注视着对方，表明您在很认真地听取他的倾诉。试想一下，当您在说话时，对方却不看您，您感觉如何？是否会感觉不被重视？会问自己对方有没有在听我说话，会胡思乱想："我哪里说错了"。尤其在药师讲话过程中，患者有时很难插话进去。这时，药师应注意不要只顾着自己讲话，最好看着患者的脸，关注一下患者的表情，并且用非语言性的信息传递给患者，表明您在关注他。

　　2）展现赞许性地点头、微笑及恰当的面部表情：患者说话过程中，药师可以使用类似"哦，这样啊"或者是"哦，原来这样"等语言，同时点头表明您在听他讲话，这样有利于激发患者讲话的欲望，有效地提高患者说话的积极性。

　　3）避免分心的举动或手势。

　　4）避免中间或打断说话者。

　　5）进行适当的提问，但不要多说，要鼓励对方多说。

　　6）使听者与说者的角色顺利转换。

（3）聆听的重要性

1）聆听可获取重要的信息。如询问患者："我想知道您最近吃药的感觉？"药师可以从患者的回答中知道患者的状态、服药的依从性、对药物的适应程度等。

2）聆听可掩盖自身弱点。先听患者如何说，可以避免因药师主观想法等出现理解偏差，而延误病情等。

3）聆听能激发对方的谈话欲，并让他人感受到自己被尊重。

4）聆听能发现说服对方的关键，善听才能善言。例如，某患者拒绝某种治疗，药师可以在与患者的谈话之中了解到患者拒绝的"点"，从而找到说服患者的方法。

5）聆听可使您获得友谊和信任。

（4）聆听的禁忌：用心不专；急于发言；排斥异议；心理定式；厌倦；消极的身体语言；很少给反馈或根本无反馈。

3. 复述　最后把患者的话做一下总结，再传达给患者，即复述。同时别忘了再问患者还有什么其他问题，有的患者还有些问题要问，他会提出来和您商量。做完以上几点，整个聆听过程已经可以较好地帮助您完成整个沟通过程。

复述，顾名思义，以言语重复识记的内容。药师在接收患者的倾诉后，将所听的内容用语言重复，让患者产生共鸣，让他知道您刚才确实在听他说话，如"那个药物您吃起来肚子疼是吧？""……烧到39℃？"等。药师在确认患者讲话内容时，可组织另一种和患者说法不同的语言来复述，这样患者就会觉得您已经理解了他的话，和他有了共鸣，从而获得一种满足感。

与患者沟通时语调要适宜，并且充满自信，让患者有亲切感和信任感，说话的声音和语速一定要使患者感到心情舒畅，音量要适中，不要过大声或过细声；过大声会产生凶恶的形象，并使患者产生抗拒感，过细声则让患者听得困难。说话尽量清晰流畅，不要过于简略或含糊。一句同样的"先生！请不要在这里抽烟"，把重音分别放在每一个字上，都能表达出不一样的意思。

4. 同理心　即移情。移情就是对事物进行判断和决策之前，将自己置于他人位置，考虑他人的心理反应，理解他人的态度和情感的能力。这就要求我们既要保持自己的专业性，也要站在患者的角度去思考，才能使得患者感觉到您对他的关怀。比如，药师对患者说："您觉得换了这个药吃了没效，所以……""您对换药的做法感到不满，那么您认为怎么做才对？"

移情的步骤：第一步：换位，即站在患者的角度和位置思考；第二步：辨识，即客观地理解患者的内心感受及内心世界；第三步：反馈，把这种理解再传达给患者。

患者王某，男，59 岁。某日就医后来到门诊药房取药，因患者较多，排队时间长，在前面尚有两名患者排队的情况下与药房工作人员发生口角。

王某："怎么这么慢啊！"

药师："病人，稍等一下，别着急，马上就到了。"

王某："怎么不着急，都多长时间了！"

药师："病人，不是人多嘛！您看我们也一直没闲着呀！"

王某："谁说没闲着，你们前面这两个人我看一直坐着也不动啊！"

药师："我们是需要双人核对以后才能发药的，后面的药师取药，我们前面的人核对啊！"

王某："我不管你们双不双人的，让我等这么长时间就是你们有问题。"

药师："我们也是按照规程来的，您不懂没关系，但您也不能乱说啊！"

此时患者已有些激动

王某："我说怎么了！你们让我等那么长时间还不能说啊！"

药师："病人，也不是我让你等的，你冲我在这儿喊也没用！"

王某："你怎么说话呢，你说话怎么那么难听！"

药师："我正常说话呢，还不让人正常说话呀！你要听好听的别来我这儿啊！"

王某："你再说一遍！把你们领导给我找来！"

遇到这种情况你会怎么做呢？

首先，作为药师，我们应该站在患者的角度想一下，如果换做是我们自己，刚刚看完病，患者心情或许有些沉重，加之又等了一段时间，肯定会比较焦躁。在不了解药师工作方法与性质时，对药师发了脾气，责任也不能完全归咎于患者；但是，我们必须要同患者解释清楚，我们是本着对患者负责的态度，为了保障患者用药安全才设有双人核对发药制度的，请患者予以理解，并耐心等待，药师会尽快为大家发药。

同理心是开启有高信任度的沟通的大门，也是迅速拉近双方心理距离的有效利器。

5. **处理**　处理即是通过安抚、聆听、复述、同理心四个与患者交流的步骤后，为了达到预期目标所要做出的反应。而通过以上四个步骤，先处理好了患者或家属的情绪，接下来再处理事情往往会顺利一些。

第一，要尊重患者，平等相待。不要摆出高人一等的姿态。

第二，对患者提出的诉求要专心，不要有消极的态度。

第三，要表明立场、不卑不亢。不能进一步激化矛盾，也不能随意答应无理要求。

第四，处理问题要实事求是。既不要夸夸其谈、也不要无理推诿、恣意隐瞒。

第五，处理结果要表述清晰，不能模棱两可，令患者产生歧义。

第六，对于不能够立即解决的问题，要主动留下患者的联络方式，待问题得以处理后，立即联系患者。

（二）与医务人员的沟通技巧

临床药师在开展临床药学服务过程中，要参与临床药物治疗、进行不合理用药干预、指导患者用药等工作，都离不开与医师的合作。药师如何与医师沟通，怎样让医师接纳并信任，甚至是用药难题求助，对临床药师都是考验。可以通过以下步骤来加强与医务人员的沟通：

1. 提高医护人员对临床药学的认知度　临床药师初期参与查房时，不少医师感到很诧异，并持有戒心，认为药师是来监督其用药行为的，导致临床药师与医师交流发生障碍。有人在 2016 年就医师对临床药学服务认知度做过调研，发现医师对临床药学服务的认知度比较低，超过 50% 的医师认为药师的工作内容应该是处方调剂、静脉药物配制、医院制剂和医院药品的供应与管理、药品质量检测，认为需要深入临床参与查房者仅占 18%。这种认知状态，可能使从事临床药学服务的药师在开展工作时遇到一些困难。因此，药师去临床首先应重视与医师的交流和沟通，通过多渠道介绍和宣传临床药学服务的内容及工作程序；说明临床药师参加查房是向医师学习用药经验，为医师提供药学方面的帮助，指导患者正确用药；临床药师是医师的助手，患者的朋友，并且在查房过程中用实际行动赢得医师的信任。

2. 发挥临床药学长处，获得医师信任　为与医师建立良好的关系，首先可从药物供应入手，提供药物最新信息，由间接的远距离服务改变为直接的面对面服务，将药品供应由被动供应转变成主动解决用药难题，由此赢得医师的好感。如在 ICU 有一位患者因鲍曼不动杆菌感染，经过一般抗感染治疗病情未得到明显改善，在医学查房中医师提到国外有单用的舒巴坦制剂，且联合其他抗菌药物使用有一定疗效，但国内没有此药，只能使用含有舒巴坦的复方制剂进行替代治疗。此时临床药师立即告知医师，舒巴坦单体制剂国内已有厂家生产。医师得知消息后立即申请购买使用。临床药师不但提供了最新的药物信息，还及时解决了药品供应问题，这样必然逐渐受到医师的欢迎。再者，药师可以利用专业知识为医师解惑，借此获得医师信任。例如，医师为住院患者处方苦碟子注射液和硫酸依替米星注射液，输液一种后直接连另一种，输液管中出现了褐色颗粒，护士立即将输液管拔下，医师怀疑是药品质量问题，药师询问后，向医师解释二者存在配伍禁忌，不宜一同使用，并列举出相关文献资料，医师了解后表示认同并对药师表示感谢。除查房时医师询问药师药物信息和药品供应情况外，也可以打电话直接找该科室的临床药师，既方便又省事，药师也开始成了医师的助手。

3. **努力学习医学知识，虚心向医师请教**　目前，药师去临床遇到的最大问题是不懂疾病。医师则往往考虑的什么疾病用什么药，而即使是同一疾病，因患者个体差异不同，药物的选择及用法用量上就有很大区别；对于不同患者的用药剂量、疗程、不良反应判断等，医师都有丰富的用药经验。因此，临床药师在查房前必须预习患者病历，了解疾病的诊断和相关检查、检验结果，了解有关药物的基础知识等，疑问之处随时请教临床医师，这样在与医师交流时不再是外行，沟通也就更容易。

4. **寻找切入点，参与用药治疗**　由于临床的专科分工越来越细，临床医师常不熟悉其他专科的药品，但临床药师的药学知识面广、药物信息量大，同时可以结合药效学、药代动力学等知识，适时提出用药建议，协助取得良好的治疗效果。例如，有一位肺部曲霉菌感染伴心力衰竭的患者，在讨论抗感染治疗方案时，医师提出使用卡泊芬净，但临床药师提出针对该患者建议使用伏立康唑，从抗菌活性、组织分布、经济性、序贯治疗方面都优于卡泊芬净，医师欣然接受建议，最后取得较理想的治疗效果。医师有时遇到用药难题会询问药师，有的问题药师不能立即回答，应坦诚说明，并去努力查找相关资料。不能不懂装懂，对不确定的问题不能随便回答或不了了之；应大胆承认自己的不足，并及时查阅有关文献资料，给医师明确的答复。例如，临床科室电话咨询注射用拉氧头孢钠的皮试液配制方法，由于皮试液多由科室自行配制，药师不能立刻对提问作出准确回复，于是请医师稍等，药师立即查找相关资料，得到皮试液准确的配制方法后立刻回复医师。医药无间合作，使药师真正成为"医师助手"。

5. **维护医师的信誉**　医学查房或药学查房时，药师在与患者的交谈中应注意言辞，不诋毁医师，不否定医师的用药方案，即使是医师有错也应事后与医师沟通。例如，肾功能不全的患者手术预防感染时，医师选用了第4代头孢菌素，具有一定药学知识的患者家属认为用药过于高档，并增加了其经济负担，流露出对医师的不满。临床药师可指出如使用第1代或第2代头孢菌素就不合适，可能会加重患者肾损害，患者听后表示了对医师的理解。临床药师与医师沟通后，医师改用半合成青霉素类作为预防用药。如果当着患者面指出医师的错误，就会引起医患矛盾。药师在临床上不应制造矛盾，而要学会将矛盾化解。再如，某患者因失眠，在门诊开具二类精神类助眠药品，因为不想多次来医院，要求医师一次处方一个月的药量，遭到医师拒绝，并按规定只开具了7日处方用量，患者在取药时向周围人抱怨说医师折腾患者，并得到某些患者的共鸣。药师听到后急忙向患者解释，患者所开具的是二类精神药品，一次只能开7日用量，是《处方管理办法》明确规定的，而并非医师要折腾患者，此类药品如若使用不合理会对患者造成一定伤害，而且医师要针对药品疗效来决定患者是否有必要继续用药，因此请患者理解，医师也是出于对患者负责的考虑。患者听后表示理解。

6. 干预不合理用药应采取请教方式 对于医师违反处方原则、药物说明书要求以及国家法律法规等用药情况，药师应坚持原则、实事求是、按规定办事。但是对不合理用药进行干预，既要达到安全用药的目的，又不能损害医师的自尊心；不能将医师视为对立面，而是要视医药护为一个团队。因此当发现医师用药有不妥之处应该采取请教的方式、探讨的态度与其沟通。有时药师可采用点到为止的做法，既表达了自己的用药见解，又能使医师能够接受。

在药物治疗工作中，药师应在了解医师治疗意图的基础上，反复与患者交流，了解患者对治疗的体验，同时让患者了解治疗原则、用药指征及药物潜在的毒副作用。这一交流过程，促进了双方的感情交流，增强了患者对药师的信任感，提高了患者的治疗依从性，从而提高治疗效果。更重要的是，药师良好的沟通能力能够使患者具有良好的心理状态，使患者积极、乐观、开朗、心情舒畅，增强战胜疾病的信心，促使患者在心理、生理两方面保持健康，以达到提高患者生活质量这一既定目标。

（三）与特殊患者的沟通技巧

1. 与老年患者的沟通技巧 中国社会老龄化程度逐年提高，但是相比其他年龄阶层的患者，老年患者所消耗的处方药与非处方药仍是不成比例的。总的来说，三分之二的老年患者每日至少服用一种药物。我们在日常工作中接触到越来越多的老年患者，他们由于受到病情、环境、文化程度、家庭、地位等原因的影响，与药师沟通常会产生一些问题。因此，每个患者都应作为个体来进行考虑。

（1）与老年患者沟通时需要注意的问题

1）用药多：总的来说，三分之二的老年患者每日至少服用一种药物，平均每人每天服用 4~5 种处方药和 2 种非处方药。

2）疾病的高发性：有报道称，80% 的老年人年至少患有 1 种慢性疾病，平均每人患有 6 种疾病，且 50% 以上的共患疾病容易被他们的医师忽视。

3）不良反应风险增加：随着年龄的增长，老年人的生理功能发生了很大的改变，许多药物的药代动力学和药效学特点也发生了变化，从而导致老年人用药不良反应的风险增加，约为一般成年人的 2 倍。

4）认知功能减退：老年患者短期记忆的衰退可能导致忘记何时、怎样服药以及服药的原因，或对此产生困惑。老年患者还会因为睡眠问题，改变用药规律，以及为药物引起的认知功能障碍感到困扰。

5）依从性差：有研究表明，老年患者不能遵循用药方案的发生率在 26%~59%，依从性差的主要原因有：看不清说明书或听不清用药指导，不能耐受不良反应，对服药遗忘、误解，由于难以打开药瓶或吞咽有困难难以服药等。

6）社会心理差异：社会心理因素也可以影响药师与老年患者的关系。首先，相对于其他年龄层的人，老年人可能失去更多的东西。例如不断地有朋友从他们身边离世，可能要从工作岗位上离退，又或者因为衰老不得不减慢或停止一些活动等。这些境遇都会触发老年人的失落感，从而导致他们对药师所提供的药学服务产生消极的反应。比如他们会忽视药师的用药指导或向药师抱怨药物的价格昂贵；有一些老年患者可能会对所患疾病或死亡产生恐惧，在沟通中变得愈加消极，他们甚至会拒绝和药师交谈，或者对药师及其他医务人员怀有愤怒的情绪，还可能会转向自我诊断和自我治疗，或使用其他人提供的药物。

7）身体功能的差异：老年患者可能会有听觉与视力上的障碍等，药师应确保进行从容不迫地交谈，讲话时注意放慢讲话速度、咬字清楚，不用流行用语或俚语，标记或字体要加大且明显，并加以口头的说明，必要时轻触患者的手臂或肩膀，使患者安心并加深对话内容的印象。

（2）与老年患者的沟通要点：有研究发现，老年患者会表示自己是忠实的顾客，希望得到更多的关怀和更好的服务。

1）充分考虑患者对衰老的感觉和态度：药师应该记住老年患者并不是一直处于老年。药师如果能花上几分钟和患者讨论下其这些年的经历和爱好，或许能更好地理解患者今天的困难。

2）有规律地进行药物总结并随时关注患者的用药问题：老年人用药风险更高，所以药师与患者之间的沟通应有规律性，注重用药细节的解释，关注药物的不良反应。

3）教育老年患者进行自我监测：应该告诉患者使用的全部药物的用药目的和方法，这样可以帮助监测药物治疗的有效性。药师应该告诉患者如何确定及减少不良反应，一旦发生应如何处理。

4）保护隐私：老年人通常对于公开个人信息感到害怕，所以药师应充分考虑到保护患者隐私，尽可能提供封闭、独立的空间用于沟通。

5）强调用药依从性：有研究表明，尽管老年人面对很多困难，但没有证据表明老年患者的用药依从性比其他人群差。然而，老年人病情的严重性使得他们的用药依从性显得尤为重要。因此，沟通时药师要在用药依从性方面予以重点强调。

6）将患者的看护人纳入谈话：如果老年人有人照顾，只要可能，药师都应让他们和患者一起沟通，告诉他们用药可能出现的问题及潜在的危险。

王××，女性患者，83岁，经常到保健门诊开具药物，今日到药房取利尿药以及地高辛。曾药师为其提供药学服务：

曾药师：王阿姨，您好，您今天看起来心情很好。

王阿姨：不太好，你为什么觉得我心情好呢？

曾药师：因为这些天刚下过雨，空气变得清新，而且雨水滋养了植物，还使草地变得绿油油的，多舒服啊！

王阿姨：大概是吧。

曾药师：这是您的药物。我们来检查一下。其中有一种药，您每日只吃一次，另一种白色的小药片是隔天吃一次，对吗？

王阿姨：嗯，没错。

曾药师：您吃这些药物很长一段时间了吧？

王阿姨：是的，有十年了。

曾药师：您吃这些药物没有不舒服吧？

王阿姨：当然没有，我还好好的啊，不是吗？

曾药师：是的，王阿姨，祝您过得愉快！

思考

1. 曾药师应该怎样准备这位老年患者的药物服务呢？
2. 应该如何获得患者的信任？
3. 曾药师应该如何评价该患者是否有健全的视力、听力及记忆力并做出回应呢？
4. 曾药师可以用哪些简单的句子来确认该患者已明白用药的原因以及药物的用法用量？
5. 曾药师说的一些内容存在导向性、限制性以及批判性。如何重写这段对话让王阿姨逐项回答和她用药相关的重要问题？

2. 与儿童患者的沟通技巧 相对于与成人的沟通，与儿童的沟通有两个特点：一是与儿童的沟通一般有三个人的参与，包括药师、儿童和家长；二是需要根据儿童的认知理解水平来对患儿进行用药教育。

（1）了解儿童认知能力的发展水平：讨论关于儿童理解能力的开发水平可以帮助对不同年龄以及不同发展水平的儿童进行用药教育。Jean Piaget测试了儿童的思考技能，把儿童思维能力的开发分四个阶段：①思维启发阶段；②思维运作前期；③具体运思阶段；④形式运思阶段。其中很重要的一点是要认识到，并不是所有儿童都以同样的速度经历这些阶段。

1）思维启发阶段：从出生持续到 2 岁。在这个阶段，幼儿靠着自己身体的感觉来学习，不能把外界事物和自身联系起来，因此不可能明白药物的概念。

2）思维运作前期：从 2 岁持续到 7 岁。在这个阶段，儿童对外界事物的感知比较单一。他们联系具体事物的推理只是停留在此时此地，难以理解因果关系。所以这一阶段的儿童不会把自身的健康和健康相关的行为联系起来（比如服用药物）。

3）具体运思阶段：从 7 岁到 12 岁。这个阶段的儿童开始分辨自身和外界。他们学会用特征来描绘具体的事物，大脑开始运作思考。他们开始学会同时关注事物的多个方面，试着解决问题。然而向他们说明事物时最好还是以具体可见的形式，他们会更容易接受。这时儿童已经开始明白疾病是可以预防的，还知道健康和疾病与自身生理特征相关。

4）形式运思阶段：从 13 岁到成人期。从儿童期到青年期，他们具备了假设以及抽象思维的能力。他们学会了逻辑推理，对于人为什么会生病的理解更具体。青年开始逐渐关注疾病的严重程度，同时学会了照顾自己。

5）药师需要向患儿提出一些开放式的问题。对于封闭式的问题儿童只会回答是或否，无法提供足够的信息。而开放式问题的回答可以反映出儿童的认知水平。当您判断出儿童的认知水平就能找出最适合他们的沟通方式。表 6-1 列出了各个认知阶段与儿童沟通的建议。

表 6-1　各个认知阶段与儿童沟通的建议

思维运作前期（2 岁到 7 岁）
　　对 2 岁到 7 岁患者的用药教育：给你吃的药物进入到你的身体后喉咙会感到舒服一点。要每日 3 次才会起效。你妈妈会告诉你什么时候该吃药、什么时候该停止。就算你觉得自己感觉好一点了，也要记得吃这些药。

具体运思阶段（7 岁到 12 岁）
　　对 7 岁到 12 岁患者的用药教育：药物进入身体后会杀死感染咽喉的病菌。要每日 3 次才会起效直到……（治疗结束）。如果不按这种方法吃的话，又会再感染。所以就算你觉得已经好些了也要记得吃药。可以告诉你妈妈或爸爸每天的用药情况，好让他们知道你是否在合适的时间服药。

形式运思阶段（13 岁到成年）
　　对 13 岁到成年患者的用药教育：给你的药物进入到身体能够提高免疫系统的功能，杀死咽部感染的致病菌。你得的是脓毒性咽喉炎，是由某些特别的致病菌刺激咽喉部引起的。用来治疗这些致病菌的药物是一种抗菌药。在接下来的 10 天，每日 3 次，也就是间隔 8 小时一次。如果没有按时服药，可能会反复感染。就算你感到咽喉已经舒服些了，也要记得把这些药都吃完。

（2）对家长以及儿童用药教育的迫切性：当问及药师是否直接与儿童交流用药方法时，一般只有三成的药师会给出肯定的回答。当家长带着患儿到医院取药或到药店买药时，对儿童以及家长进行用药教育是很重要的。因此，需要药师对儿童直接地进行用药教育，并根据儿童的理解能力调整我们的说话方式，家长也容易明白。

有证据表明儿童几乎没有从医师或药师身上获得过用药指导。许多儿童的用药知识来自于家长。儿童也反映医师以及药师都较少对他们进行用药教育，虽然他们想问医师或药师一些药物相关的问题，但是他们从来没有这么做。这些调查建议药师要鼓励儿童敢于提出他们的用药问题。一个最简单的方法就是跟儿童说，"几乎所有的人对于药物都会有一些问题。我想你应该也会有想知道的东西，你能告诉我关于你对于使用这些药物的问题吗？"

现在社会上还普遍存在的另一个问题，即关于儿童非处方药的用药教育。有些年龄较大的儿童独自到社会药店去购买药品，或是从家里的药箱直接取来服用，对于这些儿童，药师也必须进行用药教育。

药师必须对家长做好关于儿童的用药教育。作为药师，我们需要确保家长掌握药物的使用方法以预防用药差错。只要想象一下，药架上有各种用于儿童退热的对乙酰氨基酚以及布洛芬，或是各种治疗儿童咳嗽、感冒的药物，您就会明白家长的困惑。药师可以通过开放式提问来评估家长对患儿处方的了解程度和非处方药的使用情况，以便有针对性地进行用药教育。

（3）在与儿童患者及家长的沟通中运用以患者为中心交流模式的重要性：以患者中心的交流模式要求医师征求患儿关于治疗的意见。一般而言，常见的用药教育模式是医师—家长—儿童，儿童很少参与到关于治疗方案的讨论中。然而，有研究表明，当医师使用以患者为中心的交流模式，即与儿童沟通关于病情以及药物的治疗，儿童的配合度明显提高，同样家长也能够更好地照顾患儿。

以往的调查显示无论是成人还是儿童，如果告知患者的病情以及让他们一起参与治疗方案的讨论，患者对治疗的依从性更高。

以患者为中心的沟通方法如下：①调查儿童及其家长对于药物关注或担心的问题；②询问儿童及其家长生活质量是否可得到改善；③如果患儿持续使用药物治疗，让儿童及其家长评估一下药物的效果；④提供儿科医师的电话，以便对治疗方案进行调整；⑤询问儿童及其家长关于用药是否还有疑问；⑥对儿童及其家长进行用药指导。

（4）与患儿沟通的原则：当了解了关于儿童认知发展的基本概念后，探讨应对不同年龄患儿的交流策略会大有帮助。一些小到 3 或 4 岁的儿童和大部分 7 或 8 岁的儿童都能够积极地投入到治疗中。Bush 提出了关于儿童用药教育的方法：

1）试着与认知有一定发展水平的患儿沟通。

2）用开放式的提问方式，不要用是或否的提问方式，这样才能评估儿童的理解能力。

3）用简单的说明性语句。

4）询问他们是否有问题要咨询。

5）增加动作以及书面的交流。

非语言的交流对于儿童是很重要的。儿童在明白字词的意思前，往往是先学会和理解非语言的交流的。细想一下父母与孩子之间的交流大多都是非语言的，比如拥抱、手势、声音。所以与儿童沟通的时候，可以适当地运用面部表情、语调以及手势，还要用他们可以理解的说话方式来沟通。

接下来我们来探讨与不同年龄患儿沟通的具体方法。我们假设这些儿童一般都是 2 岁以上，处于思维运作前期。虽然幼儿以及学龄前儿童不像年长一点的儿童积极地投入到学习、使用药物中，但还是应该和他们一起讨论药物的治疗。与幼儿以及学龄前儿童开始对话的好办法之一是先做一个简单友好的问候，然后简单地给他们的玩具做检查，或是准备一些可以吸引他们注意力的小玩具。一旦他们开始信任药师，那么给他们进行用药指导就容易多了。对这个年龄段的儿童做用药教育主要还是简短地告诉他们药物的用途以及服药的重要性。

5、6 岁的儿童对于用药教育会表现得更为积极。药师可以通过询问他们喜欢的电视节目或爱好来打开话题。这个时期的儿童因为上了小学（或预备上小学），认知程度的发展会有很大的变化，对药物的使用经验也各有不同。因此我们需要通过提出开放式问题来评估他们的认知水平。比如一些简单的问题"你为什么要用这些药啊？"或者"这些药管用吗？"，可以判断他们是否开始明白因果关系以及内部生理机制对疾病的影响。一般到了 7 岁，儿童才能达到明白因果关系的认知水平，但也有一些儿童会明白得早一些或稍晚一些。儿童一旦开始明白因果关系，就可以更详细地向他们解释药物在身体作用的机制。这时药师可以给予儿童更多的服药自主权，告诉他们："可以让妈妈或爸爸帮助你来使用这些药物"，而不是限制他们："爸爸妈妈不在时不能使用这些药物"。最好还要跟他们的家长交谈来了解患儿独立使用药物的能力。一般来说，患有糖尿病、哮喘、癫痫等慢性疾病的患儿通常已经对自身疾病有很好地了解了。

通常幼儿园到一年级的儿童对自己需服用的药物想知道的信息是：①为什么有些药物只能给小孩吃？②小孩和大人的药有不一样吗？③药物的治疗目的（如预防、治愈、缓解症状）是什么？④药物的剂量以及服用方法？⑤按照治疗方案执行的重要性；⑥某些药物的副作用；⑦药物是否有效和它的颜色、大小以及口味有关系吗？

二到四年级的儿童对自己需服用的药物想知道的信息是：①药物的成分有哪些？②药物是怎样发挥作用的，药物到了身体的哪个部位？③医师怎么知道药物有没起效呢？④为什么对不同的疾病有不同的药物？⑤同一种药物为什么可以用于不同的疾病？⑥为什么同一种疾病有不同的药物治疗？⑦为什么不可以用别人的药物？

六年级到初中二年级的儿童对自己需服用的药物想知道的信息是：①处方药与非处方药的区别？②成瘾性以及依赖性的定义？③药物是怎么制成的？④为什么药物会有不同的剂型？⑤为什么服药要按时以及要坚持特殊饮食？⑥可能和药物有相互作用的食物以及其他药品；⑦药物的疗效与药物的来源或价格之间的关系；⑧品牌药物和一般药物的区别；⑨西药与中药的不同之处；⑩怎样选择合适的非处方药？

3. 与青少年患者的沟通技巧 当儿童成长到了青少年期，这时药师会更倾向于在没有父母在场的情况下与他们交谈。医师一般会让父母先回避，从而保护患者的隐私。药师也可以用这个方法来获得患者的信任。这种信任显得尤为重要，特别是当药师与青少年讨论避孕以及性传播疾病时，没有父母在场不会让他们感到尴尬。这个年龄阶段，青少年开始有自己的想法，他们需要确定药师不会把交谈的内容告诉他们的父母，才会给予药师足够的信任。一般来说，对于青少年期患者进行用药教育和成人大体是相同的。

4. 与精神病患者的沟通技巧 与精神病患者沟通是很困难的，同样精神病患者也不愿意与别人交流。一些药师不知道该如何同精神病患者进行谈话。他们不知道该说些什么，怕触碰患者敏感的神经，以至于让他们的情感崩溃。还有一些药师向患者说明病情以及治疗方案时不知道该提供多少信息。很多时候我们都无法得知患者对自身病情的了解程度，以及医师已经告知的内容。我们在药物咨询前可以用开放式问答来了解他们的知情程度。比如"您的主管医师是怎么和您分析治疗方案的？"或者"这种药物还有其他疗效，医师说了吗？"像这种开放式的提问还有利于您了解患者的认知能力，可以得知他们是否能够理解您说的话以及能否清晰地表达他们关心的问题。如果他们不具有这种沟通能力，最好是同照顾他们的人进行用药教育。

一些药师不愿意提供精神类药物说明书或一些纸质资料给患者，担心患者会产生误解，还担心说明书中其他适应证会造成患者恐慌。通常说明书会列有与患者病情不相关的非精神疾病的适应证，比如丙米嗪在说明书中有治疗尿床的适应证，地西泮可以治疗肌肉痉挛。因此，在调配药物给患者时我们要仔细地阅读相关的药物说明，并口头补充一些信息以保证患者了解了药物的作用，避免不必要的焦虑。

药师在与精神病患者沟通时还要考虑一些更基本的道德问题，如是否像精神正常的患者一样，我们也向精神病患者提供同等的药物治疗信息？是否因为精神疾病相对于其他疾病的特殊性，所以不能让患者了解关于药物的效果，尤其是一些不良反应？我们是否对精神病患者该有所保留地进行交谈呢？显然，要依具体情况而定，很多时候需要先向他们的医师咨询。关于这个问题的处理结果关系到药师与精神病患者之间的沟通。大多数时候患者、精神科医师以及药师可以建立良好的信任关系，此时，药师发挥的作用是举足轻重的。

在药师与精神病患者之间的一个重大沟通障碍是药师对精神疾病的片面认识以及对精神疾病的误解。媒体以及社会观念影响了我们对他人的看法，精神病患者的表现常被认为是"疯狂而无理性的"，而因为我们的抗拒使他们表现得更为"失常"。一些患者可能因为药物的作用无法控制自己的身体以及面部表情，也有一些精神病患者长期吸烟造成了不良的卫生习惯，这些会被认为是异常的表现；还因为无法与他们有眼神交流，就使整个咨询过程变得难以进行。

精神病患者抗拒与药师交流的原因有：一是他们无法认清自我，在与他人的交往中没有安全感。二是他们意识到自己的病情以及表现会让人觉得不舒服。这些社会交往的特点导致他们回避与人的交往，并可能会反抗或厌恶所有的健康照护。因此药师需要采用更多元化的交流方式与精神病患者沟通，以获得他们的信任并进行良好的互动。这种方式有别于其他大多数患者，药师要表现得更加专业和坦率，向患者说明互动的目的和原因，让患者感受到被尊重，大部分的患者也会对药师回以尊重，并与药师合作。我们可以利用前面提到过的一些应对特殊患者的方法。无论如何，不要因为精神病患者的异常表现而不去与他们交流，在交流中也可能遇到更多的问题，还需要发掘一些创新的方法来解决。

> 一位看起来心情很失落的患者走到了药物咨询室："小伙子，我无法相信发生在我身上的事情。我因为觉得情绪有点低落而去看了医师，但是他给我开了唑吡坦，这个药是可以帮助我睡眠，可是我还是觉得很压抑。你有没有想过为什么活着会这么折磨人吗？"

思考

1. 你会怎么回答？

2. 你觉得这位患者有什么特殊的需求？

3. 你在这种情况下扮演怎样的角色？

对于一些依从性较差的精神病患者，药师也可以向医师建议使用最佳剂型，如口崩片，这种剂型具有以下几个方面的特点：吸收快、生物利用度高；口腔崩解片不必用水送服，大大提高精神病患者的服药依从性；避免肝脏的首过效应。

5. 特殊情况下的沟通技巧

（1）与艾滋病患者的沟通技巧：艾滋病是一种危害性极大的传染病，由感染 HIV 病毒引起，HIV 在人体内的平均潜伏期为 8～9 年，患者在发病以前可没有任何症状地工作和生活。因而，一旦得知患病，多数患者都难以接受。艾滋病患者一方面要面对威胁生命的疾病，另一方面还要面对来自社会的舆论压力，因此当给这类患者做咨询时，最关键的就是不要用有别于其他患者的方式来对待他们，尽管我们心里要清楚这类患者会有一些特别的需求。作为药师我们要调整观念，把 HIV 感染看成一种慢性疾病，把 HIV 携带者看作是普通患者。在一些案例中，也可以应用我们之前提到的开放性问题来确定患者是否接受我们的关注以及交流。

张君是一名 22 岁的大学生，上学期一直受"阴道炎"的困扰。最近她准备到当地红十字会义务献血，但是不幸地发现自己的 HIV 检测为阳性。她觉得很害怕，跑去找医师，但只是告诉医师自己的阴道炎的情况，烦恼着该不该告诉医师关于 HIV 的检验结果。医师给她开了治疗阴道真菌感染的局部抗真菌药物。她颤抖着走向学校医务室的药房，远远地站在一旁。调配药品的药师李菲发现了张君的异常行为，走过来和她交谈。

李菲：你好，我是调配处方的李菲药师，想和你聊一下你使用的药物，可以吗？

张君（说话紧张）：当然可以。

李菲：我留意你有一会儿了，你看起来很苦恼。

张君：我凭什么相信你和你聊这些呢？

李菲：我或许可以为你的治疗方案提供一些参考信息。

张君：你很细心地注意到了我的感受，我也愿意找个人说说。

李菲：谢谢你对我的信任。但是在我们开始聊之前先换个地方，到我的休息室吧，那里没有其他人。

张君：我的 HIV 检验是阳性结果，我好怕我会死。

思考

分析李菲药师是如何建立起患者对她的信任。讨论药师面对 HIV 阳性患者可能会有哪些沟通障碍。李菲药师的哪些动作表示她准备好了认真聆听。

我们要考虑到艾滋病患者的特殊需要，包括保护患者隐私。艾滋病患者因为社会舆论的压力和家人以及朋友的关系会变得疏远，得不到他们的支持。许多艾滋病患者当病情恶化的时候会变得惊慌失措，无法照顾自己。他们的身体变得越来越差，体重下降，精神疲倦，心理问题以及社会问题也变得越来越严重。对他人的依赖变重，对死亡以及疼痛的恐惧也与之加重。我们作为药师要尽可能地支持和帮助他们，还可以告诉他们其他治疗方法。

同时，艾滋病患者还要面对他人的误解和对艾滋病错误的认识。在他们身边的人可能不知道艾滋病的致病原因、传染途径以及治疗的各种方法。作为药师，我们更应该做到：

第一、了解艾滋病治疗的前沿信息，因为这类患者关注着正在研发的新药。第二、要确定自己在帮助患者时所扮演的角色。与他们越走越近，成为他们坚强的后盾。但要合理定位，以免出现对他们的帮助超过了药师能力和责任范围。第三，关心患者身体疾病的同时，也要关注患者的心理问题。这类疾病的患者可能会存在严重的心理问题，觉得上天不公，甚至会报复社会。药师应当仔细地观察每一个患者，发现问题及时进行治疗或心理疏导等。总之，关键在于明确患者的需求以及药师能为他们提供的帮助，或者可以试着安排他们到可以照顾他们的其他医疗机构。

（2）与癌症患者的沟通技巧：很多药师都觉得和癌症患者互动是很困难的。对于讨论死亡的话题总是让人觉得难过而且不知道该说些什么，他们怕说错话引起患者的不安。然而，大多数的癌症患者需要得到来自家人、朋友以及药师的支持。肿瘤的治疗方案非常复杂，多数医院抗肿瘤治疗团队都有药师的参与。除此之外，对于癌痛的控制也需要药师的参与。因此，药师在对癌症患者的关怀照料中变得越来越重要。

对于癌症患者的沟通都需要与他们面对面地交谈，以评估他们的理解力、身体情况以及对药物是否适应。比如，某些患者可能会否认自己患有疾病，或者知道自己病情之后可能会易激惹和抑郁。处理这两种情况的方法是不同的。关键是先询问一个开放式的问题，如"今天感觉怎么样？"或者"一切都还好吗？"，来确定患者是否愿意和药师交谈。即使患者刚开始不回应，但起码他们知道药师是愿意和他交谈的，可能过些时候会再来。

药师在接触癌症患者之前，要先弄清自己对于死亡的感受以及对于癌症患者的感受。您是否会避开与这些患者对话呢？他们是否让您想起某些您亲近的与晚期疾病抗争的人呢？理清自己的感受可以帮助您与癌症患者的沟通。虽然有些时候需要其他人的帮助，但是仍要相信自己可以处理遇到的难题。很多药师发现在面对癌症患者时真实地表现出自己的感受对沟通是有帮助的。向他们如实说出自己的感受"请您告诉我怎样能帮助您"，似乎是传达关心的一种方法，这也给了他们一个机会来表达他们的痛苦感受。重要的是药师还要知道哪些患者可以进行更深入的交流，哪些应该含蓄一点。

很多癌症患者意识到自己会让其他人觉得不舒服，因此他们倾向于回避某些交流。但是，只要药师能表达出自己的关心，告诉他们药师可以从药学角度提供帮助，也非常关心他们的健康，患者一般都会觉得心理舒坦些，也会更愿意向药师表达他们的感受。比如，药师可以帮助患者缓解止痛药带来的呕吐等副作用。药师还可能会意识到患者家属也需要进行同样的咨询服务。有调查证明患者家属同样经历了癌症患者的心理感受过程，他们也需要别人的支持以及药物的治疗和心理治疗。药师要准备好当一个好听众并给予他们支持。

总而言之，与癌症患者以及与他们家属的沟通是非常重要的，尽可能与他们多进行沟通，除非他们不愿意和药师交谈。不去理会他们只会加重他们的孤独感。

（3）与交流障碍患者的沟通技巧：患者存在的常见交流障碍包括视觉障碍、听觉障碍、语言障碍、失语症等。

1）与视觉障碍患者的沟通：药师在很多时候都会遇到有视觉障碍的患者，因此需要准备好可以针对这些患者的相应措施。如果是一位老年患者，药师必须意识到衰老的过程可以影响视觉。很多时候老年患者的视觉敏锐度不够强，对颜色的敏感度也变弱。对于有视觉障碍的患者，给他们文字信息时必须加大字体并打印在彩色的纸上。而对一些老年患者而言，需要更多的光来刺激眼睛。因此，当使用印刷的文字信息来沟通时，确保有足够的光照强度。

2）与听觉障碍患者的沟通：许多听觉受损的患者包括老年人会依靠视话法来提高他们的交流能力，比如看口形、面部表情以及手势。视话法比读唇语要更复杂，除了观察嘴唇的动作，还要观察面部表情、身体语言还有手势，从视觉上接收对方所传达的信息。研究表明每个人都有开发视话法的能力，而听觉受损的患者需要提高他们的视话技巧。但是有些老年患者因为视觉的受损，所以也就失去了视话的能力。为了发挥好视话法的最佳效果，您需要和患者保持面对面的位置，并保证在沟通的时候有充足的光度让患者可以看清您的嘴唇以及面部。

为改善与听力受损患者的沟通效果，坐在与患者相隔 1 ~ 1.8 米的位置，千万不要直接对着患者的耳朵说话，因为这样可能会曲解传达的信息。坐在患者耳朵听力较强的那一侧，等到患者可以看见您的时候再说话，如有需要还可以轻触患者的手臂。如果发现患者不明白您说的话，不要一直重复相同的句子，可以改用更短更简单的句子重新再说一次。许多药师还学习了手语来帮助听觉障碍的患者。

其他老年人相关的听觉障碍与听话的过程相关。对高频声音反应的减弱早于低频声音。对一些老年患者可以用低音调的声音来沟通。而一些对声音敏感度降低的老年患者，提高音量则对他们的听力有帮助。减慢说话语速也是很重要的，可以使老年患者分辨清每一个词语的意思。但是千万不要对着患者大声喊，这样做可能会冒犯一些患者。有时候用稍微高一点的音量来谈话或许必不可少，但是减慢说话语速可以帮到更多的患者。最后，要注意到周围的环境，比如嘈杂、昏暗的咨询环境会使与听力受损患者的沟通变得更加困难。对某些听力障碍的患者，千万不要认为使用助听器可以使患者听力可恢复到正常，放慢讲话速度，和患者对话时要与患者面对面，避免转身，可利用书面沟通的方式达到双向的沟通的效果。

3）与语言障碍的患者沟通：在药学服务的实践过程中，可能需要与语言障碍的患者进行互动。语言障碍可能由许多原因引起，比如先天缺陷、气管插管、气管切开，或因为其他疾病、外伤。其中较常见的语言障碍为发音困难，语言机制的正常调控受到了干扰。除了脑卒中以及意外伤害，一些疾病如帕金森病、多发性硬化以及延髓性麻痹都可以导致发音困难。由于正确发音能力的丧失、无法控制均匀的呼吸或嘴唇、舌头、腭以及喉头运动的不协调，发音困难患者说话可能会急促不清或难以理解。这些患者大多数可以用药物来缓解病情，或在专业的治疗中获益。

另一个常见的语言障碍是因为咽喉癌或其他原因进行了喉头的切除。这些患者通过学习食管语言或使用电子装置通常可以重新学会说话。然而，仍需要多留意一下这些听起来声音比较特别的患者。他们知道自己说话听起来会不一样，而且可能会让其他人觉得不舒服，因此他们会羞于与其他人的互动。

为了克服语言障碍，许多患者通过给他们的药师写字条或用手语来沟通。在这个时候，药师可以通过为患者提供书写纸，甚至是一起学习手语来回应他们的需要。

4）与失语症患者的沟通：有些言语障碍的患者是因为脑卒中或其他损害而造成了失语症。失语症比较复杂，导致理解话语的能力以及表达能力有不同程度的降低。有些患者不能说话，而一些只是对名字或单词的回想有轻微的困难。还有一些患者不能把词语放在句子适当的位置上。说的话局限在短语以及单个词，或是一些较小的词被遗漏而使句子读起来像是电报。此外，患者理解口头指令、阅读、书写以及处理数字的能力都受到了影响。值得庆幸的是，部分患者通过多方面的治疗可以提高他们的沟通能力。无论如何，会看到病情逐渐地改善。

失语症患者的听力通常是完好的，对他们大声说话是没有帮助的。如果您留意他们的对话会发现他们谈话所涉及范围都比较小，而且经常会回避复杂话题。其实他们的主要问题在于理解能力的缺乏，而不是听力减退、固执己见或注意力不集中。当与这类患者讨论他们的药物时需要多一点耐心，因为很多时候他们因为自己不能说出想要表达的意思会感到很沮丧。虽然他们听得见，但是不能立刻回想起某些词语的意思，因此也需要药师花更长的时间来与他们沟通。如果您想要尝试着说出他们想要表达的词语就需要更多的耐心。失语症患者经常感到孤独以致对社会交往活动有所逃避。因此，应该鼓励他们多与人交流，在谈话中他们经常只是个沉默的听众，但也需要得到尽可能多的称赞以及肯定。

一些失语症患者可能会有阅读障碍，这种障碍并不是来自视觉的缺失，而是因为对书面文字的理解有困难。其中一些有严重的阅读障碍的患者完全无法阅读，另一些只可以阅读简单词语，却无法读懂整个句子。无论是哪一种情况，阅读障碍的患者都是不能通过写字条来沟通的。

很多失语症患者可能会保留一些无意识的动作，常被误认为表现出良好的沟通能力。他们可以从 1 数到 10，但是却不能数出放在他面前的物品的个数。他们会告诉您一周有七天分别是什么，但是无法告诉您星期二是在星期三的前一天。他们可能只在重复的情景下才表现良好。一般来说，他们无意识说话的动作是可以被社会所接受的，但是有时候说出非常难听的话可能会让听者以及患者自己都感到尴尬。他们谩骂的时候并不是要表达愤怒或其他不满，只是无法制止自己这种无意识的动作。当为一个失语症患者做药物咨询时，对药师而言是一个挑战，想要得到反馈是很困难的，但至少还是要去尝试，患者仍可能从这次咨询的经验中获益。很多时候最好的方法是向照顾失语症患者的其他人提出建议，但是也不要因为怕失败而排斥与患者直接沟通。

5）对于一些教育背景弱或未受过系统教育的患者可采用图示的方法进行沟通，如图6-2至图6-5。

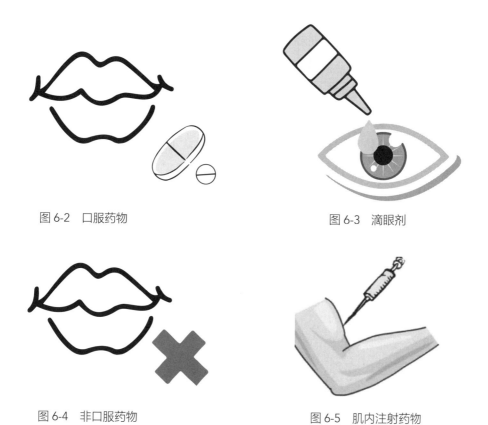

图 6-2　口服药物

图 6-3　滴眼剂

图 6-4　非口服药物

图 6-5　肌内注射药物

总之，沟通的基本原则是关心，要真正站在患者的角度，以患者的视角看问题；沟通的基本要求是主动，主动关心患者、主动聆听患者、主动为患者解决问题；要用耳聆听、用眼观察、用嘴诉说、用心体会。

三、用药教育

开展用药教育是药师服务临床、服务患者的重要途径，其意义显著。对药师自身来说，有利于提高专业知识水平，提高药师的形象和地位；从医护方面来说，可以解决其工作中遇到的药学方面的问题，减轻工作负担，促进三者之间的理解与沟通，有利于临床工作的开展；从患者角度来说，有利于提高患者用药依从性，防范不良反应的发生，促进安全合理用药，改善医患关系。

用药教育是保证合理用药的重要形式，作为用药教育服务的提供者，药师必须具备一定的医药专业知识，还要持有热情、严谨的态度与较强的沟通交流能力。用药教育的对象包括患者与医护人员。

药师是医药结合的桥梁和纽带，通过用药教育，宣传药物知识，可以促使药学知识在临床的交流和应用，保证药物治疗的安全、有效、经济、合理。药师可以开展临床药学授课，向临床医护人员介绍宣传新药知识；从临床角度，临床药师可以在临床科室交班早会上对较多见的不合理用药进行点评；还可以利用药讯、网络、媒体等工具进行合理用药宣传等。

当然用药教育的主要对象还是广大患者。有些患者稍有不适就吃药；有些患者认为广告宣传的就是好药，价格贵的药就是好药；有些患者常不按时服药或随意中途停药；有些患者由于害怕副作用，病情好转就自行停药等。针对这类现象，进行用药教育势在必行。

开展患者用药教育形式多种多样。药师可以直接与患者及其家属交流，解答其用药疑问，介绍药物和疾病的知识，提供用药服务；用药教育还可以收集与患者用药相关的信息，直接提供用药指导，对入院患者建立药历，对出院患者进行用药教育，并详细记录用药教育的内容，根据需要制作个体化用药教育表，必要时进行追踪或随访；用药教育还可以加大药物知识科普宣传，开展健康教育讲座，印发合理用药宣传资料，帮助患者合理用药，纠正用药心理偏差。

开展患者用药教育时，我们的着力点包括哪些方面呢？下面将举例具体阐述。

1. 教育患者识别药物名称，正确区分药物的通用名与商品名，避免重复用药或错误用药 如安博诺是厄贝沙坦与氢氯噻嗪的复方制剂，应避免与这两种成分的单一制剂同时使用。再比如，消心痛和消炎痛栓分别为硝酸异山梨酯片和吲哚美辛片的商品名，一字之差，适应证相隔千里，如果服药错误可能会产生无法挽回的后果。

2. 运用药代动力学知识，确定给药剂量及给药间隔是否合适 如治疗骨质疏松药物阿仑膦酸片有 10mg 与 70mg 两种规格，若患者选用 10mg，需每日 1 次给药，若使用 70mg 时，只需每周固定的一天晨起时使用，后者使用更加方便。

3. 多药合用的相互作用与使用顺序 患者使用两种或两种以上药物时，要考虑药物使用的先后顺序，以及药物之间是否有相互作用，若有相互作用应告知患者有效的避免措施。如急性腹泻小儿患者的处方为蒙脱石散（思密达）与枯草杆菌二联活菌颗粒（妈咪爱）时，应告知患儿家长，蒙脱石散需饭前空腹服用，与后者至少隔开 1~2 个小时。

4. 药物安全性 药师应熟练掌握临床常用药物的安全性，特别是治疗窗窄、治疗量和中毒量接近的药物，如地高辛、苯妥英钠、环孢素等，应及时提醒患者进行血药浓度监测。注意药物常见和罕见的不良反应，应知道如何避免或减少不良反应，出现不良反应后如何处理。如阿仑膦酸片对食道刺激性比较大，为尽快将药物送至胃部，应在清晨用一满杯温开水送服，并且在服药后至少30分钟之内及当天第一次进食前，患者应避免躺卧。

5. 给药途径与给药时间 药师应将药物的最佳给药途径及给药时间清楚明白地告知患者。如硝酸甘油片的用药方法应是舌下含服，而吞服无效。很多药物都具有时间节律性。人的肾上腺皮质激素分泌清晨高，午夜最低，服用糖皮质激素类药最好在清晨4～5点，采用"糖皮质激素顿服疗法"，即把每日三次糖皮质激素的总剂量改在清晨一次服用，不但疗效佳且使长期服用者副作用降低；降压药物应在上午7点服用，这是人体血压出现最高峰的时间；骨关节炎患者通常晚上比白天更能感觉到疼痛，中午12点服用最佳，因为此类药物通常要经过7～8个小时才能发挥最大的效能，而风湿性关节炎患者往往在清早感觉到最疼痛，晚上8点服用能在次日清晨减轻患者的痛苦；哮喘症状在夜晚会加剧，同时肺功能会相对降低，因为人体的生物钟会在夜晚自动降低激素的分泌，从而缩小气管的宽度，在下午3～4点吸入类固醇激素，能在深夜3～4点减轻哮喘的症状；下午6～7点服药的心绞痛患者，症状能有效减轻71%以上；晚上7～9点服用降脂药物，效果最佳，因为胆固醇在夜间的合成增加；在服用含钙剂量高的制剂时，则以每晚睡前服用为宜，因为人体血钙水平于午夜至清晨最低，临睡前服用可使钙剂得到更好的利用。

6. 食物与药物的相互作用 药师应了解食物、饮料等对所处方药物是否有影响，并告知患者。如服用利尿降压药时，应配合含钾量高的食物，有土豆、黄瓜、香蕉、柑橘等；服用贫血药，应配合丰富维生素的食物；服用含金属离子的药物、镇静催眠药和消化酶制剂等应避免饮用茶水。服用头孢类抗生素时应避免饮酒或服含酒精的药品，以免出现"双硫仑样反应"。

7. 特殊人群用药注意事项 患者为特殊人群时，要考虑其用药的注意事项。如为儿童，要考虑能不能使用该药物以及可以使用的合适剂量；如为老年人、慢性病患者，应考虑其肝肾功能如何，是否需要减少剂量，以及用于多种疾病治疗的药物间的相互作用；如为孕妇，应熟悉药物的妊娠期用药安全性；对哺乳期妇女，应关注哪些药物可经乳汁分泌、分泌量多少、对婴幼儿的影响如何，以减少或避免因用药后哺乳对婴幼儿带来的不良影响。

8. 禁忌证 药师应掌握哪些药物可加重某些疾病，如哮喘患者同时患有高血压病时，应避免使用β受体拮抗剂类降压药物，以免引起支气管平滑肌收缩，诱发哮喘。

9. 不同剂型的正确使用 药师应掌握药物不同剂型的特点，并告诉患者不同剂型药物的正确使用方法，如胶囊、肠溶片等不要掰开来用，各种吸入装置的使用方法等。

10. 药物干扰化验结果的情况 药师应了解药物对化验结果、大便尿液颜色的影响并告诉患者，减少患者发现异常后的心理负担。如香菇多糖可以导致真菌筛查 G 试验阳性；利福平经尿、粪排泄，尿、粪、痰均可染成橘红色，维生素 B_2 可使尿液呈黄色。

11. 注射剂的使用交代 若患者将注射剂带出院外使用，应将注射用药物的合适溶媒、稀释量、给药速度、配伍禁忌等告诉患者。如注射用艾司奥美拉唑只能用 0.9% 氯化钠注射液稀释，静脉滴注时间应在 30 分钟内。

12. 药品有效期与储存 药师应告诉患者药品有效期的识别方法、正确的储存与保管方法，特别是注射剂和生物制品等，有的应避光保存，有的应放冰箱内冷藏等。

13. 掌握疾病治疗指南 药师应了解各种疾病的药物治疗情况，以对患者进行用药教育。以慢性心力衰竭为例，慢性心力衰竭指任何心脏结构和功能异常使心室的充盈或射血能力受损不能满足身体需要而导致的一种复杂的临床综合征。常见临床表现有左心衰竭（不同程度的呼吸困难、咳嗽、咳痰、咯血、疲乏、心慌、头晕、少尿等）与右心衰竭（腹胀、食欲缺乏、恶心、呕吐、水肿）。治疗目标在于提高患者生活质量，包括提高日常活动耐受力、减少再住院率、减少治疗过程中的副作用等，包括非药物治疗与药物治疗。非药物治疗：适当进行日常活动和锻炼；轻度限钠饮食。常用口服药物如下：①洋地黄类药物（地高辛），每日 1 次，注意不宜与酸碱类药物配伍。药物过量的不良反应有食欲减退、恶心、呕吐、视物模糊、黄视、绿视及心律失常等。②利尿剂（氢氯噻嗪、呋塞米），通常每日 1 次，早晨服用。注意长期服用氢氯噻嗪可引起血尿酸升高，血脂异常等；长期服用呋塞米、氢氯噻嗪的患者应适当补钾，并多吃水果和富钾的蔬菜（如卷心菜、芹菜、萝卜等）。服药期间请勿饮酒。③ ACEI 类，雷米普利、培哚普利、福辛普利、卡托普利；服药方法，卡托普利每日 2～3 次，宜在餐前 1 小时服药；其余每日 1 次。常见副作用为持续性干咳、眩晕、虚弱、心悸。服用卡托普利、雷米普利期间请勿驾驶以及操作机器。④ ARB 类，氯沙坦、缬沙坦、坎地沙坦西酯，每日服用 1 次。服药时可能会出现头晕、与剂量有关的直立性低血压、偏头痛等。⑤ β 受体拮抗剂，美托洛尔、比索洛尔。服用方法，美托洛尔（倍他乐克片）每日服用 2 次，美托洛尔（倍他乐克缓释片）每日服用 1 次，早晨服用，可在进餐时服用。注意急性心功能不全时不宜过早使用。服药期间可能有血糖波动和肢端发冷等副作用。长期应用突然停药可发生反跳现象。服药期间请勿驾车或操纵机器。⑥钙通道阻滞剂，非洛地平、氨氯地平，每日 1 次，早晨服药。注意事项，服药时会有头痛、颜面潮红和踝部水肿等不良反应。

14. 使用书面材料 采用精美的宣传单让患者对用药过程中的各种问题进行了解。

15. 借助网络 随着科技日益发展，网络已经走入千家万户，药师可借助网络平台向外界进行用药指导或用药教育。如开通微信公众号，定期发布新药信息、介绍最新出现的药品不良反应或者深入透彻地介绍某种药物等。

通过一些用药教育的实例，药师应深刻地意识到要开展好这方面的工作，还必须付出各方面的努力。

首先，要提升自身的专业技术水平。为保证用药教育服务的顺利开展，药师必须具有药学和临床医学的双重知识结构。若临床医学知识缺乏，便不能结合临床有效地指导患者用药，服务价值也难以得到体现和认可，因此药师应不断充实自我，采取多种形式学习有关专业知识和接受继续教育。除了向书本学习，还要向临床医师学习有关临床医学知识，并不断进行知识的归纳、积累和更新，在工作中不断积累和探索用药实践经验。

其次，要端正服务态度。药师应注意仪表形象，充分展示自己良好的气质，衣着整洁，举止端庄，和蔼热情，充满信心和爱心，能够面对面耐心聆听，详实地解释和答疑，化解患者的疑问和不满，还可以增强患者对药物治疗的信心，提高用药的依从性。

再次，要有良好的沟通技巧。药师要注意说话和气亲切，富有同情心和感染力，还要注意用语准确适当，以便与患者形成共同语言。对于费解的专业术语，应针对患者的年龄、文化素养、病情轻重，用通俗易懂的比喻让患者接受。面对患者无论是解释性语言还是安慰性语言都不可表现出不负责或丝毫厌烦、冷漠，使药师与患者之间在相互理解、相互信任的基础上进行交流，注重分析不同患者的用药心理，有的放矢地做好药学服务工作。

综上所述，用药教育是药学工作的进一步完善，是为提高药师地位迈出的第一步，是丰富药师专业知识，树立药师良好形象的开端，是药师积极展示自身形象的重要舞台；用药教育是药师走近患者最直接和最有效的方式，有利于提高患者用药依从性，促进患者安全合理用药；用药教育是药师与医护人员间沟通联系的桥梁，增进医护人员对药师工作的理解和认可，药师通过为医护人员提供有益的用药建议和指导，可促进临床用药的科学化、规范化和合理化；用药教育有利于临床药学尤其是药品不良反应监测工作的开展，为今后药师逐步进入临床，指导合理用药开辟道路。

要做到熟练运用沟通技巧，移情于患者，做到有效沟通，成为一个能够关心患者、愿意听患者诉说的药师；一个不会在乎患者的身份和无论患者有没有钱，都关怀患者的药师；一个和蔼体贴、从微小举动了解患者心的药师；一个真正知道如何进行沟通、交谈愉快的药师；一个真正懂得爱、尊重患者和同行的药师。

思考题

李奶奶今年82岁，患有2型糖尿病15年，长期口服二甲双胍控制血糖，未定期监测血糖。最近李奶奶双侧足底出现麻木感，走路时常常有踩棉垫一般的感觉，医师测空腹血糖为12mmol/L，糖化血红蛋白为8.5%。医师建议李奶奶改用胰岛素控制血糖，为方便李奶奶使用，采用胰岛素笔（特充），建议每餐前皮下注射胰岛素。李奶奶看到窗口药师发放的胰岛素笔，产生了疑虑，胰岛素是不是会"上瘾"？应该往哪里注射？针头是不是可以用很久？由于年岁较高，李奶奶的听力减退，药师需要耐心的去解释，根据药师沟通的原则和要素，请您根据李奶奶的情况分析应该如何处理目前的情况？

（陈孝，张弨，高翔，吴海燕，何秋毅）

第二节 药学人文和礼仪

我国是礼仪之邦，"礼"的含义是尊重。孔子云："礼者，敬人也。"礼仪是一种待人接物的行为规范，也是交往的艺术。它是人们在社会交往中由于受历史传统、风俗习惯、宗教信仰、时代潮流等因素影响而形成的，既为人们所认同，又为人们所遵守，是以建立和谐关系为目的的各种符合交往要求的行为准则与规范的总和。药师待人接物的行为举止是内心世界的外在表现，也是向患者传递信息的方式，掌握良好的职业礼仪是每个医院药师走上工作岗位的必修课。

医院药师具有优良的职业道德、掌握药师职业礼仪规范是从事医院药学服务必备的人文素质，可以促进药师与患者之间和药师与其他医务人员之间建立良好的沟通氛围，提高药学服务水平。

一、药师职业礼仪规范

（一）药师职业礼仪的原则

在各种公务活动中，药师在运用礼仪和发挥礼仪的作用时，应注意以下基本原则：

1. **真实、真诚原则** 药师从事职业活动的内容是事物，但对象却是人，所以，努力创造和谐的人际关系应是职业礼仪的第一要旨。药师在工作中对人应真心实意，对事要实事求是，不说谎、不欺人，相信他人，尊重他人。

2. **讲求信誉原则** 人际交往重视信用，职业活动更要讲信誉。应努力做到"言必信、行必果"，说话算数，说到做到。向别人许下的诺言如实兑现，这样才能赢得别人的信任，获得他人的帮助。对于会议、会谈等活动，决不能拖延迟到，迟到不仅失礼，更会影响办事效果。与人签订的协议、合同要严格遵守，君子一言，驷马难追。信誉是组织的生命，每一位药师在工作活动中都应为树立组织良好的信誉而努力。

3. **公平对等原则**　"礼尚往来"，以礼相待是礼仪的核心内容，投之以桃，报之以李。社会交往中每个人都希望得到尊重，体现自我价值。如果有亲有疏，表现出傲慢、冷漠，或曲意逢迎，都会被视为不礼貌。药师应公平大方，不卑不亢，主动友好，热情又有所节制。公平对等原则是指尊重交往对象，对任何交往对象都必须一视同仁，给予同等程度的礼遇。不允许因为交往对象彼此之间在地位、财富以及与自己的关系亲疏关系等方面有所不同，就厚此薄彼，给予不同待遇。这便是社交礼仪中平等原则的基本要求。

4. **和谐适度原则**　有人说："礼仪可使人们接近，礼仪也可使人们疏远。"为什么呢？陌生人初次见面，礼仪可以表现为有教养，展示气质与人格魅力。可是不分场合、亲疏，乱用礼仪，过于讲究，过于造作，反而显得不真诚、不实在，令人难以相处，甚至会弄巧成拙。和谐适度原则是要求使用礼仪一定要具体情况具体分析，因人、因事、因时、因地恰当处理。做到把握分寸，认真得体，不卑不亢，热情大方，有理、有利、有节，避免过犹不及。分寸感是礼仪实践的最高技巧，运用礼仪时，假如做得过了头，或者做得不到位，都不能正确地表达自己的自律、敬人之意。因此一定要做到和谐适度。

5. **宽容自律原则**　宽容自律的原则是要求人们在交际活动中运用礼仪时，既要严于律己，更要宽以待人。要多容忍他人，多体谅他人，多理解他人，学会为他人着想，善解人意。豁达大度、容纳意识和自控能力是药师应具备的基本素质。只有能理解人，才能做到宽宏大量，千万不要求全责备，斤斤计较，咄咄逼人。在与他人交往中，要容许其他人有个人行动和独立进行自我判断的自由。对不同于己、不同于众的行为要耐心容忍，不必要求其他人处处效法自己，与自己完全保持一致，宽容也是尊重对方的一个主要表现。自我约束、自我控制、自我对照、自我反省、自我检点，这就是所谓自律的原则。

6. **尊重习俗与风俗禁忌原则**　俗话说"十里不同风、八里不同俗""到什么山上唱什么歌"，说明尊重各地不同风俗与禁忌的重要性。尊重习俗原则与风俗禁忌是指每个民族地区都可能有自己独特的风俗禁忌，我们应当理解并尊重，不违反这些风俗禁忌。对于来自不同地区的患者，药师应先做到了解他们的风俗和禁忌，然后才能有的放矢地与患者和家属进行沟通与开展药学服务。

（二）药师仪表礼仪

仪表包括人的形体、容貌、健康状况、姿态、举止、服饰、风度等方面，是人举止风度的外在体现和人精神面貌的外观表现，在人际交往的最初阶段，最能引起对方注意的往往是一个人的仪表。医院药师从事的是"以患者为中心"的药学服务，其仪表礼仪是个人形象的重要组成部分，体现了药师的个人修养、精神风貌、工作态度，会直接影响药师与患者之间的沟通与交往。愉快亲切的表情、真挚诚恳的眼神能给患者留下美好的印象，增加患者的信任。

1. **仪容礼仪**　仪容通常是指人的外观、外貌。良好的仪容仪表是仪容的内在美、仪容的自然美和仪容的修饰美三者结合的结果，它有助于医院药师建立职业自信，规范职业行为。仪容修饰的具体要求是：①头发清洁，梳理整齐；发型简约、庄重；若染发，则颜色应尽量与黑色接近，反差不要过大；男性不留长发、不理光头，女性若为短发，则前不遮眉、后不过肩、侧不掩耳，若为长发则在工作时应束于脑后。②面部修饰应遵循清洁、美观、自然的原则，可化淡妆。③手与指甲，医院药师调配药品等工作离不开手臂的劳动，与患者交流时也常需要借助手部的肢体语言，应保持手的健康美观，注意手的保养。指甲应清洁无污垢，工作场合切忌留长指甲、涂指甲油。

2. **服饰礼仪**　医院药师作为医务人员，其服饰应遵循所在单位的统一的要求和限制。医院药师在岗工作时应衣帽整洁、衣扣齐全，不敞衣露怀，白大衣袖口不外露内衣，女同志裙长不超过白大衣，不穿艳色裤袜，男同志夏季不穿短裤。医疗工作时间不穿拖鞋（特殊情况除外）、高跟鞋、响底鞋。上岗时要佩戴胸卡，胸卡戴在左上胸，不能反戴或插在衣兜里。离开工作岗位后，不穿岗位服装去食堂就餐、外出办事、逛商店等。

3. **举止行为礼仪**

（1）站立时身体端正、双臂及手自然下垂或交叉体前。男性双脚与肩并宽，女性双脚略呈"V"字形，双足跟并拢。切不可双手插兜、倚墙、靠桌、靠患者床等，不可背手、抱肩、叉腿、弯腰。

（2）坐姿要端正，双手自然平放在膝盖或双手自然平放在桌面上，面向对方；人离座的动作要从容和缓，要顺手整理衣裙。坐时不可坐在扶手上，不可将腿脚放在桌椅上、半骑半坐、摇腿跷脚、双腿叉开，给人以放肆无修养之感。

（3）走路时要做到脚步轻声，不要摇晃身体，双臂自然前后摆动。多人行走时要两两并行，切忌勾肩搭背、边走边吃、嬉笑喧哗。无论在路上还是在走廊里一律靠右侧行走。

（4）在登电梯时，上梯要主动让他人先上，下梯要主动让他人先下；上下楼梯时，上梯要让他人先行，下梯时要自己先行。

（5）取放物品及开关门窗动作要轻，下蹲拾取低处物品时，腿要前后错开，上体保持正直，将物品拾起。

（6）工作中使用手势要简洁、明确。在指引方向、介绍情况、请让时，手臂要伸直，手指自然并拢，手掌朝上，指向目标，同时身体要微微前倾。

（7）不要在他人面前有不文明的举动，如掏鼻孔、挖耳朵、搔头皮、抓痒、打哈欠、伸懒腰等，不要用手指点或拍打他人。咳嗽、打哈欠时要用手遮挡。不能打响指、吹口哨。

二、药师与不同交往对象之间的礼仪

（一）药师和患者之间的礼仪

"以患者为中心"的药学服务提倡的是以药师为主导的和患者之间的互动过程、信息交流过程。而药师在为患者服务中的礼仪是指药师需要遵守的一些规矩，是其在工作岗位上，通过言谈、举止和行为等，对患者表示尊重和友好的行为规范和惯例。这种礼仪要求我们为患者提供文明服务、礼貌服务、热情服务、人性化服务和特色服务。服务中言语和行为要文明，要有问候语、请求语、感谢语、抱歉语及道别语；要注意礼貌，做到来有迎声、问有答声、走有送声；还要热情服务，服务中要做到眼到、口到和意到；根据患者的个人特点和要求不同，还应提供人性化服务和特色服务。微笑服务始终是最好的、最有效的服务，因为微笑是人们交流中最有用的形式，微笑意味着理解和友善，是社会和谐的音符，是人际关系的润滑剂，微笑是医务人员给患者的第一良方。

医疗服务一定要以患者为中心，因此，医务人员应该达到的思想境界是感恩为体、服务为本、礼仪为先。服务强调心态和细节，因为心态决定一切，教养体现于细节、细节等于素质，细节决定成败。同时，药师还应有正确的服务意识和良好的服务理念，要摆正位置、端正态度和讲究服务艺术和技巧。现代服务的基本理论告诉我们，在人际交往中，尤其是服务岗位上，一定要做到交往对象需要什么，我们就要在合法的条件下满足他什么。做到了以上的服务及服务礼仪，药师与患者（包括家属）的沟通就不难了。通过沟通，医患双方能够充分、有效地表达对医疗活动的理解、意愿和要求。所以说，服务礼仪是医患沟通的重要环节。

俗话说"良言一句三冬暖，恶语伤人六月寒"，医院药师在为患者服务时尽量使用善意的话语，可使患者对药师服务的满意度大大提升。表 6-2 中列举了医院药师常用的规范化服务用语：

表 6-2　医院药师常用的规范化服务用语

---

1. 请您到收款处交款后再回来取药。
2. 请您听好药品的使用方法,看清楚药袋上的说明。
3. × 同志,您需要的药品现在暂时缺货,请您转告医师,调换一种同类药品或改日再来,这是我们的电话,请您来之前先打电话联系。
4. 对不起,这个处方剂量有误,请您找医师更改后再来取药。
5. 这是西药窗口,请您到中药窗口取药。
6. × 同志,药已配齐,请您拿好。

（二）药师和同事之间的礼仪

与同事相处得如何，直接关系到自己的工作、事业的进步与发展。如果同事之间关系融洽、和谐，人们就会感到心情愉快，有利于工作的顺利进行，从而促进事业的发展，反之，同事关系紧张，相互拆台，经常发生摩擦，就会影响正常的工作和生活，阻碍事业的正常发展。对于刚踏上工作岗位的医院药师，处理好同事关系，在礼仪方面应注意以下几点：

1. **尊重领导**　对于领导，首先要尊重服从。无论与领导的私交如何，在工作中，必须事事处处维护领导的权威。凡事要多请示、多汇报，重要场合，下级要考虑到让领导走在前面，坐在中心。向来宾介绍领导时，态度要恭敬。领导与人谈话时，下级不要轻易插嘴，甚至应该离开谈话现场。当领导布置工作、交代任务时，下级必须认真聆听，假如与领导意见不一致，不能立即插话打断，而要认真听完领导的话，分析领导意见的不合理之处，委婉地提醒领导再作考虑，不可轻易反对，更不能拒不照办。下级在与领导的交往中，还须注意为领导分忧挡驾。挡驾，要分清轻重缓急。非领导亲自约见的人要见领导，必须预先登记，包括什么时候、谈什么问题、所需时长，下级都应一一了解，报领导同意后，按时约见。对突然到访的不速之客，应尽量向他解释，而不可随便向领导引见。当有紧急事情必须由领导出面时。应先问清情况，然后请示领导，得到领导同意后，再将来访者引荐给领导。

2. **团结同事**　医院药师必须具有团队精神，热心助人，以礼待人，善于接受各种新观点、新挑战，也乐于接受别人的帮助，而不是孤立地苦干或蛮干。此外，平时在办公场所，笑脸相迎是办公室事务处理礼仪的基本方法，没有必要犹豫是否应该与不相识的人点头招呼，其他部门的人员、其他方面的员工和单位的领导，在见面时都应有所致意，最简单的方式就是含笑点头，也可道"早""您好"以及"再见"之类的问候语。当然这并不意味着见人就要套近乎，而只是一种应有的礼仪。同事之间有时用善意的绰号来称呼，如"眼镜王""张大个"等。但这不适用于新到的成员或下级，不适用于年轻人对年长者。对同事的成功、升迁、得奖应予以衷心的祝贺，但不要总挂在嘴上，说得太多反而使人怀疑您的祝贺是否言不由衷，是否有着祝贺以外的其他含义。随着医院药学工作的转型，医院药师越来越需要和医院中其他部门的同事打交道，本着真诚的态度与医师、护士、营养师等同事团结协作才能发挥团队优势，更好地为患者服务。

3. **物质上的往来应一清二楚**　同事之间可能有相互借钱、借物或馈赠礼品等物质上的往来，但切忌马虎，每一项都应记得清楚明白，即使是小的款项，也应记在备忘录上，以提醒自己及时归还，以免遗忘，引起误会。向同事借钱、借物，应主动给对方打张借条，以增进同事对自己的信任。有时，出借者也可主动要求借入者打借条，这也并不过分，借入者应予以理解，如果所借钱物不能及时归还，应每隔一段时间向对方说明一下情况。在物质利益方面无论是有意还是无意地占了对方的便宜，都会在对方的心理上引起不快，从而降低自己在对方心目中的人格。

4. 对同事的困难表示关心　同事的困难，通常首先会选择找亲朋帮助，但作为同事，应主动询问，对力所能及的事应尽力帮忙。这样，会增进双方之间的感情，使关系更加融洽。

5. 不在背后议论同事的隐私　每个人都有"隐私"，隐私与个人的名誉密切相关，背后议论他人的隐私，会损害他人的名誉，引起双方关系的紧张甚至恶化，因而是一种不光彩的、有害的行为。

6. 对自己的失误或同事间的误会，应主动道歉说明　同事之间经常相处，一时的失误在所难免。如果出现失误，应主动向对方道歉，征得对方的谅解；同事间的误会应主动向对方说明，不可小肚鸡肠，耿耿于怀。

三、与药师职业相关的常见公务礼仪

医院药师既是在一线为患者提供药学服务的专业技术人员，也是职场中的一员，必须掌握一些重要的公务礼仪以适应社会和职业发展要求。

（一）办公室礼仪

办公室是药师工作中最经常处于的场所，恰当的办公室礼仪不仅体现对同事的尊重，也对药师个人的职业形象和单位形象的塑造有重要作用。办公室礼仪对仪表的基本要求是端庄、整洁，对举止的基本要求是礼貌、优雅。药师如果与其他同事共用一间办公室，还要特别注意环境礼仪：个人办公区要保持办公桌位清洁，非办公用品不外露，桌面码放整齐。当有事离开自己的办公座位时，应将座椅推回办公桌内。不在公共办公区吸烟、扎堆聊天、大声喧哗；节约水电；不在办公家具和公共设施上乱写、乱画、乱贴；保持卫生间清洁；下班离开办公室前应该关闭所用机器的电源，将台面的物品归位，锁好贵重物品和重要文件。在办公室里与同事们的相处也有一定的礼仪要求：和同事真诚合作，乐于助人，宽以待人；如果工作中出现需要和同事竞争的情况，一定要诚实公平竞争。

（二）会议场所礼仪

会议，通常是指将特定范围的人员召集在一起，对某些专门问题进行研究、讨论，有时还需作出决定的一种社会活动的形式。随着医院药学工作的发展，药师参加各种会议的机会日益增多，甚至会有机会参与组织会议。如果作为会议的参加者，应衣着整洁，仪表大方，准时入场，进出有序，依会议安排落座；开会时应认真听讲，不要私下小声说话或交头接耳；发言人发言结束时，应鼓掌致意；中途退场应轻手轻脚，不影响他人。如果作为会议的发言者，会议发言有正式发言和自由发言两种。正式发言者，应衣冠整齐，走上主席台应步态自然、刚劲有力，体现一种成竹在胸、自信自强的风度与气质；发言时应口齿清晰，讲究逻辑，简明扼要；如果是书面发言，要时常抬头扫视一下会场，不能低头读稿，旁若无人；发言完毕，应对听众的聆听表示谢意。自由发言则较随意，但要注意，发言应讲究顺序和秩序，不能争抢发言；发言应简短，观点应明确；与他人有分歧，应以理服人，态度平和，听从主持人的指挥，不能只顾自己。如果有会议参加者对发言人提问，应礼貌作答，对不能回答的问题，应机智而礼貌地说明理由，对提问人的批评和意见应认真听取，即使提问者的批评是错误的，也不应失态。

（三）拜访礼仪

在日常工作中，出于各种原因，药师可能要去拜访别人，这时就更需要讲究拜访礼仪，才能顺利地完成工作任务，达到拜访目的。最主要的拜访礼仪是准时赴约，万一有意外事情不得不迟到时，应该立即打电话通知对方。到达约会地点后，要主动向接待人员通报自己的有关情况，以便接待人员安排。如果需要等待接见，应该安静地坐着，不要随意与其他人员闲聊来打发时间，也不能随意翻动物品；即使等候时间过长，也不应摆出不耐烦的样子。与要见的人见面后，如果是初次见面，要主动自我介绍；如果是熟人，也要先问候。谈话时应开门见山，不要东拉西扯浪费时间，而且不能光一个人滔滔不绝，要给对方讲话的时间和机会。拜访时应对主人的举动敏锐观察，当主人有结束会见的意思时，应立即起身告辞，切忌拖延不走。

（四）接待来访礼仪

接待来访客人是很多医院药师有可能会遇到的工作。而在接待来访中的礼仪表现，不仅关系到自己的形象，还关系到医院形象。所以，接待来访的礼仪历来都受到重视。下面就介绍一些这方面的礼仪知识：对来访者，应起身相迎、主动握手，对上级、长者、客户来访，要起身上前迎候；对于不是第一次见面的同事、员工，可以不起身。不能让来访者坐冷板凳，如果自己有事暂不能接待来访者，要安排其他同事接待客人；不能冷落了来访者，应认真聆听来访者的叙述，来访者都是有事而来，因此要尽量让来访者把话说完，并认真聆听。对来访者的意见和观点不要轻率表态，对一时不能作答的，要约定一个时间后再联系；对能够马上答复的或立即可办理的事，应当场答复，迅速处理，不要浪费来访者的时间和精力。对来访者的无理要求或错误意见，应有礼貌地拒绝，而不要刺激来访者，使其尴尬。要结束接待，可以婉言提出借口，也可用起身的姿势告诉对方本次接待就此结束，而不要直言不讳。

（五）电话礼仪

电话是现代社会特有的便利的通信工具，在日常生活中，我们通过电话能粗略判断对方的人品、性格。因而，作为一个医院药师，掌握正确的、礼貌待人的打电话方法是非常必要的。无论是打电话还是接电话，我们都应做到语调热情、大方自然、声量适中、表达清楚、简明扼要、文明礼貌。

（六）接电话的礼仪

接听电话不可太随便，得讲究必要的礼仪和一定的技巧，以免横生误会。首先要做到及时接电话。一般来说，在办公室里，电话铃响3遍之前就应接听，6遍后就应道歉："对不起，让您久等了。"如果受话人正在做一件要紧的事情不能及时接听，代接的人应妥帖地解释。如果既不及时接电话，又不道歉，甚至极不耐烦，就是极不礼貌的行为。尽快接听电话会给对方留下好印象，让对方觉得自己被看重。其次要确认对方身份。对方打来电话，一般会自己主动介绍，如果没有介绍或者没有听清楚，就应该主动问"请问您是哪位？""我能为您做什么？""您找哪位？"。但是，人们习惯的做法是，拿起电话听筒便问一句："喂！哪位？"这在对方听来，陌生而疏远，缺少人情味。如果对方找的人在旁边，应说："请稍等。"然后用手掩住话筒，轻声招呼您的同事接电话；如果对方找的人不在，应该告诉对方，并且问："需要留言吗？我一定转告。"再者接电话时要讲究艺术。接听电话时，应注意使嘴和话筒保持4cm左右的距离；要把耳朵贴近话筒，仔细聆听对方的讲话。拿起电话听筒的时候，一定要面带笑容。不要以为笑容只能表现在脸上，它也会藏在声音里。亲切、温情的声音会使对方马上对我们产生良好的印象；如果绷着脸，声音会变得冷冰冰。最好是让对方自己结束电话，在对方之后挂电话，轻轻把话筒放好，不可"啪"地一下扔回原处，这极不礼貌的。打、接电话的时候不能叼着香烟、嚼着口香糖；说话时，声音不宜过大或过小，吐词清晰，保证对方能听明白。最后要做到边用左手接听电话，边用右手准备纸笔，便于随时记录有用信息。

（七）打电话的礼仪

打电话要选好时间。如非重要事情，尽量避开受话人休息、用餐的时间，而且最好别在节假日打扰对方。要掌握通话时间。打电话前，最好先想好要讲的内容，以便节约通话时间，不要现想现说，"煲电话粥"。通常一次通话不应长于3分钟，即所谓的"3分钟原则"。要态度友好，通话时不要大喊大叫，震耳欲聋。要用语规范。通话之初，应先做自我介绍，不要让对方"猜一猜"。请对方找人或代转时，应说"劳驾"或"麻烦您"，不要认为这是理所应当的。

（八）名片礼仪

①递交名片的礼仪：名片一般由本人当面递交，递交时，应郑重其事，最好是起身站立，双手持名片两端，将名片正面面对对方，上身呈15°鞠躬状，将名片交给对方。不可用左手递交名片，不可将名片举得高于胸部，不可手指夹着名片给人。将名片递给他人

时，口头上最好有所表示，可以说"请多指教""以后保持联系""我们认识一下吧"。②接受名片的礼仪：当他人表示要递名片给自己或交换名片时，应立即停止手中所做的一切事情，起身站立，面含微笑，目视对方。接受名片时，应双手捧接，或以右手接过，切勿单用左手接过。接过名片后从头至尾认真看一遍，若有疑问，则可当场向对方请教，此举意在表示重视对方。若接过名片后看也不看，拿在手里折叠，或弃之桌上，或装入衣袋，都算失礼。接过他人名片时，应口头道谢，或重复对方使用的谦辞敬语，如"认识您很高兴，以后我会多向您请教"。③索取名片的礼仪：如果没有必要，最好不要强索他人的名片。需要索取时，可采用下列方法，一是主动递上自己的名片，此所谓"欲将取之，必先予之"；二是询问对方，"今后如何向您请教？"此法适用于向尊长者索要名片；或是询问对方，"以后怎样与您联系？"此法适用于向平辈或晚辈索要名片。

（九）信函邮件礼仪

医院药师在日常工作中常需要借助公务信函向特定对象传递信息，交流思想，如果掌握不好公务信函礼仪不但可能耽误工作还会影响个人和集体的形象。

1. 公务信函的形式要求　公务信函的内容一般由称谓、正文、敬语、落款和时间四部分构成。称谓是指寄信人对收信人的称呼，一般要单独顶格书写，包括收信人的姓名和职务，如果是熟悉的客户，可以直接使用大家常用的称呼。如果收信人有多个职务，要根据书信重点内容选择合适的称谓。正文一般用简短的问候语作为开始，最常用的是"您好！"，格式要求另起一行，空两格写，单独成行。正文中每一个问题或一件事情都应单列一段，条理清晰，语言简洁、有针对性。段落之间可以空一行。正文最后应表明希望、意愿或再联系等，要求简短自然。敬语是向对方表示祝愿、敬意或问候的话。一般使用"祝工作顺利"等敬语，格式要求另起一行，空两格或顶格写。公务信函的最后要写上发信人的姓名、单位和写信日期。公务信函的署名要署全名，署名要写在敬语后另起一行靠右边的位置，姓名、单位和日期要各占一行。如果是第一次通信要在信尾详细、准确地写上自己的地址、联系电话，以便对方回信或回电。

2. 公务信函的内容要求　写作公务信函并不要求使用华丽优美的词句。所需要做的就是，用简单朴实的语言，准确地表达自己的意思，让对方可以非常清楚地了解您想说什么。①简单朴实的语言：每一封信函的往来，都是您跟收信人彼此之间的一次交流。人都是感性的，所以需要在信函里体现感性的一面。多用一些简单明了的语句，用"我"或"我们"做主语，这样才能让信函读起来热情、友好，就像两个朋友之间的谈话那样简单、自然、人性化。②语气语调：由于信函都是有其目的性的，所以在信函里所采用的语气语调也应该符合写信的目的。在写之前不妨先仔细思考一下，您写这封信函是想达到一个什么样的目的，您希望对收信人产生一种怎样的影响呢？是歉意的，劝说性的，还是坚决的，要求性的？这完全可以通过信函中的语气语调来表现。③直接、简洁：我们每天都要阅读大量信函文件，客户也是一样。所以，信函一定要写得简明扼要，短小精悍，切中要点。如果是不符合主题或者对信函的目的无益的内容，请毫不留情地舍弃它们。因为这些内容不仅不能使交流通畅，反而会混淆视听，非但不能让读者感兴趣，反而会让他们恼火，产生反感。④礼貌：我们这里所说的礼貌，并不是简单用一些礼貌用语，比如"感谢您"等就可以的。我们所说的礼貌是要体现一种为他人考虑，多体谅对方心情和处境的态度。⑤精确：当涉及数据或者具体的信息时，比如时间、地点、试验结果等，尽可能做到精确。这样会使交流的内容更加清楚，更有助于加快事务的进程。⑥针对性：请在信头直接称呼收件人的名字。这样会让对方知道这封邮件是专门给他的，而不是群发的通函，从而表示对此的重视。⑦标题：这一点是特别针对写电子邮件的。E-mail 给对方的第一个印象就是通过标题来完成的。首先，E-mail 如果没有标题内容，看起来像群发的垃圾邮件的话，很多客户可能就会直接删除。其次，标题不能太长，应该是信函主要内容的提炼，像作文的题目一样，要突出核心内容。⑧校对、检查：任何语法、拼写、标点的错误都会给人带来坏印象，所以写完之后，一定要检查。最基本的要求是手书字迹清楚，打印则无错别字，要确保语法正确，然后检查一下信函中的事实、数据等是否完整、准确，是否清楚易懂等。我们都会犯错，但即使信函里的一个极小的失误，也可能会影响您在沟通方面的可信度，并使人对您表达的其他信息投下怀疑的阴影。此外，我们在邮件中附带附件时，要在发送前认真检查、确认是要发送的文件，如果是错误文件，即使没有给单位造成损失，也会让对方对您个人的能力和素质产生怀疑。

（十）自媒体礼仪

随着互联网信息传播发展，今天的信息传播在一定意义上可以说是到了自媒体时代。微博、微信、QQ 等，都是自媒体信息传播的常见形式。据统计，每天有超过亿次的信息交流，98.3% 的使用人群集中在 21 ～ 50 岁。自媒体已不是机构传播的补充，而是凭借及时性、高效性、广泛性等优势占据信息传播领域关键位置的一个新的重要形态。但是自媒体存在着生态规则不健全等问题，因此，药师利用自媒体时应注意以下几点：

1. 不恶语相向　自媒体上不乏"水军""马甲"，当微辩论失去理性、最后演变成人身攻击，结果往往两败俱伤、无疾而终。

2. 把握尺度　不可为了引起网友关注，在自媒体上发表一些不合时宜，甚至严重失当的内容，这会造成不好的社会影响。

3. 保护隐私　在微博上发布个人内容和回复网友是完全没问题的，但是请记住所有人都可以看见您的状态。所以在发布，或者转发一些内容的时候要注意保护好自己的隐私，避免泄露自己的个人信息，造成不必要的损失。

总之，药师在工作、临床实践和生活中，对患者的关切、与同事的和谐相处、适宜的谈吐、张弛有度的咨询、专业的职业形象、耐心的态度以及清晰的字迹和端庄的仪表，在点点滴滴中都会呈现药师的素质，让我们所服务的人群对药师的职业地位产生认同感，从而更有利于药师开展工作。

（赵志刚，韩蓉，张劭）

第三节　药学沟通技巧与人文礼仪教学实践

一、教案

时间轴		内容与层次			教学方法		学习目标
时段/min	时长/min	模块	主题	内容要点	教学策略	学习活动	
	2		了解讲师基本信息	自我介绍			
	3	开场	介绍学习规则	划分学习小组 选举各组组长 明确学习规则	陈述贯通 调动参与	划分学习小组，明确组长职责	
	2		达成共识	明确学习目的	陈述贯通	语言陈述	理解
	3		引入主题	介绍课程内容	陈述贯通	语言陈述	记忆
90	5	沟通技能	1. 沟通的作用	①沟通的概念 ②药师沟通的功能	AGE	分组讨论	记忆和理解
	5		2. 药患沟通的原则和要素	①沟通的原则 ②沟通的要素 ③药患沟通中药师的职责 ④防止误解	AGE		记忆和理解
	10		3. 影响药患沟通的障碍	①环境障碍 ②个人障碍 ③患者障碍 ④行政性和财政障碍 ⑤时间障碍 ⑥隐私保护障碍	DATE，分组讨论曾遇到的沟通障碍及解决办法		评估与分析

续表

时间轴		内容与层次			教学方法		学习目标
时段/min	时长/min	模块	主题	内容要点	教学策略	学习活动	
90	25	沟通技能	4. 药师的沟通技巧	①与患者及家属沟通技巧：安抚、聆听、复述、同理心、处理	DATE，播放解决患者投诉的视频，并进行分组讨论	视频演示及研讨	应用
				②与医务人员沟通技巧			
				③与特殊患者沟通技巧			
		用药教育	用药教育	不同患者的用药教育	DATE，分组讨论患者用药教育的案例	分组讨论	应用
	7	药学人文和礼仪	药师职业规范礼仪	①药师职业礼仪的原则	DATE，患者取药，药师正确与错误操作规范	角色扮演及研讨	应用
				②药师仪表礼仪			
	7		药师与不同交往对象之间的礼仪	①药师和患者之间的礼仪			
				②药师和同事之间的礼仪			
	6		与药师职业相关的常见公务礼仪	①办公室礼仪	AGE		
				②会议场所礼仪			
				③拜访礼仪			
				④接待来访礼仪			
				⑤电话礼仪			
				⑥名片礼仪			
				⑦信函邮件礼仪			
				⑧自媒体礼仪			
	15	收结	小组归纳总结	巩固课堂成功	调动参与	小组讨论发言	
			教师概括总结	总结重点要点，致谢	陈述	教师做总结发言，总结课程要点。并对大家的参与表示感谢	评价

二、教案解析

（一）教学方法的运用

1. 开场　培训课程的开场，就是要在理性与情感两个方面，尽可能地激发出学习者的关注和兴趣，进而引导其进入良性的学习状态。教师在开场时要把教学内容和学习收益紧密结合，从而达成教师与学员的高度共识。

（1）亲切问候。作为教师的第一亮相，这种问候，不仅仅是语言语调上的，也包括了表情、眼神、衣着和体态。

（2）自我简介。篇幅不要过长，不要过满或过谦。用简明的语言介绍自己与课程主题相关的经历即可。

（3）明确本次课程的学习目标，即引导式培训地重要性，交代学习任务，激发学员学习动机。

（4）陈述本次课程涉及的学习内容及课堂呈现模式。掌握药师在日常工作中"沟通"的重要意义、原则、技巧等，并熟悉和了解对患者用药教育及药学服务礼仪，组织学员划分学习小组并选举出各组组长。

（5）课堂导入。常用的导入方式有很多，包括①提问法；②新闻事件法；③引经据典法（包括名人名言、法律法规等）；④视频法；⑤案例法；⑥数据法；⑦（实物）展示法；⑧活动体验法。本课通过提问"为什么要沟通"与名人名言，两个小方法开启，进而进入主题——沟通。

2. 教学内容

（1）沟通

①概念和作用，②药患沟通的特点，③药患沟通的原则和要素，④药患沟通中药师的职责，⑤防止误解，⑥影响药患沟通的障碍。

（2）药师沟通技巧

1）与患者或家属的沟通技巧：①安抚，②聆听，③复述，④同理心，⑤处理。

2）与医务人员沟通技巧。

3）与特殊患者沟通技巧。

（3）用药教育：不同患者的用药教育。

（4）药学人文和礼仪：①药师职业礼仪规范，②药师职业礼仪的原则，③药师仪表礼仪，④药师与不同交往对象之间的礼仪，⑤与药师职业相关的常见公务礼仪。

3. 课堂进程管理　不要在某些环节浪费过多时间，以免出现真正需要详细介绍的部分所用时间不足的情况。

4. 总结　善始善终是一堂好课的标志之一。培训课堂的结尾不仅仅是要对一堂课的学习内容进行总结，还需要强调重点，归纳升华学习者的收获，最后还要号召行动——学以致用。

在课程即将结束之际，要求学员以小组为单位，总结课程的重点，这既能调动参与，促进主动学习，又能检验掌握的水平。最后由教师总结发言，再次总结课程重点、要点，并发出呼吁。最后对学员表示感谢。

（二）教学技巧的运用

1. **分组讨论**　主要是在案例分析环节，就每个案例提出的问题，大家分组讨论，各自表达一下自己的感想，最后由主讲人归纳总结。

2. **开放式提问**　提问方法以开放式提问为主，多提引导性问题，学员是主动的，可以把自己真实的想法表达出来，从而获得一种极大的满足。

3. **小组比拼，激发积极性**　分组讨论后，各小组会有代表发言，表述本组讨论的结果，最后与正确答案对照，答对或者答案接近的小组可获得一定奖励。

（三）教学素材

1. **视频**　在 PPT 中插入视频，除了在特定的环节提出问题、引出主题，同时可以活跃课堂氛围，提高学员的参与性。

2. **图片**　主要目的是对 PPT 进行修饰，让学员在观看时不会觉得枯燥。

3. **案例**　案例多数来源于实际工作中，这种案例为药学人所熟悉，分析起来也更能领会主讲人的意图。

4. **教学活动**　分小组讨论，选取组长，讨论后由组长或特派组员给出讨论结果，充分调动学员参与的积极性，激发学员学习兴趣及竞争力。

三、课堂呈现

药患的语言沟通技巧

说明：授课人先简单介绍自己，并讲清楚为什么由自己来讲及讲课的主要内容，让学习者感受到讲者的专业度和权威性。

主要内容

□ 沟通的作用
□ 药患沟通的原则和要素
□ 药患的语言沟通技巧

说明：陈述整个 PPT 贯穿的内容，即什么是沟通，如何沟通，为什么沟通那么难，以及作为药师在专业领域针对特定人群的沟通。药患沟通是指药师在提供药学服务过程中，借助语言、举止和神态等方式与患者进行信息和情感交流。

"蚯蚓与酒"的故事

· 药师问：从这个实验中，你受到了什么启发？
· 患者回答：如果我们经常喝酒，肚子里就不会长虫了！

授课人讲故事：有个药师为了劝导一喜欢喝酒的患者戒酒，在桌上放了三个杯子，一杯装有蚯蚓，一杯盛有清水，一杯盛有烈酒。药师分别在清水和烈酒两个杯子中，各放入一条蚯蚓。患者定睛观察一会后，发现清水杯里的蚯蚓依旧生龙活虎，烈酒杯中的蚯蚓扭动两三下后，不动了。药师问患者：从这个实验中，你受到了什么启发？嗜酒的患者回答：如果我经常喝酒，肚子里就不会长虫了！

说明：首先我们来分享一个案例。

1.此处运用引导式课堂呈现模式，以案例分析开场，调动学员参与讨论，激发学员的学习动机。

2.介绍案例时，要清楚——此案例出现在此的目的是什么（purpose）？如何将案例顺利带出（步骤、时间等流程）（process）？可能遇到哪些问题（probable issues）？案例的参与者是谁（participant）？通过案例我们能得到什么（product）？（5P）

授课人开篇给大家展示"蚯蚓与酒"案例，并通过探寻式提问，分组讨论，鼓励大家积极探索、畅所欲言，体现了授课人与学员间的互动交流。

3. 调动参与的课堂呈现模式。过程中注意维护学员自尊，提升学员自信，要鼓励学员大胆地去说，不要怕出错，即使不完全正确也不要批评，要给予实在的鼓励，站在对方的角度思考。

4. 人类是懂得思考的高等生物，一千个人心里会有一千个答案，学员给出的答案或许不是授课人想到的，因此授课人应在学员分享后对学员们的答案进行归纳总结，继而引出本课程的主旨——沟通及沟通的重要性。

5. 在互动环节要注意掌控好时间进程管理。

> · "蚯蚓与酒"这样一个简单的示范例子，都会让人产生如此巨大的歧见，可见人际沟通中试图让对方准确理解你的意思有多么的困难！

说明：在充分调动大家参与的积极性后，概括总结，引出"沟通"这一重要主题，可以配上卡通图片，活跃氛围，轻松又不失严肃。在学员讨论时讲师可以走入学员当中，而在最终总结时，讲师应以"退回"的姿势回到讲台。

沟通的概念

□ 沟通指人与人之间采用一定方法、有目的地交流和交换信息、思想和情感，达到建立共识、分享利益并发展关系的目的的过程。

□ 将事实、思想、观念、感情、价值与态度，传达给团体或别人的过程

□ 沟通双方都有各自的动机、目的和立场

□ 是双向互动

□ 双方同时是信息发送者和接收者

说明：授课人采用认知学习的方式介绍沟通的概念。

大家都知道是什么是沟通。这里，我们向学员重新阐述沟通的概念——化整为零。告诉大家到底什么是沟通，沟通的主体和客体、过程以及要达到的目的，更加便于理解。

授课人的介绍要条理清晰，要点明确，篇幅把握较适中，不会因为知识点过多而令学员感觉疲惫。先告诉大家沟通是什么，再就沟通这一主题扩大展开。

药患沟通的作用

□ 沟通的重要性

· 在患者间建立相互信任的思想和情感联系

· 提供信息的交换途径，有助于获知患者的健康状况，完成疾病治疗和评价治疗对
  患者生活质量的影响，达到安全用药的目的

□ 从患者角度换位思考

□ 鼓励患者积极参与疗效监测

说明：药师为什么要与患者进行沟通？在以患者为中心的药学服务中，要求药师能够从患者的角度思考，与患者建立相互信任的关系，相互交流信息，将患者引入到治疗决策过程中并且帮助患者达到预期疗效。

有效的沟通是完成这些职责的中心和必要的手段。

药患沟通的原则和要素

沟通的原则：

· 听清楚

· 讲明白

· 做正确

授课人提问：与患者沟通的标准是什么，要做到哪些才算有效沟通？

沟通清楚吗?

□ 问：您姓胡吗？（询问姓名）
□ 答：我很幸福。（回答情况）

说明：授课人导入事例，在沟通过程中如何做到了"讲明白，听清楚"？引出沟通的原则。

为什么要有此一问？提问者和回答者是谁？通过提问我们会得到什么？

因为地方口音差异，双方对个别字词读音可能不准确，容易引起误会，答非所问，这就要求我们要了解提问人与被提问人，避免误会发生，真正做到沟通清楚。

这里我们可以运用关联旧知的呈现模式，根据前文所讲述的，大家来谈谈针对这类问题我们要怎么提问、怎么回答，才能解决沟通的不顺畅。

信息交流要及时复述、确认，发生歧义时要及时更正。

药患沟通的原则和要素

沟通要素

1. 信息发送者
2. 信息
3. 信息接受者
4. 信息反馈
5. 障碍

说明：授课人采用陈述贯通、关联旧知的授课方式，注意时间进程。

授课人展示构成沟通的要素都是什么：

信息发送者——在人际沟通的过程中，信息发送者将信息传递给另一个人。

信息——就是要传递的东西，信息可以是思想、想法、情绪、消息等，可以以语言/非语言方式传播。

信息接收者——作为接收者，药师将信息进行"编译"并以某种方式理解它，这个理解可能是对的也可能是错的。

信息反馈——反馈指的是信息接收者将其所理解的意思返回给发送者，沟通是双向循环，反馈的过程中，信息的接收者就变成了信息发送者。

障碍——沟通过程中众多干扰因素和障碍可能会影响相互沟通的准确性。

决定沟通成功与否的关键（5W2H）

☐ Why   - 为什么会有此问题
☐ What - 真正明白问题
☐ Who   - 谁提出问题，他想知道什么
☐ When - 何时应回答、何时之前应回复
☐ Where - 应于何处回答
☐ How   -
　　· 如何找到正确答案
　　· 以何种方式回答最好

说明：怎样才算有效的沟通，其中的关键因素是什么。可以将其归纳为"5W2H"，他们分别代表了什么？

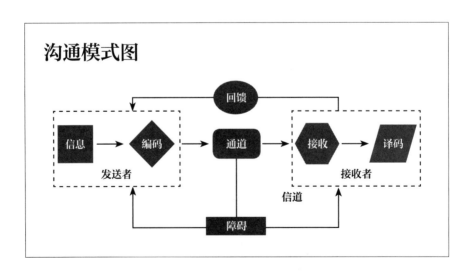

说明：此处授课人应用模式图，向学员展示人与人之间的沟通环节，也体现了恰当展

示的原则。使用 PPT 特效，使这一环节的课堂呈现更加清楚。

沟通，就是由信息发送者将想要表达的内容，通过语言、动作等，发送给信息接收者，接收者再进行理解消化后，将所接受的内容反馈给对方。这个过程中难免会遇到障碍，将障碍一一化解，就是有效的沟通。

药师的职责

· 药师包括调剂药师和临床药师

· 确保信息以最清晰的方式传递，并可为对方所理解

· 通过有效沟通，将患者引入到药物治疗决策过程中，并且帮助患者达到预期疗效

说明：授课人阐述药师的工作职责。

药师，包括调剂药师和临床药师。在日常工作中，药师需要通过有效沟通，将信息以最清晰的方式传递给患者，并为对方所理解，并将患者引入到药物治疗决策过程中，帮助患者达到预期疗效。通过沟通，药师可以与患者建立相互信任的思想和情感联系；也可以提供信息的交换，有助于获知患者的健康状况，完成疾病治疗和评价治疗对患者生活质量的影响等。

患者王某，男，59 岁。某日就医后来到门诊药房取药，因患者较多，排队时间长，在前面尚有两名患者排队的情况下与药房工作人员发生口角。

王某："怎么这么慢啊，都多长时间了！"

药师："病人，稍等一下，您看我们也一直没闲着呀！"

王某："谁说没闲着，我看你一直站着也不动啊！"

药师："我们是需要双人核对以后才能发药的，后面的药师取药，我们前面的人核对啊！"

王某："我不管你们双不双人的，让我等这么长时间就是你们有问题。"

药师："我们也是按照规程来的，您不懂没关系，但您也不能乱说啊！"

王某："我说怎么了！你们让我等那么长时间还不能说啊！"

药师："病人，也不是我让你等的，你冲我在这儿喊也没用！"

王某："你怎么说话呢，你说话怎么那么难听！把你们领导给我找来！"

说明：导入日常工作的具体案例。组织大家分组讨论，调动学员参与，激发学习动机。

分组讨论

1. 看到什么?
2. 感受到什么?
3. 应该怎么做?

说明：1.这里再次运用调动参与的课堂呈现模式。要维护学员自尊，提升学员自信，要站在对方的角度思考。鼓励学员大胆说出自己的想法，即使观点不正确，也要维护学员自尊。

授课人在提出问题观点时，可走向学员以示融入；而在最终总结时，应"退回"讲台。注意语速、表情，注意时间进程。过程中可能会有一些突发事件或者学员提出的问题授课人不能立即解答，授课人应控制好局面，这也是进程管理的模式中处理困难情况的一部分。

处理问题与异义要仔细聆听，与对方有目光交流，保持中立，积极回应，最后要确认对方理解或者接受。

2.举例的目的是让大家明白药师的职责和沟通的重要性，及日常工作中如何处理患者投诉。

流程：先分组讨论，授课人再概括总结。过程中要求控制讨论及回答时间，避免课程超时。

参与者：学员与授课人。要鼓励大家说，聆听过程中可以给予眼神鼓励。

怎样做才算成功：以同理心安抚患者，将矛盾之火掐灭在萌芽中。

3.案例讨论同时也使用了引导探究的模式。

学员发言时，有效聆听，接收全部信息，中途不要打断对方，多多表示兴趣、理解和鼓励，听懂对方言辞背后的真意。学员发言后，确认理解，复述从对方接收到的信息，尽量应用"我"做主语，"我理解的意思是……"。

探寻式提问——讨论中，提出几个描述性问题，也可以继续提出几个引导性问题，比如，授课人可以对学员提出的解决方法提问："这样做的话，会怎样？"这样做可以引发思考，激发潜能；提升自信，调动投入；引导方向，关注感受。

最后由授课人概括总结，可以简要复述学员观点，然后归纳小结。这样有助于积极地聆听，表达自己的兴趣，鼓励学员发表更多想法，使自己保持中立。

4.有效反馈的四步法则：情景—行为—感受—建议。

（1）情境：客观描述学习者当时所处的教学 / 学习情境。

（2）行为：客观描述学习者当时的所言所行，不做评价，更不要做"动机推断"（即为什么会出现这种言行）。

（3）感受：学习者在这一特定情境下的言行，给现场其他人带来的主观感受。注意这里强调的是他人感受，不一定是学习者本意。

（4）建议：可以表达同意、支持、赞赏……也可以提出改进建议。记住，不做空洞的评价！

引导式教学的反馈分三个层次。首先是学习者自我反馈，其二是学习者之间的反馈，最后是主讲授课人的反馈。

投诉的处理办法

1. 安抚
2. 聆听
3. 复述确认
4. 沟通（同理心 / 语言）
5. 处理

说明：通过大家的讨论，授课人概括总结遭遇投诉的处理办法。

首先，安抚患者的情绪，让他们能够好好说话，避免造成更大的不良影响。

其次，要认真聆听患者如何说，从其言语中找到问题所在，不要轻易打断患者，即使他的话语我们不完全认同。

然后，向患者复述确认自己的理解，尽量用"我"做主语，"我这样理解……"。

接着尝试与患者沟通，要站在患者的角度思考（同理心），并注意技巧。先处理情绪，再处理问题。

最后，处理问题，尽量做到双方满意。我们要站在患者角度思考，但不能盲目地低头，沟通的同时要表明我们的立场。

注意进程管理，案例讨论时间大约 5 分钟左右，尽量不要因为超时而耽误后续内容。

□ 防止误解

·你太厉害了!

怎么去理解厉害?

能力强?　　　脾气大?

说明：沟通过程中要防止误解。通过实例，与学员进行简单互动，调动参与，可以引导学员讨论，单听到一句"你太厉害了"第一反应是什么。不同的人会给出不同的答案，不同的环境下所指的内容也不同。这里运用到关联旧知的方式，结合前面所讲的沟通内容，请学员谈一下这句话还可以怎么表达。

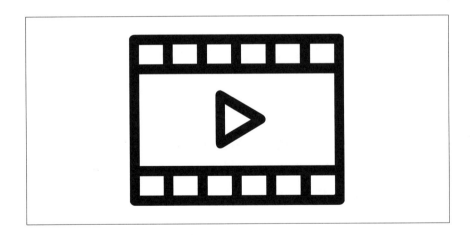

说明：选择一个沟通成功案例视频，或播放一个标准的有专业深度的药患沟通视频，活跃课堂氛围，激发动机。

通过视频导入，看到什么？感受到什么？应该怎么做？授课人可以关联前面的知识，调动学员分组一起参与探讨应该如何有效沟通。

授课人采用引导探究的课堂呈现模式。仔细聆听学员所说内容，全部接收，不随意打断，听懂言辞背后的真意。通过有效提问确认理解，理解后概括总结，简要复述对方观点，归纳小结。同时运用调动参与的课堂呈现模式。维护学员自尊，提升学员自信，鼓励对方表达观点，不管观点是不是正确，不要否定对方。授课人要具有同理心，站在对方角度解决问题。同时授课人要注意进程管理，控制好时间。

最后，授课人引出下一个主题——沟通技巧。

药患的语言沟通技巧

□ 聆听与移情

□ 语言沟通技巧

说明：激发动机后的开场——药患语言沟通技巧。通过上述两个事例不难看出，沟通在日常生活中起着多么重要的作用，普通人尚且如此，何况药患之间的沟通关系着患者的生命安全。

在医患矛盾严峻的今天，药师掌握好与患者的沟通技巧，才能更好地为患者服务，同时也是在捍卫健康、保护自我。

聆听与移情

□ 积极聆听

　　□ 鼓励对方说话

　　　　□ 我想知道你最近吃药的感觉……

　　□ 阐明对方含意

　　　　□ 我听到你说的是……，换句话说……，你感觉是……，你的意思是……

说明：这里授课人可采用陈述贯通，关联旧知的方式讲授。这是一个有效聆听、确认理解的过程。

通过聆听药师可以获取患者重要的信息、激发对方的谈话欲、发现说服对方的关键，通过聆听过程中适当的反馈可以使药师与患者建立友谊并取得患者的信任。在聆听的过程中药师还必须适当地把自己的感情反馈给患者，这种反馈是双向的，既影响到患者，也影响到药师。因此，好的反应往往能帮助药师更容易地和患者进行沟通，而这里就牵涉到移情手法的应用。

聆听与移情

□ 同理心聆听
　　□ 你觉得换了这个药吃了没效，感觉有点怕，所以……
□ 以开放态度聆听
　　□ 你对换药的做法感到不满，那么你认为怎么做才对？

说明：授课人分别用两个小案例，引出聆听与移情。举例阐述聆听的方法。

□ 同理心

　　站在患者的角度和位置上，客观地理解患者的内心感受及内心世界，并同时把这种理解传达给患者。

➢ 第一步：换位；第二步：辨识；第三步：反馈
➢ 同理心能开启有信任度的沟通大门
➢ 同理心是迅速有效拉近心理距离的利器

说明：具体阐述何为同理心聆听，它的概念、聆听方法以及作用。

同理心，即移情，就是对事物进行判断和决策之前，将自己处在他人位置，考虑他人的心理反应，理解他人的态度和情感的能力。

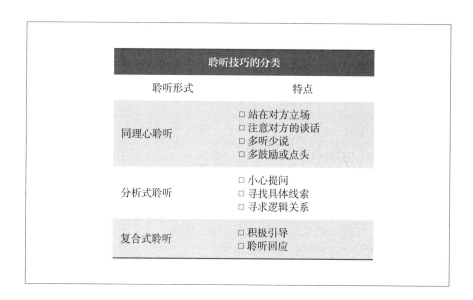

说明：授课人具体说明聆听的形式，以及不同形式对应的聆听方法。采用图表的方式，让大家在看多了单一的文字后，有耳目一新的感觉，同时，图表更清晰，便于理解。

聆听的重要性

· 聆听可获取重要的信息

· 聆听可掩盖自身弱点

· 善听才能善言

· 聆听能激发对方谈话欲

· 聆听能发现说服对方的关键

· 聆听可使你获得友谊和信任

说明：授课人阐述为何要聆听，如何聆听，聆听过程中可能遇到的问题，聆听能让人有什么样的收获？

首先，聆听可获取重要的信息。如询问患者"我想知道你最近吃药的感觉？"药师可以从患者的回答中知道患者的状态、服药的依从性、对药物的适应程度等。

其次，聆听可掩盖自身弱点。先听患者如何说，可以避免因药师主观想法出现理解偏差，而延误病情等。

再次，聆听能刺激对方的谈话欲望，我们可以从对方的话语中发现说服对方的关键。所以说，善听才能善言。

最后，聆听还可以帮助我们收获友谊和信任。

有效的聆听

听（listen）：对声波振动的获得

聆听（hear）：对信息的理解

1. 目光接触。当您在说话时，对方却不看你，你感觉如何？
2. 展现赞许性的点头、微笑及恰当的面部表情
3. 避免分心的举动或手势

说明：聆听是对信息的理解，而对信息的正确理解方为有效聆听，有效聆听才是我们要达到的目的，这里就给大家阐述一下要如何做才能正确理解、有效聆听。

有效聆听，要求我们要接收对方的全部信息，并在对方说话过程中给予鼓励，不要打断对方，要听懂对方言辞背后的真意。

授课人用描述性提问和开放式提问开场，学员可以自己表达感想。注意控制时间，不要讨论太久。

有效的聆听

4. 适当地提问
5. 复述对方的意思
6. 避免中间打断说话者
7. 不要多说，但要鼓励对方多说
8. 使听者与说者的角色顺利转换

说明：授课人运用陈述贯通模式展示 PPT。

要注意每页 PPT 的要点不要过多，当要表达的内容过长、过多时，可以另起一页，避免同一页里字数过多，使观众产生视觉疲劳——PPT 内容"越少则越多"。可用不同颜色或不同字体将重点和要展示的内容标记出来。

聆听者禁忌

· 用心不专
· 急于发言
· 排斥异议
· 心理定式
· 厌倦
· 消极的身体语言

说明：有效聆听是对信息的正确理解。正如前面所述，错误的理解会产生极大的误会，甚至带来严重后果。那么，在聆听过程中的什么环节可能会导致聆听失败呢？

这里授课人可以和学员一起探讨可能导致聆听无效的原因，提出需要将它们视为沟通的禁忌。

语言沟通技巧

语言上的沟通：首先要从打招呼、确认患者姓名和自我介绍开始，接下来才是服药、医疗说明等重要的事项……

授课人：除了聆听与移情，语言沟通也是沟通的重要技巧。

说明：授课人用"打招呼"这一互动环节激发动机，再开场，引出另一个沟通技巧——语言沟通。

打招呼

如何称呼患者

· 病人

· 直呼姓名

· 先生 / 女士

· 叔叔 / 阿姨、大哥 / 大姐

· 同志

授课人：打招呼时的称谓有很多，和患者打招呼时也一样，大家可以一起来说说，作为药师平时都是如何称呼患者的。

说明：此时授课人可以用板书将学员所说的都列出来，互动参与，评价一下每个称呼合适与否。需要注意控制时间。

语言沟通互动技巧

□ 专注技巧

□ 观察技巧

□ 发问技巧

□ 语调语速

授课人：打完招呼便要进入正题——从确认患者姓名和自我介绍开始，接下来是服药、医疗说明等重要的事项……这些都需要药师与患者进行语言沟通。掌握沟通互动的技巧，这会让沟通变得轻松。

说明：这里授课人采用陈述贯通的方式展示 PPT。可以适时插入一幅小图，缓解疲劳，同时又吸引观众的注意。

下面具体介绍每一个语言沟通技巧。

专注技巧

□ 专注于主题不离题
□ 吸引注意力
□ 防止分心
□ 引发兴趣
□ 先处理心情再处理事情

授课人：专注技巧就是药师在与患者交流时，要时刻专注不离主题，要吸引患者的注意力，引发患者兴趣，以防分心。通过与患者交流，了解患者当时或一段时间的心理状态，必要时可以先处理心情再处理事情。

说明：授课人向学员具体阐述每一个沟通技巧。

观察技巧

□ 观察对方的表情与反应
□ 观察口语与肢体动作的一致性
□ 观察彼此间的互动

授课人：观察技巧，在与患者说话的同时，要注意观察对方的表情与反应，观察对方所说内容与肢体动作是否一致，观察彼此间的互动，以便掌握患者当时的真实状态，从而更好地帮助患者。

开放式提问

"哪里不舒服？"

"觉得哪儿不好？"

"现在情况怎么样？"

优点：患者是主动的，可以把自己最担心的话题拿出来自由诉说，对于患者来说，是一种极大的满足。

缺点：患者容易说起来没完没了，需要控制掌握节奏。

授课人：药师还要适时地向患者提出问题。提问的方法包括开放式提问和封闭式提问。

说明：授课人分别和学员讲授开放式提问和封闭式提问的优缺点，学员在工作中可以根据需要选择适合的提问方法。

授课人采用陈述贯通模式，用不同颜色的字体标记出重点内容。

封闭式提问

患者对于这类问题可以回答"是"或"不是"，如果还想扩大话题，可以再追加选择项提问，类似"………是吗？"

优点：对收集患者信息来说是非常有效的。

缺点：患者回答起来，可能觉得不是很满足，即并不能想说什么就说什么。

授课人：时间紧迫，需快速获得答案时，可采用封闭式提问。

语调语速

说话的声音和语速一定要使患者感到心情舒畅。

先生！请不要在这里抽烟。

先生！请不要在这里抽烟。

先生！请不要在这里抽烟。

先生！请不要在这里**抽烟。**

先生！请不要在这里抽烟。

先生！请不要在这里抽烟。

授课人：沟通时的语调语速也会直接影响沟通的结果，比如"先生！请不要在这里抽烟"，这句话在公共场合我们经常会听到有人说，可是语调语速不同，在被阻止人听来意义就不一样，有可能是劝导，也有可能是命令，所达到的效果自然不同。

我们可以请一位学员来朗读一下这句话，把重音分别放在不同的词语上，大家听一下，并且说说自己的感受。（注意控制互动讨论时间）

怎么样，有的句子听起来确实让人心里不痛快吧，只有合适的语调语速才能让沟通更加成功。

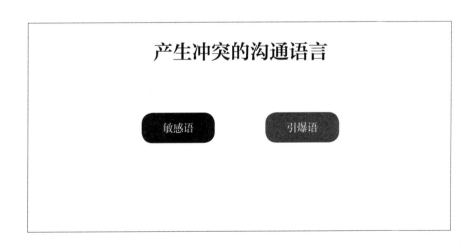

授课人：同样，一些不合适的词语也会导致沟通失败，甚至引起矛盾。比如敏感语、引爆语。

说明：这里可以用生动的小漫画形象地诠释本页的主题。

敏感语

不知道呀……

不是我负责呀……

您去问别人吧……

没办法啦……

医院（国家）规定……

授课人：何为敏感语，大家也可以来说说自己的看法，在工作中都遇到过哪些可能会引发冲突的敏感语。（小互动，注意时间）

不知道呀、不是我负责呀、您去问别人吧、没办法啦、医院（国家）规定……这些话语都给人一种推诿的感觉，为人所不喜。

引爆语

那是你的问题

办不到

不可能

规定不行就是不行

授课人：而更令人厌恶的则是引爆语，诸如那是你的问题、办不到、不可能、规定不行就是不行……

这些话听起来给人的感觉可能就不单单是不舒服了。在医患矛盾日益严重的当下，药师的言语不当，可能会带来严重后果。

对于敏感语和引爆语，我们同样可以应用关联旧知的模式，通过以上所讲述的内容，大家可以谈谈，什么语言可以替代所谓的敏感语和引爆语。

说明：PPT 到此，正文内容几乎完成了，此时应确认一下时间，以便合理安排后续内容。

说话的艺术小格言

□ 急事，慢慢地说

□ 大事，清楚地说

□ 小事，幽默地说

□ 没把握的事，谨慎地说

□ 没发生的事，不要胡说

□ 做不到的事，别乱说

□ 伤害人的事，不能说

说明：本页阐明了说话的艺术，即沟通的技巧，紧扣主题。也可以说是对语言沟通技巧做了一下总结。

小结

□ 沟通的作用

　　提供信息的交换，有助于获知患者的健康状况，完成疾病治疗和评价治疗对患者生活质量的影响，达到安全用药的目的。

□ 药患沟通的原则和要素

　　听清楚，讲明白，做正确，5W2H。

□ 药患的语言沟通技巧

　　聆听与移情，语言沟通技巧。

说明：整个讲述进入收结部分。

授课人采用调动参与的方式。可以以小组为单位，请学员分别说一下在课程中得到的收获，之后授课人做全面概述总结。

授课人首先回顾整个 PPT 所讲述的内容，概括为沟通的定义、沟通的重要性、沟通的方法和技巧，以及与患者沟通时的原则和要素等。接着向学员确认是否理解，此时授课人与学员的沟通方式就是现场演示课上学习的内容，与授课主题贴合，也是沟通的一部分，可以提出开放式问题，比如"听完以后大家有什么想法？""我有什么地方说得不清楚吗？"尽量避免使用"你（们）明白了吗？"。如若学员有疑问，授课人要给予清晰解答，注意控制时间，如果时间不足可以课下解决。如果学员提出了令授课人尴尬或者疑难的问题，授课人要随机应变。如果时间充裕，可以补充一个知识点的学习：课堂上问题与异义的正确处理方式（有效沟通）：聆听（有目光交流）→确认（保持中立态度）→回应（确认对方理解或接受）。

面对各类患者，药师不仅必须具备专业技术能力，也必须掌握沟通方法与沟通技巧，将患者引导到药物治疗决策过程中，实现安全、有效用药。

所有医务人员必须学会交流和改善人际关系的技能，缺少共鸣（同情）应该看作和技术不够一样，是无能的表现。

——世界医学教育联合会《福冈宣言》

激发行动：在篇幅最后提出要求与倡导，并提出希望。

谢谢

说明：致谢并结束此次课程。

思考题

1. 请简述医院药师的职业道德规范。

2. 请结合本章节所讲述内容，对比自己在窗口工作时的仪容仪表是否符合礼仪要求，并改正不当之处。

3. 假设您在窗口发药时遇到一位患者要取的药暂时缺货，请结合本章节学习的内容，以符合礼仪要求的用语模拟如何与患者沟通此事。

4. 假设您在外院进行规范化培训期间因本单位工作要求，需要向培训单位请假3天，请结合本章节学习的公务信函礼仪要求，模拟书写一封电子邮件向负责人请假。

（张弨，张治然，徐传新）

参考文献

[1] MELANIE J R. Pharmacists talking with patients-a guide to patient counseling.2nd ed. Philadelphia: Lippincott Williams and Wilkins, 2006.

[2] KIMBERLY A G. Developing clinical practice skills for pharmacists. Maryland: American Society of Healthy-System Pharmacists, 2007.

[3] PATRICIA S, STEPHEN J C. Pharmacy practice. 3rd ed. London: Pharmaceutical Press, 2002.

[4] WILLIAM T.Communication skills in pharmacy practice. 4th ed. Philadelphia: Lippincott Williams & Wilkins, 2003.

[5] 程丽静 . 医院药师在药学服务中应具备的沟通技巧分析 . 临床医药文献电子杂志 ,2019,6(76):187-189.

[6] 黄艳 . 分析门诊药师与患者的沟通技巧 . 健康必读 ,2020,(10):271-272.

[7] 王世龙 , 申玲 , 王振山 . 药学服务礼仪与医患沟通 . 中外健康文摘 ,2012,(40):83-85.

[8] 杨志华 , 肖引 , 刘凯 , 等 . 浅议医院药师职业道德的自我修养 . 中国医学伦理学 ,2008,(1)：109-111.

[9] 张新忠 , 刘露 . 礼仪教育在医药卫生领域的作用 . 药学教育 ,2010,26(6)：11-13.

[10] 王红 . 药学人员礼仪的隐性价值及经验探索 . 中国医药科学 ,2011,1(20)：131-133.

[11] 胡书孝 . 医务人员的职业礼仪 . 中国医学伦理学 ,2000,(4)：5-7.

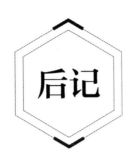

后记

　　本书能够出版，特别要感谢参与五期培训班的老师和同学们，是大家的激情、执着和坚持成就了本书！感谢所有为本书顺利付梓做出贡献的学员，他们是：丁玉峰、万蕊、王芳、王欣、王涓、王强、王蕾、王玉和、王丽霞、王昕雯、王南松、王晓萍、王睿娟、毛静怡、邓艾平、艾超、石秀锦、龙锐、卢熠、付明耀、吕永宁、吕慧怡、朱昶宇、朱晓进、任天舒、任常顺、刘东、刘伟、刘敏、刘翔、刘福、刘广宣、刘立新、刘淑杰、刘善志、闫峻峰、池里群、孙艳、孙凤军、孙秀颖、孙思伶、孙瑞芳、杜震、杜广清、李刚、李军、李玲、李鹏、李文艳、李玉珍、李欢欢、李彤彤、李应霞、李国辉、李庚锋、李钟勇、李俊立、李桂茹、李晓达、李润萍、李培军、杨跃辉、杨淑艳、吴东方、吴金虎、何琴、汪宇、沈司京、张弋、张沂、张耕、张蓉、张楠、张静、张亚同、张丽妍、张伶俐、张明伟、张海莲、张慧英、陈军、陈琳、陈开杰、陈立新、陈永刚、陈泽彬、陈勇川、陈维永、邵传章、幸海燕、林阳、林艳云、易红、和晶、周秋峰、郑永利、郑英丽、郑晓媛、单雄涛、孟艳、孟珺、赵凯、赵语、赵强、赵建来、赵冠人、郝堂娜、战寒秋、贾丹、贾爱莎、顾健、徐华、徐萍、高燕、郭宇、郭猛、郭冬杰、郭振勇、郭景仙、席雅琳、唐婧、唐强、唐蕾、唐云彪、陶骅、陶箭飞、黄汝标、曹伟灵、常青燕、崔向丽、彭伟文、蒋绍艳、程晟、焦园园、街晓霞、童卫杭、曾艳、曾义岚、鄢丹、蔡雪峰、谭爱萍、缪传南、戴助、魏理。

　　希望阅读此书后能给大家带来收获、思考与借鉴，希望我们的药学教育事业蓬勃发展。长江后浪推前浪，一代更比一代强！

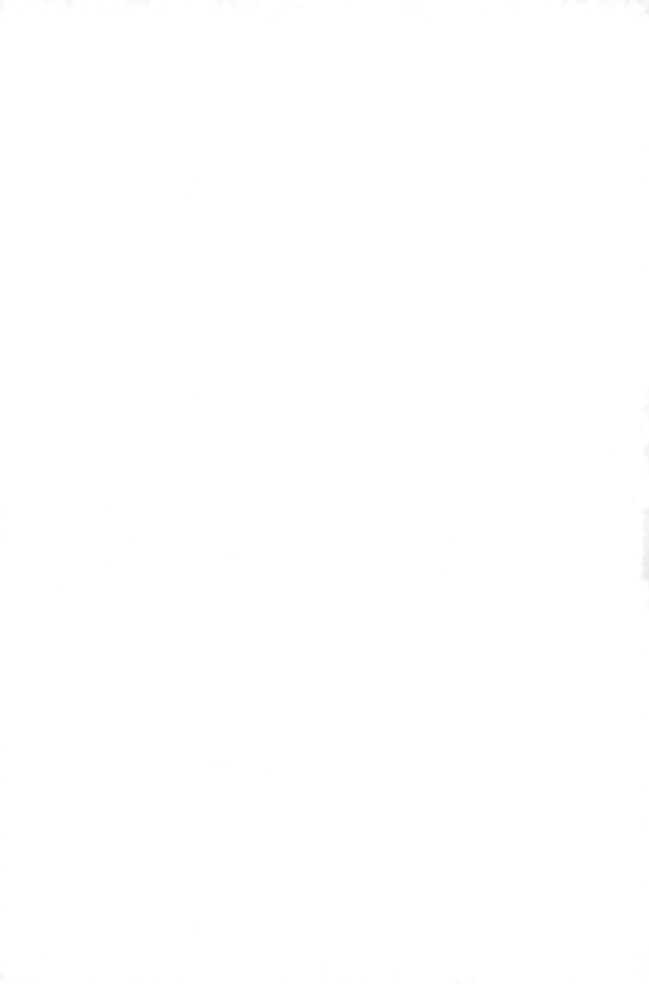